PT・OTビジュアルテキスト

身体障害作業療法学1
骨関節・神経疾患編

編集
小林隆司

第1版

謹告

　本書に記載されている診断法・治療法に関しては，発行時点における最新の情報に基づき，正確を期するよう，著者ならびに出版社はそれぞれ最善の努力を払っております．しかし，医学，医療の進歩により，記載された内容が正確かつ完全ではなくなる場合もございます．

　したがって，実際の診断法・治療法で，熟知していない，あるいは汎用されていない新薬をはじめとする医薬品の使用，検査の実施および判読にあたっては，まず医薬品添付文書や機器および試薬の説明書で確認され，また診療技術に関しては十分考慮されたうえで，常に細心の注意を払われるようお願いいたします．

　本書記載の診断法・治療法・医薬品・検査法・疾患への適応などが，その後の医学研究ならびに医療の進歩により本書発行後に変更された場合，その診断法・治療法・医薬品・検査法・疾患への適応などによる不測の事故に対して，著者ならびに出版社はその責を負いかねますのでご了承ください．なお，本書内の「アクティブラーニング」は実際の症例をもとにしたフィクションであり，実在の人物とは関係ありません．

序

　とある絵描きが脳卒中になった．一命はとりとめたものの手に重い麻痺が残り，もとのようには絵を描けないと彼は悟った．このときのことを彼は，「命より大切なものを失った」瞬間として覚えているという．駆け出しの作業療法士が彼の担当になり，絵の描き方を教えてくれなどと言ってきた．絵の描き方を教えるなかで，彼はやがて絵筆を逆の手に持ち替え，作風を変え，絵描きに復帰した．

　ここでいう命よりも大事なものこそが作業である．現在，日本の作業療法士が日々最も多く向き合っている対象が身体障害であり，骨関節・神経疾患である．これらに苦しむ人々が命より大切な作業に従事できるよう支援しようとする者のために本書を編集した．

　本書は基礎編，疾患編の2部で構成される．本書の基礎編では，骨関節・神経疾患に共通し，応用性の高い事項や治療原理について解説した．このような知識・技術は，実習や臨床でクライエントと向き合う場合の根拠を提供してくれるものである．

　本書の疾患編では，具体的な作業療法プログラムの解説を重視したため，作業療法評価については，特殊なものを除いて表中に示すことにした．各評価の詳細については，本書同シリーズ「リハビリテーション基礎評価学」（羊土社，2014年）などの成書をご参照いただきたい．

　また作業療法プログラムでは，活動と参加領域へのアプローチを最初を紹介した後，環境，心身機能と続けるようにした．身体障害に対する作業療法のなかには，理学療法とオーバーラップする部分が少なからずあり，作業療法の専門性が曖昧になりがちである．そこで，作業療法の1丁目1番地が生活行為，すなわち活動と参加にあるとの思いから，そのような順番にした．

　さらに，アクティブラーニングを前提として，事例の概要とそれに対する質問を用意した．読者それぞれが，その学習レベルに応じて，臨床思考過程を鍛えるために活用していただきたい．

　最後になりますが，本書の作成には，それぞれの執筆者はもちろん，彼らが担当したクライエントの皆さん，クライエントの家族，学生，同僚などの存在が必須のものでした．また，羊土社編集部の中川由香氏，原田　悠氏の力添えなしにはここにたどり着くことはなかったでしょう．これらすべての皆様に深く感謝いたします．そして，本書に関して何かのミスがあったとすれば，すべて編者の責任と考えていますので，ご指導のほどよろしくお願いいたします．

2018年12月

小林隆司

PT・OT ビジュアルテキスト
身体障害作業療法学1 骨関節・神経疾患編 contents

- 序 ———小林隆司

第1章 基礎編

❶ 概論 ———小林隆司　14
- **1** 身体障害とは　14
- **2** 身体障害作業療法のプロセス　14
  - 1）マネジメント型作業療法プロセス　2）エンゲージメント型作業療法プロセス
- **3** 骨関節・神経疾患における目標設定　18
- **4** 協調アクション　21

❷ 作業遂行へのアプローチ ———石橋　裕　22
- **1** 作業遂行とは　22
- **2** 導入　22
  - 1）いつ作業遂行にアプローチするのか　2）導入に向けたカギ：面接
  - 3）面接で使用する評価法
- **3** 作業遂行の目標立案　27
  - 1）AMPS概念モデル　2）目標立案のポイント
- **4** 遂行観察の実施　29
  - 遂行観察のポイント
- **5** 遂行観察の結果の分析　31
  - 1）作業遂行に影響を与えている要因の特定　2）作業遂行の問題認識の確認
- **6** 作業遂行へのアプローチ　31
  - 1）具体的なアプローチ法　2）留意すべき点

❸ 運動学習 ———塩津裕康　35
- **1** 運動学習の基礎　35
  - 1）運動学習とは　2）運動学習の過程

2 運動学習に関与する諸理論 37
1) 学習理論　2) 運動学習と運動制御
3 運動学習に関連する因子 42
1) 個人差の影響　2) 実践のプロセス
4 運動学習の評価 46
1) 保持　2) 般化　3) 転移

❹ 知覚再学習 ──────────────────────────── 佐野伸之 48
1 感覚，知覚と作業活動の関連 48
2 感覚，知覚とは：感覚受容器の特徴 49
1) 感覚と知覚　2) 体性感覚と特殊感覚
3 感知した刺激の処理と統合 50
4 知覚の能動性（アクティブ・タッチ） 51
5 損傷によって生じる末梢神経や脳の変化 54
6 知覚再学習のための評価と解釈 55
7 知覚再学習に関するアプローチ 56
1) 防御知覚障害の指導　2) 知覚再学習（他動的触覚，能動的触覚）　3) 知覚 - 運動学習
4) 動作学習　5) その他のアプローチ

❺ 関節可動域・筋力へのアプローチ ──────────── 南　征吾 62
A) 関節可動域の基礎
1 関節の基礎知識 62
1) 関節の構造　2) 関節包の構造　3) 靱帯　4) 皮膚
2 関節運動 65
1) 関節包内運動　2) 関節運動の軸性と分類　3) 関節の運動方向と関節可動域測定
3 最終域感（エンドフィール） 68
4 関節可動域制限の発生要因 68
5 痛み 70
B) 筋の基礎
1 筋収縮の分類 71
2 筋力の測定 71
1) 徒手筋力検査　2) 機器を用いた筋力検査　3) 超音波画像
C) 関節可動域と筋力へのアプローチ
1 作業療法における関節可動域と筋力へのアプローチ 73
2 関節可動域と筋力へのアプローチの実際 74
1) 関節可動域運動　2) 筋力トレーニング

contents

第2章 疾患編

❶ 脳卒中 ——齋藤佑樹 80
1 疾患概要 80
1）脳卒中とは　2）脳卒中の種類　3）脳卒中が引き起こす主な障害
2 作業療法評価 82
3 作業療法プログラム 86
1）プログラムを立案する前に　2）活動・参加に対する支援　3）環境に対する支援
4）心身機能に対する支援

■ アクティブラーニング―症例から学ぶ 111
ADL自立とカレーづくりを希望する脳梗塞の68歳男性

❷ 脊髄損傷 ——水谷とよ江 113
1 疾患概要 113
1）脊髄の解剖　2）脊髄の障害
2 作業療法評価 116
3 作業療法プログラム 117
1）活動と参加：ADL　2）環境：車椅子利用者における住宅改修　3）心身機能

■ アクティブラーニング―症例から学ぶ 133
ADL自立を望む頸髄損傷完全麻痺の19歳男性

❸ 関節リウマチ ——佐藤信治 135
1 疾患概要 135
1）関節リウマチとは　2）診断基準　3）目標達成に向けた関節リウマチ治療（T2T）
4）薬物療法　5）臨床検査項目　6）画像診断　7）手指変形
2 作業療法評価 144
3 作業療法プログラム 147
1）活動と参加　2）環境：生活指導　3）心身機能

■ アクティブラーニング―症例から学ぶ 154
関節リウマチの進行がみられる35歳女性

❹ 骨折および関節疾患 ——寺岡　睦 156
1 疾患概要 156
1）大腿骨頸部骨折　2）橈骨遠位端骨折　3）変形性膝関節症　4）腰椎椎体骨折
5）上腕骨近位端骨折
2 作業療法評価 159
3 作業療法プログラム 161
1）大腿骨頸部骨折　2）橈骨遠位端骨折　3）変形性膝関節症　4）腰椎椎体骨折
5）上腕骨近位端骨折

- ■ アクティブラーニング—症例から学ぶ 176
  ADLの自立に不安を抱く橈骨遠位端骨折の69歳女性

❺ 手の外科 ——————————————————————————————— 佐野伸之 178
A）末梢神経損傷
- **1** 疾患概要 178
  1）末梢神経損傷の分類 2）末梢神経の修復過程 3）手の末梢神経損傷の特徴
- **2** 作業療法評価 180
- **3** 作業療法プログラム 182
  1）活動と参加 2）人的・物的環境 3）心身機能：修復過程に応じた治療プログラムの流れ

B）手指の腱の損傷
- **1** 疾患概要 186
  1）手指の腱のはたらきと損傷部位による分類 2）術式 3）術後の修復過程
- **2** 作業療法評価 189
- **3** 作業療法プログラム 189
  1）活動と参加 2）人的・物的環境 3）心身機能：修復過程に応じた治療プログラムの流れ
- ■ アクティブラーニング—症例から学ぶ 197
  職場への早期復帰を希望する尺骨神経損傷の54歳男性

❻ 熱傷 ——————————————————————————————————— 妹尾勝利 199
- **1** 疾患概要 199
  1）皮膚の構造 2）皮膚の感覚受容器とその分布 3）健常皮膚の特性 4）熱傷とは
  5）合併症 6）治療法
- **2** 作業療法評価 210
- **3** 作業療法プログラム 213
  1）ショック離脱期後から創閉鎖まで 2）創閉鎖から社会復帰まで 3）スプリント療法
- ■ アクティブラーニング—症例から学ぶ 218
  シンナーへの引火により重症熱傷となった男性

❼ 神経変性疾患 ————————————————————————————— 三橋里子 219
- **1** 疾患概要 219
  1）パーキンソン病とは 2）脊髄小脳変性症とは 3）筋萎縮性側索硬化症とは
- **2** 作業療法評価 224
- **3** 作業療法プログラム 229
  1）パーキンソン病 2）脊髄小脳変性症 3）筋萎縮性側索硬化症
- ■ アクティブラーニング—症例から学ぶ 241
  7年前にパーキンソン病を発症した73歳男性

❽ 神経免疫疾患 ————————————————————— 須山夏加 243

1 疾患概要 243
1）神経免疫疾患とは　2）多発性硬化症　3）ギラン・バレー症候群　4）重症筋無力症
5）その他の神経免疫疾患

2 作業療法評価 245

3 作業療法プログラム 247
1）治療活動・作業種目　2）環境・福祉用具　3）疾患ごとの作業療法プログラム

■ アクティブラーニング—症例から学ぶ 256
独り暮らしと復職を望む多発性硬化症の34歳女性

● 索引 ————————————————————————————— 258

執筆者一覧

■ 編　集

小林隆司　　首都大学東京健康福祉学部

■ 執　筆（50音順）

石橋　裕　　首都大学東京健康福祉学部

小林隆司　　首都大学東京健康福祉学部

齋藤佑樹　　仙台青葉学院短期大学リハビリテーション学科

佐藤信治　　道後温泉病院リハビリテーション科

佐野伸之　　国際医療福祉大学福岡保健医療学部

塩津裕康　　中部大学生命健康科学部

須山夏加　　首都大学東京人間健康科学研究科

妹尾勝利　　川崎医療福祉大学医療技術学部

寺岡　睦　　大杉病院リハビリテーション科

水谷とよ江　国立障害者リハビリテーションセンター

南　征吾　　大阪河﨑リハビリテーション大学リハビリテーション学部

三橋里子　　国立精神・神経医療研究センター病院

本書姉妹版のご案内

身体障害作業療法学2
内部疾患編

編／小林隆司

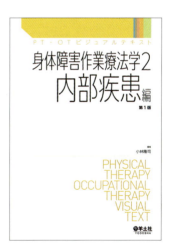

第1章 基礎編
① 概論
② バイタルサインとリスク管理
③ 検査所見と身体所見
④ 吸引

第2章 疾患編
① 呼吸器疾患
② 心疾患
③ がんと人生の最終段階
④ サルコペニアとリハビリテーション栄養
⑤ 糖尿病
⑥ 下部尿路機能障害

第1章
基礎編

❶ 概論 ·· 14
❷ 作業遂行へのアプローチ ·· 22
❸ 運動学習 ·· 35
❹ 知覚再学習 ·· 48
❺ 関節可動域・筋力へのアプローチ ·· 62

第1章 基礎編

1 概論

学習のポイント

- 身体障害作業療法の2つのプロセスを理解する
- 目標設定の重要性と方法について理解する
- 協調アクションについて理解する

1 身体障害とは

- 身体障害は,「視覚障害」,「聴覚または平衡機能の障害」,「音声機能,言語機能または咀嚼機能の障害」,「肢体不自由」,「内部障害」に分類される.
- 本書「骨関節・神経疾患編」では,骨折や関節リウマチといった骨関節疾患や,脳卒中や脊髄損傷などによる神経疾患などによって,主に「肢体不自由」をきたす場合を取り上げた.
- これらの疾患は,作業療法白書2015によれば,わが国の作業療法の対象として最も多くを占める[1].
  ▶「内部障害」については2巻「内部疾患編」を参照されたい.

2 身体障害作業療法のプロセス

- 近年,身体障害作業療法を提供する現場の広がりに伴って,作業療法のプロセスにも変化が起きてきた.このような変化の著しい対象疾患として,骨関節・神経疾患があげられる.本稿ではまず,これらの疾患に対して知っておくべき作業療法プロセスについて言及する.
- 身体障害作業療法には,比較的ゆっくりとプログラムを考えることのできる**マネジメント型のプロセス**と,その場の状況に応じて即座に介入内容を決める**エンゲージメント型のプロセス**がある.
- 作業療法士は,これらをクライエントのニーズやT（時間）P（場所）O（場合）にあわせて効果的に使い分ける必要がある.

1) マネジメント型作業療法プロセス

- 伝統的な作業療法のプロセスは，処方→評価→作業療法計画立案→作業療法実施→再評価→終了もしくは作業療法計画再立案，というものであった．伝統的プロセスでは評価に力点が置かれたため，画一的で漫然とした作業療法の実施を生む余地があった．そのため，実施の質を絶えずカイゼンするしくみが求められた．

- これを受け日本作業療法士協会の作成した生活行為向上マネジメント（以下，MTDLP）[2] ※1 は，S-PDCAサイクルをそのプロセスに採用している（図1）．

- S-PDCAサイクルは，伝統的な作業療法プロセスを，経営的なマネジメントを促進させる手法の一つであるPDCAサイクル※2 を中心に置いて再構成したものと考えられる．

  ▶ Survey（S）：評価を意味し，クライエントのナラティブ（クライエント自身によって語られるクライエント自身の物語）の把握，心身機能・活動と参加・環境の評価，作業の目標の確認などが実施される．

  ▶ Plan（P）：作業療法の実施計画を立案する段階である．計画はチーム全体の援助方針との調整がはかられ，またクライエントからの合意が得られる必要がある．

  ▶ Do（D）：介入を意味し，作業療法が実施される．

  ▶ Check（C）：再評価を意味する．作業療法のアウトカム（結果）が検討される．

  ▶ Act（A）：見直しを意味し，プログラムの改善もしくは終了が検討される．

  ▶ 生活行為向上マネジメントシートは，作業療法のS-PDCAサイクルを1枚の用紙にまとめたものである（図2）．現場では，作業療法プロセスのサマリーや臨床実習指導のツールとして利用されることが多い．

  ▶ dischargeは，自分が担当する作業療法の終了で，他のサービスが引き続き実施される場合には申し送りがなされる．

> **word**
>
> ※1 生活行為向上マネジメント（management tool for daily life performance：MTDLP）
> MTDLPは，日本作業療法士協会が作成した一つの臨床実践手法であり，生活行為（作業）への参加を通じて，クライエントの健康とウェルビーイングを高めることを意図とする．
>
> ※2 PDCAサイクル
> 生産管理や品質管理の手法の一つ．業務を継続的に改善するために，Plan（計画）→Do（実行）→Check（評価）→Act（改善）の4段階をくり返す．

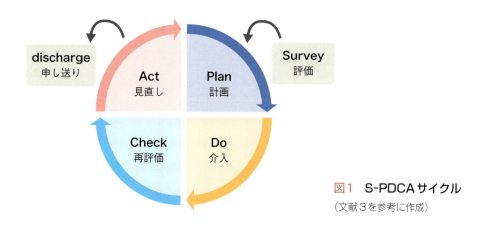

図1　S-PDCAサイクル
（文献3を参考に作成）

生活行為向上マネジメントシート（事例登録用）　　　生活行為向上マネジメント

生活行為アセスメント	生活行為の目標	本人					
		キーパーソン　続柄：					
	アセスメント項目	心身機能・構造の分析 （精神・感覚・神経・筋・骨格・運動）		活動と参加の分析 （移動・運搬，ADL, IADL, 社会参加）		環境因子の分析 （環境・用具・態度・支援と関係・サービス）	
		ICF	詳細	ICF	詳細	ICF	詳細
	生活行為を妨げている要因						
	現状能力（強み）						
	予後予測（期間・改善レベルを記入）						
	合意した生活目標（いつ・誰と・どこで・どのレベルで実施するか）						
	自己評価*	初期	実行度　　/10	満足度　　/10	最終	実行度　　/10	満足度　　/10

*自己評価は本人の実行度（頻度などの量的評価）と満足度（質的な評価）を1から10の数字で答えてもらう

生活行為向上プラン（いつ・どこで・誰が・何を実施・支援）	実施・支援内容		基本的プログラム	応用的プログラム	社会適応プログラム
	本人	計画			
		結果			
	家族	計画			
		結果			
	支援者（職種明記）	計画			
		結果			
	実施・支援期間	介入開始日	X年　月　日	最終評価日	X年　月　日
	達成状況	1：目標達成　2：変更達成　3：未達成　4：中止		番号記入	
		変更達成の目標			
		未達成・中止の理由			

第1.1A版（平成28年5月30日）

本シートの著作権（著作人格権，著作財産権）は一般社団法人日本作業療法士協会に帰属しており，本シートの全部又は一部の無断使用，複写・複製，転載，記録媒体への入力，内容の変更等は著作権法上の例外を除いて禁じます．

図2　生活行為向上マネジメントシート（事例登録用）

・事例登録用のシートは，生活行為向上プランに結果の欄が足されていて，プランだけでなく実際に行った作業療法の内容を記載することができる．
・S-PDCAのSにあたる部分が生活行為アセスメントに，Pが生活行為向上プランの計画欄に，Dが生活行為向上プランの結果欄に，Cが生活行為アセスメントの自己評価の最終欄と生活行為向上プランの達成状況欄に相当する．Aは計画の修正継続か終了かを決めることで，修正継続であれば新しいマネジメントシートを作成し，終了であれば申し送り書を作成する．
（日本作業療法士協会より許可を得て掲載）

- マネジメント型作業療法プロセスは，入念な評価と実施計画に基づいた質の高い実践が期待できるという利点がある一方で，臨機応変な対応が求められる現場では使いづらいという欠点がある．

2）エンゲージメント型作業療法プロセス

- 近年，骨関節・神経疾患に対する作業療法の現場が，病院や介護保険施設以外に拡大している．例えば，公民館などでの介護予防教室や，総合事業での訪問型サービスC[※3]などである．

> **word** ※3 訪問型サービスC
> 要支援認定者などを対象とした介護予防・日常生活支援総合事業に位置づけられるものの一つで，作業療法士のような専門職が，生活面や健康面の指導を集中的に行うことにより，利用者が目的意識をもって日常生活を送れるように支援する短期集中的な訪問サービス．

- 病院や施設を離れて地域支援などを行う場合，短期集中的に結果を出す必要があったり，現場に出向いたその場で有用なアドバイスやプログラムを提案する必要があったりする．このような場面では，機動力が必要とされるため，戦略としては，先述のマネジメント型よりもエンゲージメント型が有効である．

- エンゲージメント型では，目標は共有するものの，事前に実行のプランニングやプログラミングがなされるわけではなく，そのときの現場の経験によって実行が判断される．そのためエンゲージメント型で必要な思考法は，PDCAではなく**OODAループ**（図3）とよばれる．

  ▶ **Refer**：依頼や処方に基づいて，行動を開始する段階である．この時点で，作業療法の目的や目標が明確になっている場合とそうでない場合がある．後者の場合，まずは，クライエントと目標を確認する必要がある．本モデルは短期集中的な介入を前提とするので，作業療法の目標は，具体的かつ解決可能なものでなければならない．

  ▶ **Observe（O）**：観察と訳され，情報収集を行うプロセスである．クライエントのナラティブの把握，作業療法評価などが含まれる．

  ▶ **Orient（2番目のO）**：情勢判断を意味し，収集した情報の意味を考え，全般の状況を判

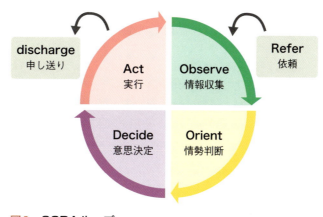

図3　OODAループ
（文献4を参考に作成）

断するプロセスである．この2つのOをセンスメイキングといい，情報の意味に気づいたり，異変を察知したりする部分である．この部分は，現場の即興的な判断であり，チーム管理者の判断であるPDCAのPとは意味が全く異なるものである．
- ▶ Decide（D）：専門職の意思決定を意味する．
- ▶ Act（A）：実行を意味し，意思決定段階で採択された方針に基づいて行動を起こす段階である．

● このモデルの特長は，作業療法のプランニングやプログラミングに要する手間や時間を省略できる点である．しかし，マネジメント型のような管理系統が存在しないので，多職種連携を必要とする場面では，チームワークの阻害が危惧される．そこで，エンゲージメント型では，協調アクション（後述4）が特に必要となる．

3 骨関節・神経疾患における目標設定

● 骨関節・神経疾患においては，機能障害が目に見えやすいこともあり，生活行為の目標とそれを達成するための要素的な目標との間で主客転倒が起きやすい．
  - ▶ 例えば，自宅のキッチンで一人で朝食の用意ができるという長期目標のもと，上肢の筋力増強や立位時間の延長を短期目標として立案したら，いつの間にか，作業療法実践は筋力増強トレーニングと立位保持トレーニングが中心となり，調理は忘れ去られたという具合である．
● マネジメント型プロセスとエンゲージメント型プロセスの双方とも，目標の設定が重要である．特に短期集中型の支援で効果をあげるためには，具体的で生活行為から大きく離れないような目標設定が必須となる（表1）[5]．
● 目標設定はできるだけクライエントやキーパーソンとの協業で実施されるべきである．そのためのツールとして，生活行為聞き取りシート[2]，興味・関心チェックシート[2]，COPM（Canadian Occupational Performance Measure）[6]，ADOC（Aid for Decision-making in Occupation Choice）[7]，認知症高齢者の絵カード評価法（APCD）[8]などがある．
  - ▶ 興味・関心チェックシート（図4）は，クライエント（主に高齢者）の作業ニーズを確認するために開発されたものである．高齢者の日常的によく行う活動がリストアップされていて，手掛かりがない状況での記憶の再生が難しいクライエントでも，文章による再認識によって想起しやすくなっている．それぞれの項目は，「している」「してみたい」「興味がある」「×（興味すらない）」に分けてチェックするようになっている．「してみたい」「興味がある」とした項目の理由を聞き取ったり，これらの項目から連想して想起した事項（例えば，俳句という項目から，むかし短歌をたしなんでいたことを思い出したなど），「している」がうまくいっていない事項を確認したりして作業ニーズを把握する．
● 作業ニーズの確認は，項目が確認できただけでは不十分である．その作業をどのようにしたいのかを具体的に聞き取り，クライエントと作業療法士のイメージをあわせておくことが重要である．例えば，買い物であれば，歩いて近所のマーケットに行きたい場合と自家用車に乗って郊外のデパートに行きたい場合では，支援の方法が違ってくる．
● 作業ニーズが確認できたら，優先性や目標設定の法則「SMART」※4を加味して，目標設定を実施する．

表1　訪問事業の目標設定

目標としてふさわしくない例	ふさわしくない理由	改善案
・下肢筋力を改善し，掃除機がけができるようになる ・体力が回復し，外出できるようになる	・目標が2つになっている ・外出先が不明確である ・外出できるようにする方法は，体力の回復以外にもたくさんある ・利用者が使用していない言葉（例：下肢筋力）を使っている ・掃除機がけの範囲が不明確である	・自室の掃除が週に2回できるようになる（フィルター掃除は含まない） ・毎日，自宅近所のAというコンビニで日用品数点を買いに行けるようになる
・掃除機がけを通して，体力の向上をはかる ・編み物を通して，他者とのコミュニケーション能力改善をはかる	・主たる目標が生活行為ではない．生活行為を「手段」に，心身機能や基本的活動能力の向上をはかろうとしている	・できるようになりたい生活行為の絞り込みを再度行う
・電車やバスに乗れるようになる	・目標達成の幅が大幅に広くなってしまい，達成したのかしていないのか不明確になっている ・電車とバスの利用は別物であり，分けて検討する必要がある ・頻度や時間が不明確である	・混雑していない午前中に，一人でA駅からB駅まで，電車で往復し自宅に戻ることができる
・整容を自立して行う	・利用者の言葉で記載されていない（例：自立）	・近所に出かけるための身支度を，家族から最低限の援助を受けてできるようになる
・近所のコンビニエンスストアに行けるようになる	・頻度や時間が不明確である．毎日通うのと週に1回通うのでは，買う品数も変わるため，それにより運ぶ技能が影響を受けるかもしれない	・毎日，自宅近所のAというコンビニで日用品数点を買いに行けるようになる
・デイサービスに通えるようになる	・地域資源を活用すべきである	・週に1回，午前中は図書館に通えるようになる

（文献5より引用）

> **word** ※4　SMART
> SMARTは，1981年にDoranによって提唱されたマネジメントの目標や目的を記載する方法[9]．Specific（具体的か？），Measurable（測定可能か？），Achievable（達成可能か？），Relevant（行う意味があるか？），Time-bound（期限はあるか？）といった視点である．

● さらに目標には，現在のベースラインを一定の期間にどこまで改善させるかという達成度の記述が必要である．達成度をクライエントに立脚したアウトカムとして設定できるツールに**GAS**（Goal Attainment Scaling）[10]がある．

興味・関心チェックシート

氏名：＿＿＿＿＿＿＿＿＿＿　年齢：＿＿＿歳　性別（男・女）　記入日：＿＿＿年＿＿月＿＿日

　表の生活行為について，現在しているものには「している」の列に，現在していないがしてみたいものには「してみたい」の列に，する・しない，できる・できないにかかわらず，興味があるものには「興味がある」の列に○を付けてください．どれにも該当しないものは「している」の列に×をつけてください．リスト以外の生活行為に思いあたるものがあれば，空欄を利用して記載してください．

生活行為	している	してみたい	興味がある	生活行為	している	してみたい	興味がある
自分でトイレへ行く				生涯学習・歴史			
一人でお風呂に入る				読書			
自分で服を着る				俳句			
自分で食べる				書道・習字			
歯磨きをする				絵を描く・絵手紙			
身だしなみを整える				パソコン・ワープロ			
好きなときに眠る				写真			
掃除・整理整頓				映画・観劇・演奏会			
料理を作る				お茶・お花			
買い物				歌を歌う・カラオケ			
家や庭の手入れ・世話				音楽を聴く・楽器演奏			
洗濯・洗濯物たたみ				将棋・囲碁・ゲーム			
自転車・車の運転				体操・運動			
電車・バスでの外出				散歩			
孫・子供の世話				ゴルフ・グランドゴルフ・水泳・テニスなどのスポーツ			
動物の世話				ダンス・踊り			
友達とおしゃべり・遊ぶ				野球・相撲観戦			
家族・親戚との団らん				競馬・競輪・競艇・パチンコ			
デート・異性との交流				編み物			
居酒屋に行く				針仕事			
ボランティア				畑仕事			
地域活動（町内会・老人クラブ）				賃金を伴う仕事			
お参り・宗教活動				旅行・温泉			

生活行為向上マネジメント

本シートの著作権（著作人格権，著作財産権）は一般社団法人日本作業療法士協会に帰属しており，本シートの全部又は一部の無断使用，複写・複製，転載，記録媒体への入力，内容の変更等は著作権法上の例外を除いて禁じます．

図4　興味・関心チェックシート
（日本作業療法士協会より許可を得て掲載）

4 協調アクション

- 作業療法士がクライエントやそのキーパーソンと協業したり，リハビリテーションチームの一員として働いたりする場合の最低限必要な資質の一つに，**協調アクション**がある[11]．協調アクションは，コンピューターサイエンスの世界で，単純なルールで複雑な群れの行動を説明するという試みから得られた知見である．

- 協調アクションは，他とぶつからないように距離をとる「分離（Separation）」と，他とおおむね同じ方向に飛ぶように速度と方向をあわせる「整列（Alignment）」と，他が集まっている群れの中心方向へ向かいたがるという「結合（Cohesion）」といった単純な3つのルールによって説明できる．

- チームの方向性（目標）に沿って動き，チームのなかにいようとするがぶつからないのが協調アクションであり，そのルールに従う限りにおいて，構成員は自由で創造性豊かな実行が許される．端的にこれを表現すると「総論賛成，各論自由」となる．

- 協調アクションを生み出すためには，対話を通じて，良質な共通目標をつくることが重要となる．そのうえで，自分が自分の強みを生かしてどのようにそれに貢献できるのかを問い，実行することが必要である．

- 協調アクション，ひいては作業療法プロセスを円滑に進めるために，コミュニケーション技能は欠かせないものである．詳細は2巻「内部疾患編」第1章1 概論のコミュニケーション技能を参照されたい．

- なお，本章では続く各稿で骨関節・神経疾患に必要な作業療法の基礎知識を解説しているが，
  ・バイタルサインとリスク管理→2巻「内部疾患編」第1章2
  ・血液検査の所見→同巻第1章3
  ・吸引→同巻第1章4
  を参照されたい．

文献

1) 「作業療法白書2015」，日本作業療法士協会，2017
2) 「事例で学ぶ生活行為向上マネジメント」（日本作業療法士協会／編著），医歯薬出版，2015
3) 「高齢者の地域における新たなリハビリテーションの在り方検討会報告書」（厚生労働省）（https://www.mhlw.go.jp/file/05-Shingikai-12301000-Roukenkyoku-Soumuka/0000081900.pdf），2015
4) 「ビジネスに活かす！ 最新・米軍式意思決定の技術」（中村好寿／著），東洋経済新報社，2006
5) 「総合事業における効果的なIADL改善プログラム実践マニュアル」（首都大学東京／編），首都大学東京，2017
6) 「COPM カナダ作業遂行測定 第4版」（カナダ作業療法士協会／著　吉川ひろみ／訳），大学教育出版，2006
7) Tomori K, et al：Utilization of the iPad application: Aid for Decision-making in Occupation Choice（ADOC）．Occup Ther Int, 19：88-97, 2012
8) 井口知也，他：認知症高齢者の絵カード評価法の信頼性と妥当性の検討．作業療法，30：526-538, 2011
9) Doran GT：There's a S.M.A.R.T. way to write management's goals and objectives. AMA forum, 70：35-36, 1981
10) 「Rehabilitation goal setting: theory, practice and evidence」（Richard J, et al/eds），CRC Press, 2015
11) 「ええ，会議が楽しいですが，何か？」（林 俊克／著），海文堂出版，2015

第1章 基礎編

2 作業遂行へのアプローチ

学習のポイント
- 作業遂行とは何かを理解する
- 作業遂行に関連する側面にはどのようなものがあるかを理解する
- 作業遂行に焦点をあてた目標の立案方法を理解する
- 作業遂行へのアプローチ方法を理解する

1 作業遂行とは

- **作業遂行**はさまざまな理論でさまざま説明されているが,およそ作業遂行とは「他者が観察できる作業を行うこと」と理解するとわかりやすい.
- 作業遂行の話をすると,作業,活動,生活行為といった言葉の定義の話題が出てきてしまうが,ここではあえてそれには触れず,作業療法で「クライエントが生活行為を行う際の課題=生活行為の課題」に注目し,これをどのように評価し,解釈し,支援計画につなげていくのかを説明していく.

2 導入

1) いつ作業遂行にアプローチするのか

- 作業遂行へのアプローチは,必要になった際に適宜行っていく.
- 入院してすぐに作業遂行にアプローチできる人もいれば,「何もやりたくない」といって支援ができない人も多い.また,急性期では,意識障害によって作業遂行にアプローチできないことも少なくない.
- しかし,作業療法にとって作業遂行へのアプローチは,専門職としての最重要目標である.特に,病院や施設で積極的に「できるようになること」を支援するのは作業療法士の役割だといえる.したがって,最終的にクライエントの作業遂行が変わるのかは,作業療法士しだいであるといってよい.
- 作業遂行へのアプローチの導入は,クライエントのテンポにあわせて開始することが重要で

ある．作業療法士が焦って開始する必要はないが，作業療法の最終評価では作業遂行の状況を確認したほうがよい．

2）導入に向けたカギ：面接

- 導入に向けたカギは，可能であれば，作業療法の開始時にしっかり面接を行い，作業の問題や，それに関連する要因はないか，クライエントと一緒に検討することである（図1）．
    - ▶「可能であれば」としたが，「可能でない」クライエントは，意識障害のある人，作業療法を拒否している人などを想定しており，大半のクライエントは初回に作業のことを話すのは可能であろう．
- もし，作業遂行に焦点をあてた支援を行うのであれば，支援の前に心身機能や環境の評価は必要なくとも，面接は絶対必要になってくる．Fisherは，表1の10側面のどこかに制限などが生じたとき，作業遂行の問題が生じるとしている．
- ただ，10側面について面接を通して網羅的に情報を集めることはあまり建設的ではなく，また，クライエントの負担も大きい．そこで，導入に向けた面接のポイントをまとめた．
    - ▶なお，面接は日常生活に関する面接，特定の作業に関する面接の実質2段階で構成されており，ここでは，第1段階について話をする．

■ 10側面すべての情報が必要なわけではない

- 特定の作業に関する面接を行う以前に10側面すべての情報が明らかになっていなくても，作業を特定することは可能である．誰にとっても10側面すべてが作業遂行に影響を与えてい

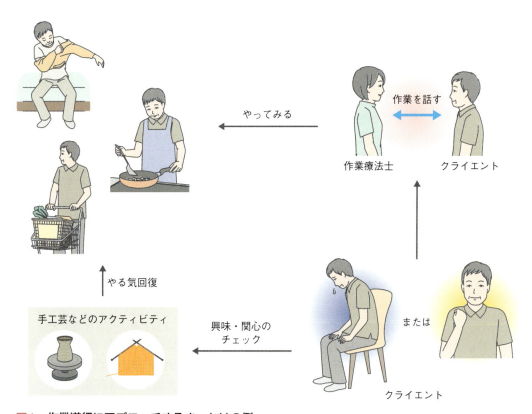

図1　作業遂行にアプローチするきっかけの例

表1 作業遂行にかかわる10の側面

内的要因	具体的なこと
環境的側面	誰がいるか，何を使うか，物理的空間はどのようなところか
役割的側面	重要な役割は何か，実際の役割は何か，役割期待は何か
動機的側面	興味・価値・目標は何か，動機の源は何か，関心は何か
課題的側面	したい・やりたい課題は何か，課題の特徴は何か
文化的側面	どこで課題をするか，どんな道具や材料を使用するか
社会的側面	他者とのつながり，他者との協働関係
制度的側面	利用可能なサービス，社会の制度，サービスの上限など
心身機能的側面	身体・認知・心理的側面
時間的側面	日課，ライフステージの時期
適応的側面	問題に対して適応してきたか，変化に対応するか

(文献1より引用)

るわけでもなく，より重点をおいて情報収集をすべき側面はどこかを考慮して聞いたほうがよい．
- また，作業が特定されたなら，そのまま詳しく作業についてたずね，クライエントにおけるその作業の意味を理解するよう努める．

2 他部門の情報を有効活用する

- 作業ができるようにするための支援を行う際は，すでに他の専門職によって情報収集されたもの（心理面，社会背景，身体機能など）は，有効活用したほうがよい．
- 図2には，心身機能と生活行為の模式図を示した．心身機能の評価を数多く行ったとしても，作業を観察しないかぎり，それらの評価は作業遂行に影響を与えるかもしれない因子の1つにすぎない．
- 一方，心身機能の情報で重要なのは，作業遂行の安全性に関する情報である．これらは注意深く集めたほうがよい．例をあげると，看護師によるフィジカルアセスメントの情報である[2]．病状や異状の把握は何よりも優先事項である．
- まとめると，他部門の情報は有効活用し，心身機能の評価にこだわりすぎず，その人のこれまでの生活背景を整理することが大切である．

3 情報を記録用紙にまとめ，面接に生かす

- 作業遂行の導入に関連した面接において，共感し，受容し，傾聴したりして話を聞き出すことは「手段」であり「目的」ではない．収集した情報を深めたり，事前に収集した背景情報の主観的な意味などを聞くことが目的の一つである．したがって，面接の際は，事前情報をまとめ，面接に臨むことが大切である．
    ▶ 例えば，40歳の男性会社員を担当し，そのクライエントが入院前は週に3回，3歳の息子が通う保育園にお迎えをしていたとしよう．この情報について，役割的側面や時間的側面について情報を得たとするのではなく，「どうして週3回お迎えに行ってるのだろう？」とクライエントの主観的な側面に関心をもつことが大切である（表2）．
- 大切なのは，側面を明らかにすることよりも，その人を理解することである．

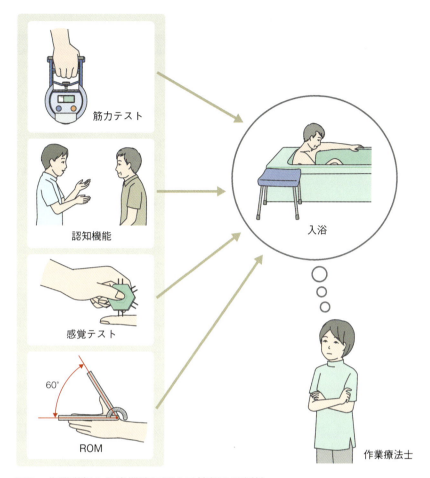

図2 作業遂行と心身機能に関する情報の関係性
各種評価から作業を考えるのではなく，作業をまずみてから問題の"あたり"をつける．

- クライエントにさまざま話を聞いていくと，問題と感じている作業がクライエントから出てくることがある．もし，クライエントがその作業をしたい，あるいは，できるようになりたいと考えているようであれば，それを支援するとよい．

❹ 特定の作業の話が聞けなかったら

- 作業を中心とした作業療法ばかりが行われているわけではなく，クライエントから作業の問題が聞き出せないことも多々ある．そのときは日を変えて，標準化された評価用紙を用いて面接を行う．状況によっては機会が来るのを待つという選択肢もある．
- 特定の作業について面接を行う際に大切なのは，クライエントの作業遂行に向かう志向性を引き出すこと，ガイドすることである．

3) 面接で使用する評価法

- 支援を行う作業遂行を決定する際に使用する評価法はさまざまある．どれを用いてもよく，使いやすいものを使うもよいし，自分の学習した，あるいは考えに近い理論によって開発された評価法を使うのもよい．

表2 クライエントの話に対する関心の寄せ方

クライエントの話したこと	作業療法士としてさらに関心を寄せたいこと	
「買い物は,近くのスーパーに行っています」	・何時頃行っているのか? ・スーパーの雰囲気は? ・荷物はエコバッグか? ・何を買っているのか? ・ドライアイスは使うのか?	・頻度は? ・かごはどんなタイプか? ・誰と行っていたのか? ・氷は使うのか? ・家からどれくらいか?
「保育園に迎えに行く必要があります」	・延長保育は可能か? ・代理のお迎えは可能か? ・自転車で行くのか? ・自家用車で行くのか?	・家からどれくらいか? ・週の頻度は? ・保育園の準備は誰が行っているのか?
「晩ご飯は,私がつくっていました」	・では,朝と昼は誰がつくっているのか? ・何をつくっているのか? ・多いメニューは何か? ・つくるのにどれくらいかかっているのか? ・何人分つくる必要があるのか?	
「いつも,電車で出かけています」	・その電車は混雑するのか? ・座れるのか? ・駅にベンチはあるのか? ・電子マネーが使えるのか? 切符を購入するのか? ・どこまで出かけているのか? ・どのくらいの頻度か?	

- 評価法を使うことの利点は,作業療法の支援後に変化を追跡できることであり,それ以外の利点(理論に基づいている,使いやすい,わかりやすい)は,使用した作業療法士やクライエントの印象で異なる場合もある.
- 以下に作業遂行にアプローチする際に使用する評価法を紹介する.

1 OSA Ⅱ

- OSA Ⅱ (Occupational Self Assessment ver. 2.1:作業に関する自己評価改訂第2版)の理論的背景は人間作業モデルであり,クライエント自身の作業機能状態とその機能状態に自分の環境がどのような影響を与えているかという自己認識をとらえるための評価法である[3].
- OSA Ⅱは,自分自身のこと(例:課題に集中する)に対して,どのくらいうまくやっているのか,そして,どのくらい大切なのかを4件法でたずねる.その結果をもとに,変えたいと思う作業遂行の問題に優先順位をつけてもらい,支援する具体的な作業を絞り込む.
  - ▶ クライエントは抽象的な質問から具体的な課題を想起することが求められるため,実施に慣れていないとうまく具体的な課題が引き出せないことがあるかもしれないが,作業療法士の練習で克服可能である.
- OSA Ⅱには,作業遂行に関して広く質問できる利点がある.

2 COPM

- COPM(Canadian Occupational Performance Measure:カナダ作業遂行測定)は,作業遂行に対するクライエントのとらえ方の変化を測定する評価法として使用される.セルフケア,生産活動,レジャーに該当する作業の遂行度と満足度を簡単に評価でき,さらにその作業の優先順位をクライエントが評定することができる[4].
- 吉川によると,作業療法士はCOPMによってクライエントの意思を知ることができ,誰のた

めの作業療法か常に明確にできるとしている[5]．

▶ COPMはクライエントの作業を大切にするための評価法であるにもかかわらず，時にCOPMで明確になった作業の支援が後回し（もしくは支援されない）こともあるようだが，それは誤りである．また，COPMは他の評価法よりも質問の自由度が高く，使用する作業療法士は練習が必要となるが（これは他の評価法も同じである），言い方を変えると，熟練の作業療法士はCOPMを使わなくとも作業の問題を特定できる可能性がある．しかし，作業療法実施前後の評価は標準化された評価用紙を用いなければできないため，熟練の作業療法士であってもCOPMを使ったほうがよい．

3 OQ

- 作業質問紙（Occupational Questionnaire：OQ）は，クライエントが1日に行っている活動を30分ごとにあげてもらい，その活動の遂行度（どのくらいうまくやれているか），価値（どのくらい重要か），興味（どのくらい楽しんだか）を5件法でたずねる質問紙であり，人間作業モデルが理論的基盤である[6]．
- OQは1日に行っていたことを単純に振り返ることができるため，毎日の生活から作業遂行を振り返ることには適している．特に，われわれが支援する作業は習慣的に行っていたことが多く，その点からもOQは用いやすい．
- 一方，遂行度，価値，興味の質問を一つひとつの活動に対してたずねていくため，所要時間は20分ほどと他の評価法よりも少々長めである．また，作業療法実施前後で比較するときに，得点のまとめ方や解釈がさまざまできるため，論文として報告する際に苦労することがある．

4 ADOC

- ADOC（Aid for Decision-making in Occupation Choice）は友利らによって開発された，クライエントが支援を受ける作業を作業療法士と協業して検討するためのiPadアプリである[7)8)]．iPad以外のタブレット端末や紙に印刷して使えるPaper版（PDFファイル）もある．
- ADOCは，作業（活動）選択を行う過程のなかで，作業療法士の意見を専門的な立場から反映させられる点，クライエントと作業療法士が直感的に作業について話し合える点が特徴である．特にアプリ版の質問テンポは軽快で使用感がよい．

5 APCD

- APCD（Assessment by the Picture Cards for the Elderly with Dementia：認知症高齢者のための絵カード評価法）は，認知症高齢者の活動や選択を促進するための評価表であり，人間作業モデルを基盤に開発された．
- APCDは認知症高齢者に特化して作成されており，認知症高齢者が理解しやすいようイラストに線画が用いられている．

3 作業遂行の目標立案

1）AMPS概念モデル

- 図3は，AMPS（Assessment of Motor and Process Skills）概念モデルである．AMPSと

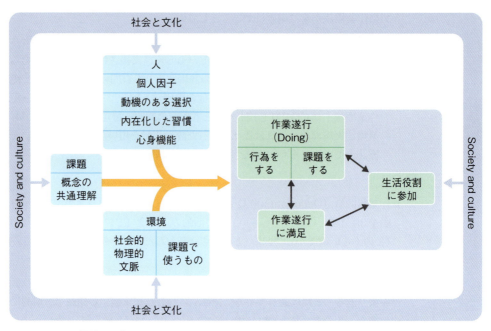

図3 AMPS概念モデル
（文献9より引用）

は，作業遂行を評価するための観察型評価のことである．作業遂行は人・課題・遂行環境が相互に影響しあっており，作業遂行能力は心身機能のことではないとされている．

- ▶ 例えば，手指の関節可動域に制限のある人が「ペットボトルを握れなかったため，お茶が飲めなかった」としても，それは「ペットボトル」でお茶を飲もうとしたためであり，両側に取っ手のあるマグカップでお茶を飲んでいれば問題は生じなかったと考えられるため，関節可動域制限がお茶を飲むことに必ず影響するとはいえない．
- ▶ 同様に，記憶力の低下のある人が「お昼ご飯の準備としてご飯，みそ汁をつくろうとしたが完了できなかった」としても，「冷凍食品を電子レンジで温める」課題に変えるだけでお昼ご飯の準備は可能になることがある．
- 作業遂行能力は環境や課題にあわせて運動技能やプロセス技能を選択し発揮する能力であり，心身機能と従属的な関係性にはない．

2）目標立案のポイント

■1 目標立案の良し悪しは結果の良し悪しに直結

- 作業遂行を改善するための目標には，作業遂行に関する内容だけを記載したほうがよい．表3は目標としてふさわしくない例とその理由，そして改善案を示した．
  - ▶ 例えば「下肢筋力を改善し，掃除機がけができるようになる」と目標を立案したとする．まず，この目標には「下肢筋力改善」と「掃除機がけができるようになる」という2つの目標が混ざっているため，目標が広がってしまっている．また，この時点ではクライエントの掃除機がけを見ていないにもかかわらず，「下肢筋力の改善」と因果関係があたかもあるような書き方になっているのもふさわしくない理由である．
  - ▶ その他にも，掃除機がけを行う範囲はどのくらいか，頻度はどのくらいかといった情報も

表3 目標立案としてふさわしくない例

目標としてふさわしくない例	ふさわしくない理由	改善案
・下肢筋力を改善し，掃除機がけができるようになる ・体力を回復し，外出できるようになる	・目標が2つになっている ・利用者が使用していない言葉（例：下肢筋力）を使っている ・掃除機がけの範囲が不明確である ・外出先が不明確である ・外出できるようにする方法は，体力の回復以外にもたくさんある	・自室の掃除が週に2回できるようになる（フィルター掃除は含まない） ・毎日，自宅近所のAというコンビニエンスストアへ日用品数点を買いに行けるようになる
・掃除機がけを通して，体力の向上をはかる ・編み物を通して，他者とのコミュニケーション能力改善をはかる	・主たる目標が生活行為ではない ・生活行為を「手段」に，心身機能や基本的活動能力の向上をはかろうとしている	・できるようになりたい生活行為の課題を再特定する
・電車やバスに乗れるようになる	・目標達成の幅が大幅に広くなってしまい，達成したのかしていないのか不明確になっている ・電車とバスの利用は別物であり，分けるべきである ・頻度や時間が不明確である	・混雑していない午前中に，ひとりでバス（あるいは電車）に乗ってB駅まで往復し自宅に戻ることができる
・整容を自立して行う	・利用者の言葉で記載されていない（例：自立）	・近所に出かけるための身支度を，家族から最低限の援助を受けてできるようになる
・近所のコンビニエンスストアに行けるようになる	・頻度や時間が不明確である．毎日通うのと週に1回通うのでは，買う品数も変わるため，それにより運ぶ技能が影響を受けるかもしれない	・毎日，自宅近所のAというコンビニエンスストアへ日用品数点を買いに行けるようになる
・デイサービスに通えるようになる	・地域資源を活用すべきである	・週に1回，午前中は図書館に通えるようになる

不足している．

❷ 作業遂行の目標を立案するときは，参加レベルよりも活動レベルで立案

- 前述のとおり，作業遂行は，観察可能な行いである．目標立案するときに重要なことは，目標を達成したのか確認できることである．
- ICFには活動と参加があるが，作業遂行は活動におよそ該当し，その上位に「参加」の概念がある．参加は「Being」であるため，最終目標や長期目標の上位に置くことはあっても，短期目標としては設定しない．短期目標は「**Doing**（≒これからすること）」に置くほうがよい．

4 遂行観察の実施

- 遂行観察を行うとき，AMPS，ESI（Evaluation of Social Interaction）などの標準化された評価法を使用することができるが，使用しなくとも評価は可能である．
- 以下に遂行観察のポイントをあげる．

遂行観察のポイント

- 遂行観察の際は，作業療法士の過干渉に注意する（表4）．
- どのように行うのかを確認する必要はない．どのように行うのかは，人それぞれのやり方があり，それを許容することが肝要である．
- 何を行うのかをあらかじめ確認する．何からはじめ，どこまで行うのかについて，作業療法士とクライエントが共有していることが非常に大切である．
- ふだん行っている環境で観察する．あるいは，クライエントがなじみのある環境で観察する．
  ▶ 目的は，ふだん行っている生活行為の様子を観察することである．
- 人の動作を評価するのではなく，生活行為の遂行を評価する．
  ▶ 例えば，「食器洗いをする」という場面を観察するときに，身体機能（バランス，関節可動域など），認知機能（ボディイメージ，物の認識），環境などのどこに問題点があるのか分析できるかもしれない．ただ，作業遂行時の問題は，人（身体機能，認知機能，習慣，役割など），課題（課題の難易度），遂行環境の相互関係によって生じた問題であるため，記録を先に実施したほうが効果的かつ効率的に支援ができる．
  ▶ クライエントには機能障害がほぼ前提にあるのはわかるが，心身機能に対する作業療法と作業遂行に対する作業療法は分けて計画したほうが，作業遂行の支援はうまくいく．
- 観察記録と計画は「**作業遂行のSOAP**」で記録する．
  ▶ ふだんの作業療法の記録としての「SOAP」とは別に，作業遂行に特化した「SOAP」を作成する（表5）．作業遂行を客観的に記録する際は，いつ，どこで，どのようなことが生じたのかをありのまま記録する．原因となった環境や，人の要素を含めて書くことではないので，注意が必要である．

表4 観察のポイント

観察の際の良くない例	良くない理由	生じてしまう理由	対応策
・クライエントが一つひとつ動作の確認を求めてくる （例）洗剤入れていいの？；コーヒーはどこにおく？	・ふだんの様子がわからず，手順，時間や空間の使い方などの評価ができない	・クライエントに評価の課題を適切に伝え切れていない ・評価者の課題中の指示も実は多い	・課題を明確にする ・開始前に課題をしっかり確認する
・評価者が，工程ごとに指示を出し，動作を確認する （例）浴槽をまたいでみて；シャワーの水を出しましょう	・ふだんの様子がわからず，手順，時間や空間の使い方などの評価ができない ・動作の確認になってしまい，その後どのように適応しようとするのか評価できない	・問題点を身体機能/認知機能/環境のどこにあるのか分析しようとしている	・課題の進行をクライエントにまかせる ・課題の問題は，身体機能/認知機能/環境/課題の相互関係によって生じた問題としてとらえる
・記録が専門用語で記載されている （例）筋緊張が高まり，バランス低下；記憶障害の影響による備品探索能力の低下	・これは心身機能の問題であり，実際に生活行為を行ううえで何が問題であったのかわからない	・生活行為の評価になっていない．課題を通して心身機能の評価を行ってしまっている	・○○のとき，□□していた，と記載する （例）上の棚に手を伸ばしたとき，一瞬ふらついた；バターを別の場所にしまった

表5 SOAPに基づく遂行観察の記録方法

S (主観的情報)	O (客観的情報)	A (評価)	P (計画)
掃除機を一人でかけられるようになりたい	掃除機のコードをコンセントに差し込むとき，遠い位置から差し込もうとした結果，時間がかかっていた	コンセントの手前に物がたくさんあったため，遠い位置から差し込む必要があった	コンセント回りの環境を整理し，実際に練習を行う
	コードをコンセントに差し込むために屈んだとき，努力していた	バランス能力の低下がおそらくあり，コード付き掃除機を使っていたため屈む必要があった	コンセントに差し込みやすいよう，手をつく場所を確保するか，椅子を準備し，練習する
	家具に引っかかったり，移動するたびにコードを伸ばしていた	コード付き掃除機を使っていたため屈む必要があった	充電式掃除機に交換することを提案する．変更するなら，練習もする
	もとあった場所とは異なる場所にしまった	もとあった場所よりもしまった場所のほうが便利だったのかもしれない	片付けの場所をクライエントや家族と話し合い，変更して練習する

5 遂行観察の結果の分析

1）作業遂行に影響を与えている要因の特定

- 遂行観察の結果，うまくできないことが明らかになる．影響を与えている要因を特定するとき，観察結果で明らかになった要因（片麻痺機能，認知機能，環境）を網羅的に評価する必要はない．観察結果を尊重すべきであり，最も影響を与えている要因は何かに注目することが大事である．
- その結果をSOAPの「A」に記載する（表5）．

2）作業遂行の問題認識の確認

- 遂行観察の結果をまとめるときには，クライエントが作業遂行の問題をどのように認識しているのか確認する．その後の支援の取り組み方に影響するからである．
  ▶作業療法士が作業遂行の問題を認識し（例：ゴミを捨て忘れた），クライエントもその問題を認識していれば，比較的円滑に問題解決に取り組むことができる．
  ▶一方，作業療法士は作業遂行の問題を認識したが（例：バターを片付けた場所が異なっていた），クライエントはその問題を認識していない，つまり，質問しても問題なかったと回答した場合，その問題に取り組む際は，クライエント自身にアプローチするよりも，問題が生じないようクライエントの周囲の人にアプローチを行ったほうが，作業遂行がうまく進むことが多い（図4）．

6 作業遂行へのアプローチ

- 作業遂行へのアプローチは，個人因子や心身機能の回復，作業技能の回復，作業技能の代償

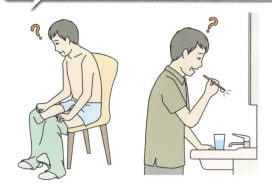

図4　問題認識の違いとアプローチ方法

により影響を受ける[1]．作業遂行にアプローチするときには，それぞれの要素（例：心身機能，環境）だけに焦点をあてた支援を行うのではなく，それぞれの課題を解決し，さらに作業を行ってもらうなかで問題が解決しているのか，クライエントと一緒に検討しながら支援することが肝心である．

- 作業遂行にアプローチをするとき，具体的にどのようなことを行うとよいのか，次に示した．

1）具体的なアプローチ法

◼ 実施する環境を変える

- 実施環境は，クライエントが家族と同居し，家族もその環境を利用しているならば，家族にクライエントの環境にあわせてもらう努力をお願いすることもできる．
  - ▶家族はクライエントの環境にあわせられるが，クライエントが家族の環境にあわせるには努力する必要があることを，家族に伝え，理解してもらうことが大切である．また，家族の同意が得られたら，即断即決，その場で環境は変えたほうがよい．
- 病院であれば，病院の環境の何を変更したらうまく行えるようになるのかを評価し，その事実をクライエントと共有する．そして，その情報を退院後の生活に生かせるよう記録したり申し送りを行ったりするとよい．

◼ 道具を見直す

- 道具の見直しとは，自助具をつくるというわけではない．
  - ▶例えば，視力低下のある糖尿病のクライエントが料理をするとき，どうしても砂糖をすくう量が多くなってしまう場合，小さな計量スプーンだけを用いたり，色も白（砂糖と同じ色）ではなく濃い色のスプーンに変更したりするという助言ができるかもしれない．
- 重要なのは，遂行観察で見た問題を改善するための道具の見直しを行うことであり，遂行観察で観察していない問題を推測し，道具を渡したとしても，かえって使いにくかったり，費用だけがかかったりすることがある．
- なお，場合によっては道具の使用が心身機能の代償や麻痺側の不使用につながることがあるかもしれない．これは重要な懸念課題であるが，支援に関する方向性はクライエントも交えて話し合ったほうがよい．

- ▶ クライエントに心身機能の改善に取り組みたいという意思があればそれを優先し，とにかく作業遂行の改善を優先させたい意思があればそれを優先すべきである．
- 大切なのは，作業療法士がそれを決めるのではなく，クライエントの意思を尊重する，あるいは，クライエントと作業療法士の共有した意思決定を尊重することである．

❸ 課題の難易度を調整する

- 食事の準備であっても，4品準備するのと2品準備するのでは難易度が変わってくる．
- 課題難易度の調整は，品数を減らすだけでなく，メニューを変えたり，使用する材料を変えたりする（例：ドリップコーヒーからインスタントコーヒー）ことで調整することもできる．

❹ 時間や空間などの習慣を見直す

- 買い物に，1週間に1回行く場合と毎日行く場合では，店で購入する品物の数も違うであろう．1週間あるいは1日のスケジュールを確認し検討することで，作業遂行の改善が期待できる．
- 病棟では，食事の場所，部屋の配置，家具の位置，入浴の時間などの確認を行う．
  - ▶ 入浴の支援を行うときは，シャンプーやコンディショナーまで支援対象にしたほうがよい．クライエントは，退院後，シャンプーなどの購入も自分で行うため，例えばクライエントが詰め替え可能なのか，詰め替え商品の重量はどうか（買い物時の疲労につながらないか）などを考える必要もある．

❺ 課題を細分化し，分担を見直す

- 課題を細分化し分担を見直すというのは，例えば，課題（例：洗濯をする）を細分化し（洗濯機を回す，干す，取り入れる，しまう），クライエントが担当する工程を見直すということである．
- 病棟での作業も同様である．病棟でトイレに行くとき，部屋から移動し，トイレに入り，用を足し，再び部屋に戻り，移乗することは，場合によっては非常に大変かもしれない．このような場合，最初からすべてを行おうとするのではなく，どこからどこまでを行うのかを調整することが大切である．調整するためには，その作業（病棟でトイレに行く）を課題，工程，行為に分け，工程ごとに解決していく方法がある．
  - ▶ このように，工程ごとに練習する，いわゆる「分習法」のような支援方法を導入することで比較的難易度の高い作業にも参加することができるが，作業を習得するのに効率的な方法は，分習法よりも全習法であることのほうが多い[10]．
- ただし，課題の細分化と見直しは，少し注意が必要である．あまりにも一部しか担当できないような結末になると，自分の能力を過小評価してしまい，それ以上の生活行為に挑戦しなくなる恐れがあるかもしれないし，期待された役割を担っている感覚をもてないかもしれない．こちらも課題難易度の調整の話ではあるが，慎重な対応が求められる点である．

2) 留意すべき点

作業遂行へのアプローチには，以下の特徴がある．

- 作業遂行の問題は，心身機能や環境の従属的な問題ではない．
- 作業遂行へのアプローチは，心身機能などへのアプローチとは別に検討する必要がある．
- 作業遂行にアプローチすることは，作業療法士として重要課題であり，成果指標である．
- 作業遂行へのアプローチ，心身機能へのアプローチを行うなかで，並行できない課題があっ

たとき，クライエントと意思決定を共有する必要があるが，最も尊重すべきは**クライエントの意思**である．
- 作業遂行へのアプローチはさまざまあるが，その方法は主に3種類（**心身機能の回復，作業技能の回復，作業技能の代償**）である．

文献

1) 「Occupational Therapy Intervention Process Model: A Model for Planning and Implementing Top-down, Client-centered, and Occupation-based Interventions」(Fisher, AG), Three star Press, 2009
2) 「フィジカルアセスメントガイドブック—目と手と耳でここまでわかる 第2版」(山内豊明/著)，医学書院，2011
3) 「OSA II作業に関する自己評価使用者用手引 改訂第2版 (2.1)」(Baron K, et al/著　山田　孝，石井良和/訳), pp6-52, 日本作業行動学会, 2004
4) 「COPM カナダ作業遂行測定 第4版」(カナダ作業療法士協会/著　吉川ひろみ/訳), 大学教育出版, 2007
5) 「COPM・AMPS スターティングガイド」(吉川ひろみ/著), 医学書院, 2008
6) Smith RN, et al : The relationship between volition, activity pattern, and life satisfaction in the elderly. Am J Occup Ther, 40 : 278-284, 1986
7) Tomori K, et al : Utilization of the iPad application: Aid for Decision-making in Occupation Choice. Occup Ther Int, 19 : 88-97, 2012
8) Tomori K, et al : Reliability and validity of individualized satisfaction score in Aid for Decision-making in Occupation Choice (ADOC). Disabil Rehabil, 35 : 113-117, 2013
9) 「作業療法介入プロセス トップダウンのクライエント中心の作業を基盤とした介入の計画と実行のためのモデル」(Fisher AG/著　齋藤さわ子，吉川ひろみ/監訳), 日本作業遂行研究会, 2016
10) 「基礎運動学 第6版 増補」(中村隆一, 他/著), 医歯薬出版, 2003

第1章 基礎編

3 運動学習

学習のポイント

- 人が学習するための基本となる理論を理解する
- 運動制御に必要となる理論を理解する
- 作業療法実践において必要となる，運動学習に不可欠なエッセンスを理解する

1 運動学習の基礎

この項では，運動学習および運動再学習そのものの定義づけからはじめる．加えて，運動学習はどのような過程で行われるか説明する．

1）運動学習とは

- **運動学習**（motor learning）とは，巧みな課題遂行の能力を獲得し，比較的永続する変化に導くような，実践あるいは経験に基づく一連の過程である[1]．つまり，クライアントが**作業遂行**（occupational performance）※1 を通して運動技能を獲得する過程とも言い換えることができる．**運動技能**（motor skills）とは，自分自身および対象物を動かすために用いる操作である．はしで食事をすること，鉛筆で字を書くこと，包丁で野菜を切ることなどの運動行動は，すべて運動学習の結果であり，作業療法においては作業遂行ととらえることができる（）．

  > **word** ※1 作業遂行
  > 作業遂行とは，実際に作業を実行することを意味し，有意味な作業の選択や，満足に遂行する能力も含まれる．

- 加えて，運動学習は時間経過のなかで成長と成熟の結果として現れ，生涯続くものでもある．これを作業療法においては作業発達（occupational development）という．

- 運動学習後，何らかの原因ですでに獲得した運動学習を失った場合に，もう一度運動学習を行うことを**運動再学習**（motor relearning）という．

  > **memo** 獲得した運動学習が失われる原因は，個人要因と環境要因が考えられる．個人要因として代表的なものは身体・認知機能障害を伴う疾患の発症であり，骨関節・神経疾患はその代表例である．加えて，環境は作業遂行に影響を与えるため，環境の変化によっては運動学習を更新する必要性が生じる．

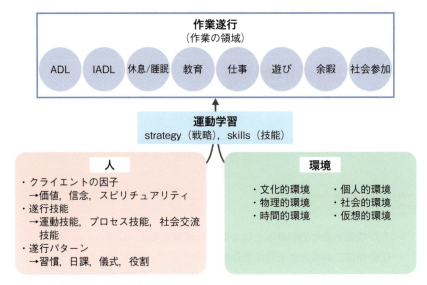

図1 運動学習と作業遂行
アメリカ作業療法士協会では，人の要因を「クライエントの因子・遂行技能・遂行パターン」，環境の要因は「文化・個人・物理・社会・時間・仮想」と整理し，作業の領域は8領域に分類している[2]．作業遂行は，人と環境の相互作用の結果であり，満足のいく作業遂行のためには運動学習（運動を伴わない作業遂行は除く）が重要である．（文献2を参考に作成）

2）運動学習の過程

- 運動学習はくり返し練習・経験することによって起こるが，運動学習が完成するまでには一定の過程がある．その過程は①**認知段階**（cognitive stage），②**連合段階**（associative stage），③**自動化段階**（autonomous stage）の3段階に分けることができる[3]．運動学習する際は，長期的・短期的のいずれにおいても必ずこの過程をたどる．そのため，作業療法においてクライエントがどこまで運動学習が進んでいるかの指標となる．

- **認知段階**とは，認知が運動行動を誘導する段階である．この段階は，クライエントが課題の性質や実行方法，課題に必要なものなどを理解しようとする．動きを通して自身を振り返り，動きを学ぶために試行錯誤する．そのため，遂行のエラー率（失敗確率）が高いことが特徴である．また，エラーの質も，明らかなエラー（例えば，自転車の練習で転ぶなど）となる傾向があり，動きはバラバラでぎこちなく，スピードが遅いなどのエラーが観察されやすい．

- **連合段階**とは，運動技能を磨く段階である．この段階では，クライエントはより速く正確な動きをするために，注意や動きに集中する．また，感覚フィードバックを使用して動きを修正し，言葉による指示にあまり依存しないことがある．動きは，よりリラックスして正確で，エラー率（失敗確率）は減少する．

- **自動化段階**とは，意識することなく運動技能を再現する段階である．この段階は，動きが自動的に行われ，身体の各部位が協調して，一貫したなめらかな運動パターンとなる．そのため，課題の多くの要素は自動的（意識せず）に完了する．加えて，要する注意力や努力の量が減少するため，クライエントは他の運動技能に注意を集中させ，課題の他の側面を開発する（例えば，ただ自転車に乗れるだけでなく，手放し運転までできるようになるなど）ことができる．

2 運動学習に関与する諸理論

この項では，まず人が特定の行動を行う原理（**学習理論**）を説明する．そのうえで，運動制御の理論について説明する（図2）．

1）学習理論

- 学習とは，練習や他の経験から生まれるもので，行動や行動する能力の持続的な変化である[4]．もちろん，運動学習も学習の一種であり，クライエントの運動学習を支援するには人の行動原理である学習理論や運動制御に関する理論の理解が必要である．
- 学習理論とは，学習に関する諸理論であり，代表的なものに**行動理論**（behavioral theories）と**認知理論**（cognitive theories）の2種類がある．

行動理論

- 行動理論では，観察できるもののみを対象とし，刺激―反応―結果の関係性を重視する[5]．つまり人の行動は，個人と環境の相互作用によって出現し，その結果がその後の行動に影響を与えているという考えである．ここでいう「学習」は連合学習（associative learning）であり，いわゆる「条件づけ（conditioning）」を指している．

> **memo**：行動はすべて環境の影響を受けて起こる．そのため，行動は環境からの情報（先行刺激）に対する反応として実行され，行動した結果変数（自分にとってのメリット・デメリット）が今後のその行動の生起に影響を及ぼしている．これは，3項随伴性（three-term contingency）とよばれている．

- 条件づけには**古典的条件づけ**[6]と**オペラント条件づけ**[6]の2種類がある．

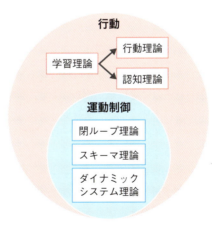

図2 運動学習に関係する諸理論
作業療法士がクライエントの新たな行動や運動技能の習得を支援するためには，人が学習する原理の理解が前提として必要である．そのうえで，運動制御が身体内およびその他の因子とのなかでどのように行われるのかを理解する必要がある．

- 古典的条件づけ（レスポンデント条件づけ）とは，パブロフ（Pavlov IP）がイヌの実験[※2]によって明らかにした条件反射のことである．特定の刺激に対して一定反応のパターンを引き出すことができる．なお，ここでの反応は不随意反応である．
- オペラント条件づけとは，スキナー（Skinner BF）がラットの実験[※3]によって自発的行動の形成を明らかにしたものである．行動は特定の結果と関連しており，その結果が望ましい場合に行動は強化され，同じ行動が再び起こる可能性が高まることを示した．スキナーはその後も実験を重ね，**行動療法**（behavior therapy）[※4]への応用に結びついた．

> word
>
> **※2　パブロフのイヌの実験**
> パブロフは，イヌにメトロノーム（音刺激）とエサを対提示し続けると，メトロノームを聞いただけでも唾液が出るようになることを研究で明らかにした．
>
> **※3　スキナーのラットの実験**
> スキナーは，バーを押せばエサが出る箱を創作し，ラットを被験体として一連の道具的条件づけの実験を行った．スキナーは，バー押し行動のような自発的行動をオペラント（operant），これに随伴して提示されるエサを強化子（reinforcer）とよびかえた．これらは，ソーンダイク（Thorndike EL）の実験がもとになっているとされている．
>
> **※4　行動療法**
> 行動療法とは，学習理論を臨床に応用した療法である．行動療法では，新たな行動や運動技能の習得を促進するために，多くの技術が開発されてきた．その技術には，
> - **強化子**（行動直後の報酬のことで，強化子によって行動は増加する）
> - **シェーピング**（目標とする行動や遂行技能に徐々に近づけていくこと）
> - **プロンプト**（手掛かりのことで，声掛けなどを使用する言語教示，実演してみせるモデリング，身体的誘導を行う身体的ガイダンスがある）
> - **連鎖化**（目的とする行動を特定の順序で結びつけていく．例えば，ズボンを履く行動に対して，足首まで通す→膝まで通す→腰まで通す，と遂行技能を習得させ，例示のように最初の行動から習得することを順行連鎖化，最後の行動から取得することを逆行連鎖化とよぶ）
>
> などがある．

2 認知理論

- 認知理論では，学習を認知と認知過程の変化としてとらえている．行動理論が観察可能な対象のみに限られるのに対して，認知理論は学習が記憶や注意などの観察不可能な認知的または精神的プロセスを伴うことを強調している．つまり認知理論では，問題解決に向けた推論および思考を含む知識の組織化が，行動や運動技能の獲得および実行において果たす役割に焦点を当てているといえる．
- 認知理論の代表的なものに，バンデューラ（Bandura A）が提唱した**社会的学習理論**[6]（モデリングや観察学習ともよばれている）がある．社会的学習理論とは，実際に個人が経験しなくても，行動の原理を観察することによって直接学習できるという理論である．
    - ▶この理論は，これまでの伝統的な学習理論とは異なる理論であるが，バンデューラは行動理論を否定したわけではない．古典的条件づけとオペラント条件づけの伝統的な原理に，観察学習や模倣の原理を組み合わせることを意図したのである．つまり人は，ある刺激に対して反応し，結果が得られる経験を何度もくり返して条件反射として学習することに加え，観察するだけで行動変化が起こりうる学習方法もあることを示した．
- その他の認知理論に，マイケンバウム（Meichenbaum DH）の**認知行動変容**（cognitive

behavior modification）[7]）がある．これは，自身の行動を自身の言葉によって誘導するもので，その手段として**自己教示訓練**（self instructional training）を提唱している．

▶ 教示とは，意図する行動を相手にとらすための指示を指し，自己教示とはそれを自ら行うことである．自己教示訓練では，運動技能の習得を促進するために問題解決に向けた推論，思考を用いることを強調している．この介入戦略は，メタ認知[※5]（自己洞察）を引き出すため，目標への進捗状況を評価でき，必要に応じて計画を変更するように促すことができる．

> **word** ※5 メタ認知
> メタ認知とは，自分自身の思考や行動を認知する際に，より客観的に把握し認識することをいい，問題解決に関係するとされている．

- ピアジェ（Piaget J）は，発達分野の学習に関する独自の理論をつくった．ピアジェは，認識は環境と個体との相互作用によって形成されていくと考えた．環境からのはたらきかけである調整（accommodation）と，個体の環境へのはたらきかけである同化（assimilation）とが影響しあい，発達の各ステージを形づくるとしている．
  ▶ 発達の本質は操作（行為が内在化され可塑性をもつシステムとなったもの）の変化にあるとし，感覚運動期（0～2歳），前操作期（2～7歳），具体的操作期（7～11歳），形式的操作期（11～15歳）の4段階を区別した[8]．発達から学習を考える場合，ピアジェの理論は重要となる．

2）運動学習と運動制御

- 運動学習と**運動制御**（motor control）の違いは，運動学習は運動技能を獲得するまでの過程を指し，運動制御はすでに獲得した運動技能の制御を指すことである．
- 運動制御に関する運動学習理論には，**閉ループ理論**（closed-loop theory）[9)〜11)]，**スキーマ理論**（schema theory）[9)〜11)]，**ダイナミックシステム理論**（dynamic systems theory）[10) 11)] などがある．これらは，時代の変遷によってアップデートされてきた（図3）．

1 閉ループ理論

- 閉ループ理論は，フィードバック・誤差検出・誤差修正の基本的要素からなる自己調整系を指している．つまり，運動技能の習得時は，感覚情報フィードバックが必要であり，それによって目標値とのずれをなくすよう調整している（フィードバック制御）という考えである．この理論で運動制御を考える立場は古くからあった（図4）．
- アダムス（Adams JA）は，運動制御の基礎は過去の運動の記憶（知覚痕跡：perceptual trace）と，現在行われている運動からの感覚情報フィードバックとの連続比較にあると考えた．知覚痕跡はくり返し感覚情報フィードバックを得ることにより成長し，正確さを増す．さらに，知覚痕跡に先行して行動を選択，開始するはたらきをもつ記憶痕跡（memory trace）という概念も導入している．
- 運動の開始にあたり，記憶痕跡に基づいて運動が再生（recall）され，次に実際の運動が正しく行われているかどうか，感覚情報フィードバックから検出した誤差や外部から呈示された結果の知識（課題を行った結果の情報）を知覚痕跡に照らして再認（recognition）する．閉ループ理論では，これをくり返すことにより誤差は修正されながら運動技能を獲得していくとされている．

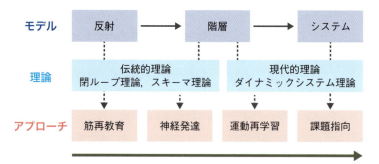

図3 運動制御理論の変遷

運動制御理論には，さまざまな研究成果による時代の変遷がある．特に中枢神経障害に対するアプローチは，運動制御理論の変遷に大きく影響を受けてきた．1900〜1950年代までは，反射モデル（人の運動は反射と連携しているという考え）を基盤とした運動制御の理解が主流であり，筋再教育を中心にアプローチが展開された．1960〜1980年代から階層モデル（中枢神経を高次レベルとし，中枢神経が運動を制御しているという考え）が登場し，神経発達や運動再学習のアプローチが展開された．代表的な介入方法として，Brunnstrom法，神経発達学的アプローチ（ボバースアプローチ），固有受容性神経筋促通法（PNF）などがある．1990年以降はダイナミックシステム理論によって，課題指向型アプローチが展開されている．代表的な介入方法には，CI療法（transfer packageを含む），CO-OP（Cognitive Orientation to daily Occupational Performance）などがある．（文献11を参考に作成）

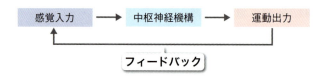

図4 反射モデルを基盤とした運動制御（閉ループ理論）

Sherrington（1906）による，反射モデルを基盤とした運動制御理論の図である．感覚入力は中枢神経機構（CNS：central nervous system）によって処理され運動として出力し，そこからフィードバックとして新たな感覚入力が得られ運動を制御していく考えである．（文献11より引用）

2 スキーマ理論

- 閉ループ理論は，末梢からの感覚情報フィードバックによる運動学習を表している．しかし，この理論だけでは運動の自由度[※6]を説明することができない．そこで提案されたのがシュミット（Schmidt）の**スキーマ理論**（schema theory）である．

> word ※6 運動の自由度
> 運動の自由度とは，制御すべき変数の数を指す．運動時に制御が必要な変数には関節や筋などさまざまな変数が考えられる．一つの行為を行うときに，数えきれない運動の自由度があるにもかかわらず，瞬時に最適な運動を計画できる不思議が長年議論されていた．この運動の自由度の問題は，バーンステイン問題とよばれている．

- スキーマとは，運動学習によって一般化された運動プログラムのことである．例えば，「a」の書き方を右手で運動学習すれば，運動の質のバラつきはあるが左手や口でペンをくわえてでも書くことはでき，砂の上に足で書くこともできる．つまり，体の部位や環境ごとに運動

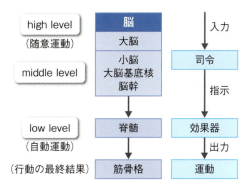

図5　階層モデルを基盤とした運動制御
階層モデルを基盤とした運動制御の代表例はスキーマ理論である．運動は大脳から筋骨格へトップダウンでコントロールされているという考えである．（文献11より引用）

学習を行っていてはたいへん非効率であるため，スキーマ（一般化された運動プログラム）として運動学習しているといえる（図5）．したがって，感覚刺激が運動を引き起こすと考える反射モデルとは対照的に，スキーマ理論では中枢神経機構を脊髄（low level）から大脳（high level）まで階層的にとらえる階層モデルを基盤としており，最高レベルである大脳から出される運動プログラムによって運動は制御されているという考えである．

- シュミットは，スキーマに従って運動を再生することを再生スキーマ，実際の運動の正確さを評価することを再認スキーマと定義した．

3 ダイナミックシステム理論

- ダイナミックシステム理論は，一般システム理論[※7]をバーンステイン（Bernstein）が運動制御に適応させて構築したものである．この理論は，運動制御を個体と課題と環境の相互作用によって成り立っているとする考えである（図6）．つまり人の行動は，末梢や中枢から一方向的に起こるのではなく，いくつかのシステム（筋骨格，感覚運動，認知，環境，動機など）が動員されて起こるという考えである．この理論の出現は，**課題指向型アプローチ**（task-oriented training）[※8]という介入方法の開発に影響を及ぼしている．

> **word**
>
> ※7　一般システム理論
> 一般システム理論とは，フォン・ベルタランフィ（von Bertalanffy）によって提唱された理論である．この理論が提唱される以前は，さまざまな現象は要素還元主義（階層構造）で説明されていたが，対象が複雑になるにつれて説明がつかなくなった．そこでこの理論では，現象に関係するさまざまな因子をいったん「システム」と抽象化することにより現象を整理した．
>
> ※8　課題指向型アプローチ
> 課題指向型アプローチとは，問題解決を基盤とする介入といわれる．介入は課題の実行を通して行われ，①潜在的な機能障害の改善と予防，②課題の達成のための効果的な戦略（strategy）の学習，③課題を遂行する技能（skill）の獲得，④環境条件が変化しても③を応用できる能力の獲得，の4つの目的がある．

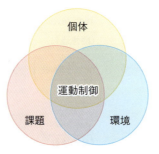

図6　ダイナミックシステム理論

ダイナミックシステム理論は，運動制御は「個体」「課題」「環境」の相互作用によって成り立っているという考えである．

3 運動学習に関連する因子

　ここまで，運動学習を支援するための基礎となる理論を説明した．しかし，運動学習にはこの他にも関与する要因がある．ここでは運動学習に関連する因子を紹介する．

1）個人差の影響

1 モチベーション

- モチベーション（動機づけ）は行動生起プロセスであり，運動学習および作業遂行に大きな影響を及ぼす．運動学習には，くり返し実施する練習などが必要であり，実施しなければ当然，運動学習は起こらない．そのため，作業療法介入プロセスでは必ず面接を実施し，何を，どのように，そしてなぜ行いたいのかを確認することからはじめる．
- モチベーションに影響を及ぼす要因（図7）[12]には，興味・価値などから起こる「意志」に加えて，その意志を持続させるための「努力」があり，努力には精神・身体的エネルギーの投入が必要である．モチベーションに影響を及ぼすこれら2つの要因は，可変的要因であり，変化し続ける．

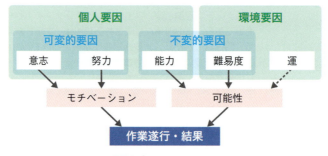

図7　作業遂行の背景要因

作業を通して介入を行う作業療法では，クライエントにまず作業を遂行してもらうことが重要になる．それを可能とするためには，遂行の背景にあるモチベーションなども含めて評価・介入することが重要である．（文献12を参考に作成）

▶ 加えて，モチベーションは個人要因から生じるだけでなく，他者や社会・文化といった環境要因からも促されるため，作業療法士自身がよい環境要因になれるよう努めたい．

- もう一つの重要な因子に「可能性」がある．可能性は，個人の能力と課題の難易度によって決定づけられ，実際に遂行する瞬間は不変的要因となる．もちろん経時的に考えれば，運動学習によって個人の能力が変化したり，使う道具によって課題の難易度が異なったりする，可変的な側面ももつ．また，遂行場面では運（偶然の諸要素）の要因もあり，予測が難しい部分もある．

2 身体機能

- 個人の身体機能は，運動学習に影響を及ぼす．運動学習に影響を及ぼす身体機能には，知覚-運動機能，反応時間，上肢や手指の速度・器用さ，両側の協調性，目と手の協調性，持久力などがある[13]．

3 認知機能

- 認知機能もまた，運動学習に影響を及ぼす．特に，**注意**（attention）と**記憶**（memory）は重要である．

- まず，注意は運動学習の必要条件である．特に新たな運動技能を学習する際の初期過程（認知段階）に重要とされており，教示や予測などと関係しているとされている．なお，注意は選択的注意（selective attention）と分割的注意（divided attention）に分けることができる．選択的注意は1つの情報に集中的に注意を注ぐことに対して，分割的注意は2つ以上の情報に注意を分割することであり，これらを使い分けて運動学習している．

- 運動学習は，運動技能の習得方法に関する知識が記憶されていかなければならず，記憶も運動学習の必要条件である．運動技能の記憶に関しては，**宣言的記憶**（declarative memory）と**手続き的記憶**（procedural memory）に分けられることが多い（図8）．宣言的記憶とは出来事や事象の記憶であり，運動戦略に役立つ．手続き的記憶とは運動技能の記憶であり，

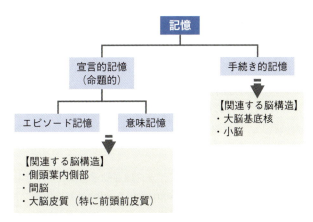

図8 運動学習に関係する記憶分類と脳構造

記憶は運動学習にとって必要条件である．宣言的記憶と手続き的記憶に分けられ，これらは同時並行的に処理されている．それぞれの役割としては，運動学習初期段階（認知段階）は運動戦略が重要であり，前頭前皮質を中心とした宣言的記憶，運動学習中〜後期段階（連合・自動化段階）は最適化やエラーの修正が重要であり，大脳基底核や小脳による手続き的記憶が考えられる．（文献9より引用．【関連する脳構造】の欄は著者追記）

最適化やエラーの修正に役立つ．宣言的記憶はさらに2つに分類することができ，出来事の記憶は**エピソード記憶**（episodic memory），事実の記憶は**意味記憶**（semantic memory）という．

2）実践のプロセス

1 課題難易度

- 課題によって難易度は異なり，遂行の複雑さが変化する．まずは，遂行の複雑さに関する理論として，ジェントル（Gentle AM）の**運動技能分類**（taxonomy of motor skills）がある．運動技能分類は，**環境からの要請**（demands of environment）と**行為の機能**（function of action）の2つからなる．
- **環境からの要請**では，課題を実施する環境条件を静的と動的に分類する．例えば，同じ歩行でも歩行者のいない歩道の歩行（静的）とエスカレーターに乗る際の歩行（動的）では難易度は異なり，環境が動的であるほうが課題はより複雑となる．
- **行為の機能**では，**体の位置づけ**（body orientation）と**モノの操作**（object manipulation）の側面を考える．体の位置づけでは，姿勢の変化の有無を分類する．例えば，椅子座位でのパソコン操作は姿勢に変化はないが，サッカーをすることは姿勢の変化が大きい．姿勢の変化が大きいほど課題がより複雑となる．また，モノの操作では，課題にモノの操作が入るかどうかを分類する．例えば，起居動作ではモノの操作はないが，裁縫では針の操作を必要とする．モノの操作が増加すると課題がより複雑となる．
- シュミット（Schmidt）は運動技能を，**分離/連続/持続**技能に分類した．
- **分離技能**（discrete skills）とは，開始と終了が明確な課題の際に用いる運動技能である．例えば，ボールを投げる，電気をつける，ボタンをかけるなどである．
- **連続技能**（serial skills）とは，分離技能に比べて比較的長い時間が必要で，いくつかの分離技能を組み合わせた運動技能である．例えば，髪をとく，服を着る，料理，ゴルフなどである．
- **持続技能**（continuous skills）とは，くり返しと継続がある運動技能である．持続技能はたいてい，環境的境界（例：50 mプール）または事前に終着点（例：フルマラソン）があることによって必要性が左右される．例えば，水泳，ランニング，自転車などがある．
- ジェントルの運動技能分類やシュミットの分離/連続/持続技能などを，ポラタイコ（Polatajiko H）は**遂行の複雑性モデル**（the model of performance complexity）[14]として整理した（表1）．作業療法において，作業分析や介入の段階づけをする際のガイドとなる．

2 フィードバック

- 前述したように，フィードバックは運動学習にとってきわめて重要である．フィードバックは，外部フィードバック（extrinsic feedback）と内部フィードバック（intrinsic feedback）に分けられる．図4は内部フィードバックに該当する．
- 外部フィードバックは，外部から運動についてインフォメーションするもので，**結果の知識**（knowledge of result：KR）[13]と**遂行の知識**（knowledge of performance：KP）[15]がある．結果の知識は，課題を行った結果がどのようなものであったかを，遂行の知識は，遂行（パフォーマンス）にどのような特徴があったかを，クライエントに伝えることである．これらは，作業遂行分析の結果，修正または強化したい運動技能に対して，クライエントが焦点化できるように使い分ける必要がある．また，伝達手段として視覚，聴覚，触覚を介する方法

表1 遂行の複雑性モデル

	複雑さのレベル		
	低		高
体の位置づけ	静的		動的
モノの操作	ない		ある
課題の構造	分離	連続的	持続的
環境	固定的	動きがある	変化する

遂行の複雑性モデルは,作業療法の評価・介入をサポートしてくれる指標である.課題がクライエントにとって適切かどうか,不適切であればどのような段階づけができるかなどを考える指標となる.
(文献14より引用)

がある.目標とする課題の複雑さに応じて伝達効果は異なる.
- 内部フィードバックは,運動そのものから自身が得る感覚情報である.聴覚,視覚,触覚,固有感覚を介して,潜在的あるいは顕在的に処理され,運動学習が行われる.

3 練習スケジュール

- 練習スケジュール[14]はいくつかあるが,スケジュールによって学習に異なる影響を与える.
- **集中／分散練習**(massed/distributed practice):集中練習とは,休憩を挟むことなく特定の運動技能の練習をくり返すことである.分散練習とは,特定の運動技能の練習に休憩や別の運動技能の練習を散在させた練習のことである.
  ▶ 分離技能(開始と終了が明確な技能)には「集中練習」がしばしば使われるが,連続または持続技能には練習時間より長くまたは同等の時間の休憩をとること(分散練習)が推奨されている.つまり,課題の難易度が高く,複雑な運動技能が必要な場合は分散練習がより効果的である.モチベーションが低い場合も分散練習が適している.
- **ランダム／ブロック練習**(random/blocked practice):ランダム練習とは,若干のバリエーションを加えて練習させる方法である.ブロック練習とは,一定の期間内に,同じ練習をひたすらくり返す方法である.ブロック練習に比べてランダム練習のほうが,般化(ある運動技能を異なる状況でも実行できる)や転移(獲得した運動技能を類似課題に応用する)の成績がよいとされている.その理由として,一つはスキーマ理論の考え方からいけば,複数の動作に共通するルールを学習できる点があげられる.もう一つは,運動の問題を解決するための計画・修正をくり返すことにより,運動記憶が定着するという点である.
  ▶ ブロック練習は,運動学習の初期段階や基礎的な運動技能(つかむ・離すなど)を身につけようとする際に効果的な場合もある.ただ,ブロック練習だけで終わらせず,運動能力を発達させた後はランダム練習へ切り替えていくことが重要である.
- **全体／部分練習**(whole/part practice):全体練習とは,運動技能または課題全体を練習する方法であるのに対して,部分練習は運動技能または課題を分けて,それぞれを別々に練習する方法である.基本的に,課題を細かく分割することは,獲得したい特定の運動技能の学習にとって有害である可能性が示唆されている.しかし,工程が少ない,または短時間で完了するような課題では全体練習を取り入れやすいが,より複雑な課題の場合は全体練習を実施しづらい.そのため複雑な課題では,一部の困難な課題について部分練習を行う必要が出てくる.しかし,該当部分の運動技能を獲得した後,課題全体を通しての全体練習を行う必要がある.

4 練習の環境

- 練習によって獲得した運動技能は，実生活で使えないと意味がない．そのため，練習環境の影響を考慮しないといけないが，これには練習環境と実生活環境の類似性の程度が影響するとされている[16]．そのため，練習の環境が模擬的環境であっても，できるだけ実生活環境を想定して練習することが重要である．加えて，模擬的環境で学習したことを実生活環境に般化できない場合は，実生活環境で練習することが必要である．

4 運動学習の評価

- 運動学習の度合いを評価する指標に，「**保持**（retention）」「**般化**（generalization）」「**転移**（transfer）」がある．

1）保持

- 保持は，運動技能を獲得した後もその状態を保つことである．保持[1]の評価は，練習が終わった直後（直後保持）や1日以上経過した後（遅延保持）に行われ，効果の指標としては遅延保持を重視する．

2）般化

- 般化とは，異なる状況で同じ運動技能を用いて遂行することである[17]．例えば，作業療法室で獲得した料理の運動技能を，自宅環境でも使うことができるのは，運動学習が般化された結果だと解釈できる．生活場面における作業遂行は，異なる状況でも実行できる必要があり，作業療法において般化を獲得することは重要である．そのため，般化を促進するために異なる状況で遂行する経験が重要であり，異なる状況での作業遂行を評価すべきである．

3）転移

- 転移とは，1つの運動技能の獲得が別の運動技能の獲得に影響を及ぼすことである[17]．例えば，更衣の運動技能を獲得した後に排泄の運動技能に応用するなどである．また，もとの運動技能と新しい運動技能が似ている場合の転移を**近位転移**（near transfer），反対にもとの運動技能と新しい運動技能が多少異なる転移を**遠位転移**（far transfer）という．

文献

1) 「Motor learning and performance: From principle to practice」(Schmidt RA), Human Kinetic Publishers, 1991
2) 「Occupational Therapy Practice Framework, 3rd ed」(American Occupational Therapy Association), AM OCCUPATIONAL THERAPY ASSN, 2014
3) 「Human performance」(Fitts PM, Ponser MI), Brooks/Cole, 1967
4) Shuell TJ : Cognitive conceptions of learning. Rev Educ Res, 56 : 411-436, 1986
5) 「Behavior modification: what it is and how to do it, 5th ed」(Martin G, Pear J), Prentice Hall, 1996
6) 「Learning and behavior, 7th ed」(Mazur JE), Psychology press, 2015
7) 「Cognitive behavioral modification」(Meichenbaum DH), Pleum Press, 1997
8) 「発生的認識論」(ジャン・ピアジェ/著　滝沢武久/訳), 白水社, 1972
9) 中村隆一, 細川　徹：運動学習・1　学習理論・1─運動学習の基礎. 理・作・療法, 22：35-40, 1988
10) Horak FB : Assumptions underlying motor control for neurologyc rehabilitation.「Contemporary management of motor control problems: Proceedings of the II STEP conference」(Lister MJ/ed), pp11-27, Foundation for Physical Therapy, 1991
11) Mathiowetz V, Haugen JB : Motor behavior research: Implications for therapeutic approaches to central nervous system dysfunction. AJOT, 48 : 733-745, 1994
12) Stiensmeier-Pelster J, Heckhausen H : Causal attribution of behavior and achievement.「Motivation and Action」(Heckhausen J, Heckhausen H/ed), pp349-383, Cambridge University Press, 2008
13) 「Motor learning and performance: A problem-based learning approach, 2nd ed」(Schmidt RA, Wrisberg CA), Human Kinetics Publishers, 2000
14) 「Enabling occupation in children: The cognitive orientation to daily occupational performance (CO-OP) approach」(Polatajko HJ, Mandich A), CAOT Publication ACE, 2004
15) 「Motor learning: Concepts and applications, 5th ed」(Magill RA), McGraw-Hill, 1998
16) Ma H, et al : The effect of context on skill acquisition and transfer. AJOT, 53 : 138-144, 1999
17) McEwen SE, Houkdin A : Generalization and transfer in the CO-OP Approach.「Cognitive orientation to daily occupational performance in occupational therapy」(Dawson DR, et al/ed), pp31-42, AOTA Press, 2017

第1章 基礎編

4 知覚再学習

> **学習のポイント**
> - 感覚や知覚,受容器の種類とそれぞれの特徴について理解する
> - 知覚の能動性やその処理過程について理解する
> - 損傷に伴う末梢神経や中枢神経それぞれの変化を理解する
> - 知覚再学習の評価やアプローチについて理解する

1 感覚,知覚と作業活動の関連

- 人が日常生活での作業を行ううえで,実に多くの感覚,知覚が関与している.例えば,食事を行う最中においても,触覚や視覚,嗅覚などがかかわっている(図1).
- このような作業活動への感覚,知覚の関与は,習慣化されているほど意識されることは少ないが,何らかの感覚,知覚の障害を及ぼす疾病を患うことで,今までどおりの動作遂行が大きく制限される.
- **知覚再学習**とは,軸索の再生(神経回路の治癒)を促したり,触覚閾値そのものを変化させる(鈍麻や過敏を治す)ものではない.再学習の目的は,回復した末梢神経とその感覚受容器の状

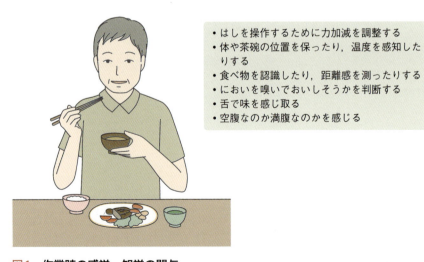

図1 作業時の感覚,知覚の関与

態を最大限に生かし，損傷後に生じた新たな知覚入力パターンを再度学習し直すことである[1]．

2 感覚，知覚とは：感覚受容器の特徴

1）感覚と知覚

● 人にはさまざまな感覚，知覚が備わっている（表1）．

表1 全身性感覚の種類と感覚受容器

感覚名		感覚の種類	感覚受容器	役割
体性感覚	表在感覚	触覚	メルケル小体	垂直方向の変形に反応し，皮膚に接触した物体の材質や形を検出する
			マイスナー小体	皮膚に接触した物体のエッジの鋭さや凸凹などの違いを検出し，30 cps*の振動に敏感に反応する
			パチニ小体	手のどこに加わった刺激にも反応し，圧変化や250 cpsの振動を感知する
		圧覚	ルフィニ小体	受容野の境界がわかりにくく，四肢の長軸に沿って長細く分布する．局所的な圧迫に反応する
		温度覚（音覚，冷覚）	自由神経終末（Aδ線維，C線維）	温度を感じ取る経路が存在し，温熱は43℃程度，寒冷は10～35℃程度で最も反応する
		痛覚	自由神経終末（Aδ線維，C線維）	体表面に存在する．針で刺されたような鋭くて，部位がはっきりと特定できるような痛みの感知と，部位がはっきりとせずにうずくような痛みの感知のしかたがある
	深部感覚	位置覚，運動覚，振動覚	筋紡錘	錘内筋線維の筋長の変化によるゆがみを感知して，骨格筋の長さや変化速度を間接的に計測する
			ゴルジ腱紡錘	筋線維と腱の間に直列的に配置され，筋肉の張力を感知する
	内臓感覚	臓器感覚	圧受容器	視床下部や尿細管などでの浸透圧，直腸や膀胱での内容物の圧迫によって，口渇感や便意，尿意を生じさせる
			化学受容器	視床下部，肝臓，小腸などで血中のブドウ糖濃度，延髄や頸動脈などで酸素濃度を感知することで，空腹感や満腹感，吐き気などを生じさせる
		内臓痛	自由神経終末	近くの組織や器官に，機械刺激や熱刺激の他に局所的な虚血（酸欠）状態が引き起こされると，反射性に骨格を収縮させる
特殊感覚		視覚	錐体細胞	3種の錐体の反応具合をもとに色を識別する
			杆体細胞	単独の視物質のみを発現し，明暗を感知する
		聴覚	コルチ器官	音によって生じた振動を電気信号に変換する
		味覚	味蕾	塩味，酸味，甘味，苦味，うま味に関する成分の濃度を感知する
		嗅覚	嗅細胞	気体となったにおい分子が嗅毛の受容器と結合して，活動電位が発生することで感知する
		前庭感覚	三半規管	回転運動によって生じる半規管内のリンパ液の流れを有毛細胞が感知する
			耳石器	卵形嚢と球形嚢にある器官で，水平方向と垂直方向の加速度を感知する

＊cpsとは，cycles per second（周波数の単位）のことを意味する．
（分類は文献2～4を参照して作成）

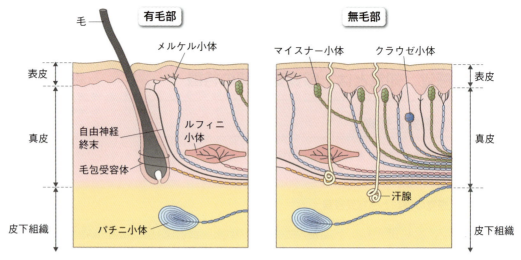

図2 無毛部皮膚と有毛部皮膚の感覚受容器（文献4を参考に作成）

- **感覚**とは，感覚受容器に加えられた刺激によって生じる求心性伝達のことである．
- **知覚**とは，複数の感覚情報に注意が向けられ，刺激の場所や刺激した対象の材質や形状がどのようなものであるかを意味づけることである．
  - ▶さらに，知覚された対象に対して，過去の経験や記憶などの既存の情報に基づいて照合し，新しい情報を蓄積したり，これを利用して適切なはたらきかけを行ったりする情報処理の過程を**認知**とよぶ．

2）体性感覚と特殊感覚

- **特殊感覚**の場合は，感覚受容器や求心性線維がすべて脳神経支配に由来し，損傷後の死滅した脳細胞がもとどおりになることはないため，特殊感覚自体の回復は困難となる．
- 本稿では，人が作業活動を行ううえでの手の使用に不可欠な**体性感覚**について説明する．
- 触覚にかかわる感覚受容器は，外部からの圧迫や伸張などの物理的な力である機械的刺激によって興奮するので機械受容器ともよばれる．手掌や足底などの体毛のない無毛部皮膚と，それ以外の体毛のある有毛部皮膚では，受容器の種類や数が異なる（図2）．
- 人が物の識別を行う際には，指先や手掌部で触れ，その物の材質や形態などの特徴を把握する必要がある．手掌部の機械受容器は，刺激に反応する速さ，1つの神経単位が感知する領域や閾値によって大きく4つの種類に分けられている（表2）．
- 有毛部皮膚では，体毛の1本ごとを複数の速順応型である毛包受容器が支配している．遅順応型のメルケル小体やルフィニ小体も存在する．

3 感知した刺激の処理と統合

- 触覚に関して，感覚受容器で感知した刺激は，求心性の伝導路によって大脳まで伝えられ，大脳頭頂葉の**一次体性感覚野**とよばれる場所で処理されることで，はじめて感覚を受けたこ

表2 触覚にかかわる無毛部皮膚の機械受容器の種類と特徴

速さ ＼ 領域，閾値	領域は狭く，閾値は小さい（弱い刺激でも反応）	領域は広く，閾値は大きい（強い刺激だと反応）	特徴	
反応が遅い	SAⅠ（メルケル小体）	SAⅡ（ルフィニ小体）	物体の粗さや滑らかさなどの材質の識別のため，物体の表面に対して水平方向の刺激を感知する	
反応が速い	RAⅠ（マイスナー小体）	RAⅡ（パチニ小体）	物体の硬さや軟らかさ，粘質性などの材質の識別のため，物体の表面に対して垂直方向の刺激を感知する	

SA：slowly adapting（遅順応型の受容器），RA：rapidly adapting（速順応型の受容器）
（文献4，5を参考に作成）

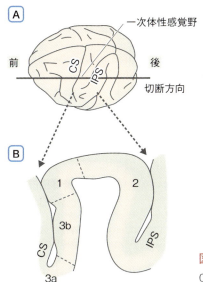

図3 一次体性感覚野のモデル
CS：中心溝，IPS：頭頂間溝．（文献4より引用）

とになる．

- 一次体性感覚野は，主に深部感覚の情報を処理する3a野とよばれる部分と，主に皮膚からの表在感覚を感知し，感覚受容器の違いや刺激を受けた部位（特に手指や手掌）に対応して情報を処理する3b野とよばれる部分がある（図3）．
- 3b野には，特定の身体部位におおむね対応した領域を示す**身体部位再現地図**がある（図4）．
- 身体のどこかに刺激が加えられてもその感覚を感じられないということは，この感覚受容器から一次体性感覚野までのいずれかの器官や経路に障害があると考えられる．

4 知覚の能動性（アクティブ・タッチ）

- 手が何らかの作業に用いられるとき，基本的には感覚が能動的に関与している．特に，体性感覚は多様な感覚受容器が手や対象物の状態に応じて瞬間ごとに変化しながら刺激されてい

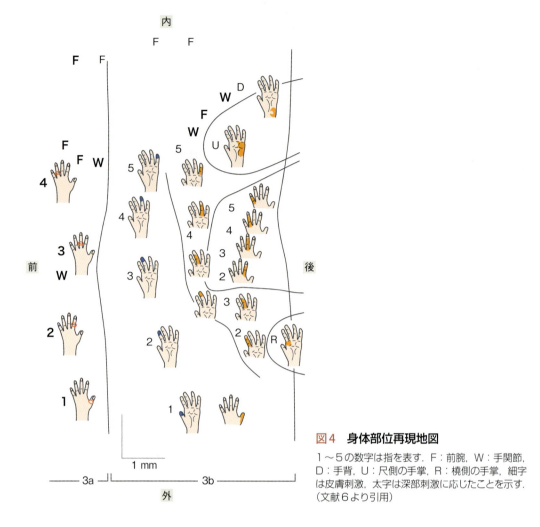

図4 身体部位再現地図

1〜5の数字は指を表す．F：前腕，W：手関節，D：手背，U：尺側の手掌，R：橈側の手掌，細字は皮膚刺激，太字は深部刺激に応じたことを示す．
（文献6より引用）

る（図5）．

- そのため，対象物を知覚するという過程は，体性感覚の個別の感覚に対して，単一または特定の感覚の組み合わせのみで説明することができない．
- 能動的に対象物を触る過程には，手が対象物に向かいながらその対象物の大きさや形状にあわせた手の構えをとることと，対象物に触れた後に材質や硬さなどを確認するためになぞるようなアクションが生じる．この能動的に手を動かして対象物を認識するための運動は**アクティブ・タッチ**とよばれる．
- アクティブ・タッチを行っている最中には，対象物から得られる感覚刺激を脳へ伝える求心性の伝達と，手の運動を制御する遠心性の伝達，さらにこの運動によって生じる変化のフィードバックが常に行われることで対象物が識別される（図6）．
- 対象物を把持したり，操作したりする際には，運動指令が感覚運動システム（実際に体を動かす機構）と感覚運動予測（結果を予測する機構）の両方にはたらき，運動した結果のフィードバックの誤差を検出することによって，次の運動の微修正やより精密な予測へとつながる．この誤差が少ないほど自分自身で体を動かしているという感覚が十分に得られる（図7）．
  - ▶自分自身をくすぐってもくすぐりの感覚が得られないのは，この感覚フィードバックが完

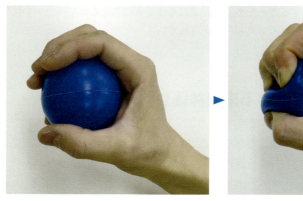

図5 物品操作に伴う手と対象物の変化

- 対象物を操作するときは，対象物の表面の性質（材質，硬さ，摩擦抵抗など）だけでなく，自身の皮膚の状態（圧迫，ゆがみ，振動など）にも起因した変化が生じる．
- 写真ではボールの変形や硬さなどの変化が生じるとともに，手指の皮膚もボールからの圧迫を受けてねじれや筋緊張の変化が生じている．

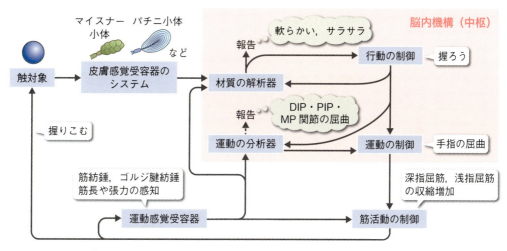

図6 アクティブ・タッチによる材質判定の回路モデル

例として，ボールを握りこむ際の回路モデルを示す．（文献4, 7を参考に作成）

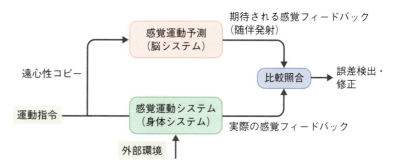

図7 身体の運動制御システムの模式図（文献8より引用）

全に一致するためであり，他者にくすぐられるとくすぐったいのは感覚フィードバックが一致しないためであると考えられている．

5 損傷によって生じる末梢神経や脳の変化

- 体性感覚の異常は，外から受けた何らかの強い力や血流・栄養の遮断によって，感覚受容器自体，感覚受容器から脊髄までの末梢神経，脊髄から一次体性感覚野までの中枢神経のいずれかが損傷することにより生じる．
- 感覚受容器が損傷した場合，知覚機能の回復は感覚受容器が復元されるかどうかにかかっている．
- 末梢神経の損傷では，軸索の再生が適切に行われると損傷前と同じ感覚受容器を支配することができるが，回復が遅く変性してしまった感覚受容器を支配したり，以前とは異なった感覚受容器や神経線維と組み合わさってしまう**過誤神経支配**などの状況に陥ったりする可能性がある（図8）．
- 中枢神経が損傷された場合には，脳の神経線維の機能的，構造的な変化である**脳の可塑性**が知覚機能の回復に関与する．この際には，死滅した神経細胞そのものの再生よりも，その周囲の神経線維が発芽して新たな神経回路を形成することで機能の代償が得られる（図9）．
  - ▶ 特定の身体部位に対して体性感覚の刺激入力の遮断や減少が起こると，3b野身体部位再現地図のもともとの領域は縮小し（図10），隣接する感覚領域が拡大することが発見されている．
  - ▶ 再編成された領域の皮膚や筋肉への新しい感覚刺激が入力され続けることで，その領域の刺激伝達の強化や軸索の成長につながり，障害前の神経回路とは異なるものが形成される．
  - ▶ 脳の可塑性は，弦楽器奏者や点字の識字といった特定の指を多用する者においても，対照者と比較して有意に多用する指の身体部位再現地図が拡大することがわかっている（図

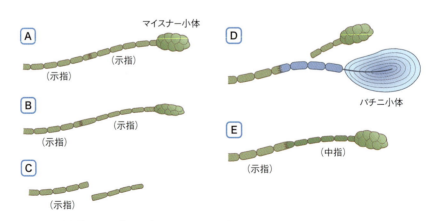

図8 末梢神経の回復モデル（文献1を参考に作成）
A）正常な連続性の再開：損傷前と同じ部位・感覚受容器に到達．
B）萎縮：神経線維数の減少や血流不足などのために感覚受容器の変性が生じる．
C）連続性の遮断：神経線維の到達が行えず連続性がない．
D）異なる受容器に到達：損傷前はマイスナー小体を支配していたが，パチニ小体へ到達．
E）過誤神経支配：異なる指の感覚受容器を支配．

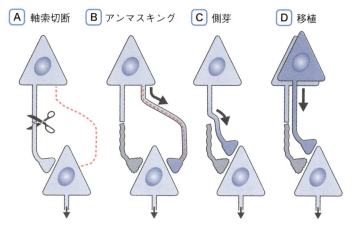

図9 中枢神経における神経線維の回復モデル（文献8より引用）
A）軸索切断：神経回路ネットワークにおける軸索の切断により神経伝達が行えない．
B）アンマスキング（顕在化）：存在するも抑制されていたシナプス結合が強化される．
C）スプラウティング（側芽）：軸索の側芽が新たに形成されることで修復する．
D）移植：神経幹細胞からつくりだされた神経細胞の移植によって修復する．

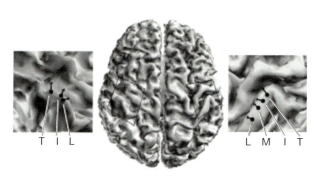

図10 身体部位再現地図の縮小モデル
・右手の中指と環指が切断された患者の受傷10日後のMRI脳画像．
・母指（T），示指（I），中指（M），小指（L）を示し，右手（左側）はすでにMの領域がなく，TからLの距離が左手（右側）と比べて有意に短い．（文献9より転載）

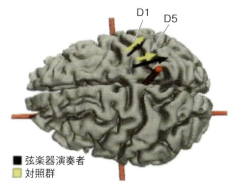

図11 身体部位再現地図の拡大モデル
弦楽器演奏者は対照群（素人）と比べて右側中心後回で記録される磁気活動が大きい．（文献10より転載）

11）．

- これらのことから，感覚鈍麻や感覚脱失を伴うことにより，クライエントが作業を行ううえでどのような影響を受けるかを確認しておく必要がある．
- また，再獲得する作業にはどのような知覚の再学習が重要となるのかを確認し，その知覚の再獲得をめざすべきなのか，知覚機能の代償を行うべきなのかなどを検討する必要がある．

6 知覚再学習のための評価と解釈

- 末梢神経損傷の場合，Dellonの考え（1981）[1]に基づくと，痛覚，温度覚の回復の後に触覚

表3 触覚神経の評価と状態の解釈について

	評価とアプローチ方法	状態の解釈
閾値	触覚の閾値（感知できる刺激の強さ）を把握することで，末梢神経の軸索再生の度合いを予測できる	
	静的触覚の検査でセメスワインスタインモノフィラメント（6.65番，4.31番，2.83番の順）を用いて実施	・6.65番のみの感知は軸索の再生途中を示唆する ・4.31番が感知できれば，軸索の再生が触覚受容器（メルケル小体）に到達していることを示す ・さらに，2.83番が感知できれば触覚の閾値が正常域まで回復していることを示す
	動的触覚の受容器は振動刺激を感知しやすいため，音叉（30 cps，256 cpsの順）を用いて実施	・Dellon（1981）は30 cpsの音叉による振動の感知が最も早く回復し，次にフィラメントの感知，256 cpsの音叉による振動の感知であると報告している ・30 cpsが感知できればマイスナー小体，256 cpsが感知できればパチニ小体にまで軸索の再生が到達していることを示唆する
局在	触覚の局在（刺激を感知する場所）を調べることで，回復した感覚受容器と神経線維が適切な支配領域となっているかを把握する	
	4.31番のフィラメントや音叉による振動が感知できるようになれば，それらを感知した場所を答えてもらう	・手指の場合では，感知した場所の誤差が実際の刺激部位と3 mm未満であれば正しい局在となっていると判断する ・これが3 mm以上であれば，局在が適切ではなく，過誤神経支配が生じている可能性も考慮する
密度	触覚の密度（感覚受容器の多さ）を測定することで，回復した神経線維の支配する領域において感覚受容器の再生数が十分に増加しているかを把握する	
	ディスク・クリミネーターを用いて，刺激された箇所が2点に識別できるかを評価する	・2点識別の間隔が大きい場合は，神経線維と感覚受容器の密度が少ないことや局在が不良であることを示す ・2点識別の間隔が小さい場合は，神経線維と感覚受容器の密度や局在が改善されていることを示す

（文献5を参考に作成）

が回復する．さらに触覚は閾値，局在，密度の順で回復が期待されるため，その順序での評価を行い，回復状態にあわせたアプローチを検討する（表3）．

7 知覚再学習に関するアプローチ

- 知覚再学習のアプローチにおいては，痛覚や温度覚が低下している場合や体性感覚全般の回復が望めない場合には，防御知覚障害に対する生活指導が必要となる．
- Dellon[1]は**動的触覚**※までの回復が得られた早期と，動的・**静的触覚**※や局在能が十分に回復した晩期の2つの時期に分類した支援を提唱している．また，中田ら[5]も知覚の回復状態

	1 知覚防御障害の指導	2 知覚再学習 ・他動的触覚 ・能動的触覚	3 知覚-運動学習	4 動作学習
実施のタイミング	・二次的な障害を引き起こさないよう早期に実施．痛覚や温度覚が低下している場合，体性感覚全般の回復が望めない場合など	・他動的触覚は30 cps, 256 cpsの音叉振動や4.31番のフィラメントが感じられる部位での実施 ・能動的触覚は刺激部位と感知した部位の誤差が改善された部位での実施	・物体の材質，形態の識別が可能となり，運動に必要な上肢の機能障害が回復されている場合に実施	・個々の物体の識別が可能で，特定の動作にかかわる一つひとつの運動がおおむね適切に行える場合に実施

図12 知覚再学習のプログラムの流れ（文献5を参考に作成）

にあわせた他動的触覚と能動的触覚の再学習，さらに知覚–運動学習，動作学習へのプログラムの移行を提唱している（図12）．

> **word** ※ 静的触覚，動的触覚
> **静的触覚**とは，刺激が皮膚に対して持続的に加えられる場合や，静止した物体に触れることで感じる感覚のこと．**動的触覚**とは，刺激が皮膚に対して移動するように加えられる場合や，接触している物体の表面に沿って体が動くのに伴い皮膚が移動することで感じる感覚のこと．

1）防御知覚障害の指導

- 痛覚や温度覚の障害によって，創傷ややけど，潰瘍などの二次的な障害を受けやすくなったり，その障害が治癒しにくくなったりする傾向がある．
- それらを回避するため，安全な活動が行えるような代償的な動作指導やセルフチェックの習慣獲得が必要となる．
  ▶ 例えば，家事動作のキッチン回りや入浴時の浴槽・シャワーの水温などを健側上肢で確認できるための動作を練習する．仕事などで長時間同じ姿勢で活動することがある場合には，圧迫によって生じる発赤，浮腫，熱感などの炎症のサインについて説明し，自分自身で確認するためのチェックポイントなどを提示しておく．

2）知覚再学習（他動的触覚，能動的触覚）

- 知覚では感覚刺激に注意を向ける必要があるため，エクササイズを行う際には集中できる静かで快適な場所で実施する．
- 損傷された手に対応する3b野の身体部位再現地図の支配領域へ正しく刺激を入力するためにも，クライエント自身では1日4回，1回につき5分ほどの自主トレーニングを行い，セラピストのトレーニングは少なくとも1週間に1回，10〜15分程度実施するとともに，身体状況や自主トレーニング方法の確認を行う．

❶ 他動的触覚のトレーニング

- 局在の修正方法には2種類ある．刺激を加えられた部位を反対側の指で示してもらい，同じ部位を示すよう修正する方法と，2点の刺激を加えられた部位が同じか異なるかを識別してもらい，同じになるよう修正する方法である（図13）．

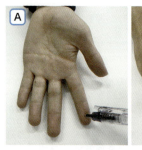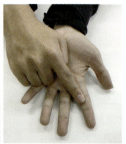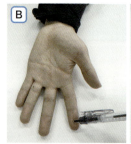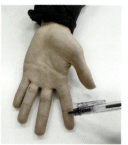

図13 他動的触覚のトレーニング場面
A) 刺激を加えた後に回答してもらうが，20 mm程度の誤差がある．
B) 2点の間を10 mm程度離して刺激を加えており，この2点が異なるかを回答してもらう．

- クライエントが閉眼した状態で，セラピストは鉛筆の先についた消しゴムや細い棒などでクライエントの手指を軽く押したり，動かしたりすることで静的・動的刺激を加えた後でクライエントに回答を求める．
- クライエントの回答が正しくなかった場合には，開眼した状態で同じ部位を同様に刺激し，感覚が一致するように注意深く観察してもらうように促す．
- 自主トレーニングでは，他者に手伝ってもらったり，自分自身で障害された手をそれに対応する健側の手で触ったりして確認する．
- 手指の場合では，静的刺激は10 mm以内の誤差，その後3 mm以内の誤差を識別できることを目標に，動的刺激は刺激方向に対して平行な方向を，3 mm以内の誤差で再現できることを目標とする[5]．

2 能動的触覚のトレーニング

- 閉眼状態で物体のさまざまな特徴を識別するように積極的な接触を促し，知覚情報が得られやすい手の動かし方や，その知覚情報を利用した物体の材質や形態，日常物品の識別を学習することが目的となる．
- 材質の識別については，静的触覚から開始する．スポンジなどの弾力性の異なるものを用意し，垂直な力を加えることで同じ材質の特定や異なる材質の識別をめざす．
- 物体の大きさや形状などは視覚によって認識されていることが多く，物体の重量や表面の材質，性状などは触れてから認識されるため，視覚情報と分離して促す．
- さらに，さまざまな材質の組み合わせを用意し，動的触覚での平滑性や摩擦性（すべすべ，ざらざら）の識別を行う．この際に，強い力で押しつけて識別をするのではなく，手指表面の感覚受容器が適切に賦活されるように，指を動かす速度や垂直方向への力のコントロールも学習できるように促す（図14）．
- 形態の識別については，クライエントの運動機能にあわせて物体の大きさを選び，数種類の形態を2組ずつ用意したうえで形態を特定したり，同じ形態の物体を選び出すように促す（図15）．
- 日常物品の識別については，物体の材質や形態の識別が可能となったら，クライエントがふだんから用いるような日常物品を用いて知覚再学習を行う．まずは，材質や形態の違いが大きな物品を弁別できるように促していき，徐々に材質が同じで形態の違いが大きな物品を用いるようにする．その後，形態が同じで材質が異なる物品の弁別を行う（図16）．

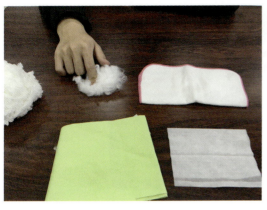 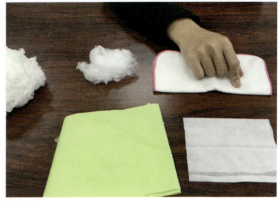

図14　材質の識別のトレーニング場面

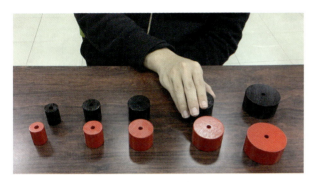

図15　形態の識別のトレーニング場面

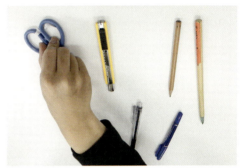

図16　日常物品の識別のトレーニング場面

- これらが可能となることで，より日常場面に近い設定を想定し，刺激を複数組み合わせたなかでその物品を選び出すトレーニング（例えば，袋やポケットなどに物品を複数入れたなかから必要な指定された物品のみを探し出すトレーニング）を行う．
- さらに，米，豆，ストロービーズなどを入れた容器を用いて，そのなかに識別する物品を混入させておき，指定された物品を取り出させるようにする．

3）知覚‐運動学習

- 識別機能が獲得できた後は，対象の特徴を識別して，それを手に適合させること，対象の性質にあわせた接触力をコントロールして把持すること，把握した物品を移動させる，物体を操作することなどを知覚の側面から実施する．
- 物品の操作に関して，能動的接触によって作用している道具特有の接地点から得られる感覚を感知し，その道具に適した操作につなげられるようにする（図17）．

4）動作学習

- さらに具体的なADLや職業上必要な動作の獲得へと進める．最終的には視覚の確認に頼ることなく動作を行えることをめざす（図18）．

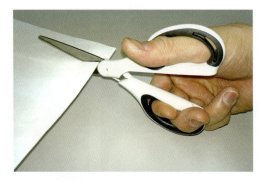

図17 はさみの操作における知覚‐運動学習
はさみの持ち手の形状に手を適合させること，把持する力，紙を切る際の刃の角度や向きなどを要素ごとに分離し，要素ごとに運動の学習を行う．

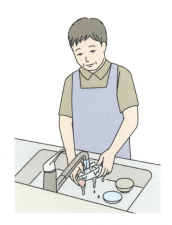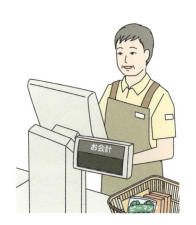

図18 日常生活や職業上の動作学習
- 例えば皿洗いでは食器の形状や材質の識別だけでなく，汚れ具合などを視覚で確認しながらも手から得られる情報で判断することが求められる．
- レジ係などではさまざまな商品の情報を識別するほか，買い物かごや袋にうまく収納させていくための重量や大きさの判断が必要となり，時にはラッピングなどの包装業務に伴う商品の形状把握や包装用紙の張り具合などの情報を活用した動作が必要となる．

5）その他のアプローチ

❶ 減感法（desensitization）

- 知覚に関する神経の回復過程では，しびれやかゆみ，痛みなどの異常知覚が生じることがあり，それによる手の不快感が次第に手の不使用につながる．
- この異常知覚の発生機序は十分に解明されておらず，感覚受容器や神経線維に起因する末梢性の症状と，感知した情報を処理・統合する一次体性感覚野や感覚情報の中継地点となる視床などに起因する中枢性の症状がある．
  - 末梢性の知覚異常の場合では，感覚受容器や神経線維の種類によって回復の速度が異なるために，加えられた刺激の興奮と抑制のアンバランスな状態を引き起こしている可能性が示唆されている．

▶中枢性の知覚異常の場合では，一次体性感覚野の身体部位再現地図の書き換えが行われることや，痛み情報を調整する役割のある視床が損傷されることによって，痛みの抑制が困難になることが考えられている．

- このような異常知覚が生じた際には，軟らかな材質や軽い振動刺激を用いて，徐々に粗い材質や強い振動刺激へと慣れさせていく減感法を実施する．

①ダウエルテクスチャー（dowel texture）[11]：フェルトなどの軟らかくきめの細かい材質から，面ファスナーや紙やすりなどの硬くて粗い材質へと段階づけて触れるよう，棒などに巻きつけたものを用意しておく．数分間触れておくことに耐えられる材質のものからはじめて，軽く叩いたり，こすりつけたり，能動的に触ったりすることで不快感を感じなくなれば次の材質へと変更する．

②コンタクトパーティクル（contact particle）[11]：大きめのボウルや空き箱の容器に，綿，スポンジ，ストロービーズ，米，豆などの材料をそれぞれ容器の半分くらいまで満たしておき，耐えられる程度の材料のなかに手を入れて動かしたり，かき回したりすることで不快感を感じなくなるまで続け，慣れたら次の材料へと変更する．

2 ミラーセラピー（mirror therapy）

- サルやヒトの実験において，自分自身が動くときに活動するだけでなく，別のサルやヒトが同じ動作を行っているのを見ただけでも活動するミラーニューロンが前頭前野に発見された．このニューロンを利用すれば，他人の動作を見るだけであたかも自身が動いているような刺激を発生させることができる可能性をもつ[12]．

- ミラーセラピーとは，障害された手があたかも障害されていない手に見えるよう鏡を置き，障害された手がうまく動いていると脳に錯覚を起こさせる方法である．ミラーニューロンを活性化させることで運動イメージの生成が促され，脳卒中患者に対する機能回復や幻肢痛患者の痛みの改善に有効であることが報告されている[13)14)]．

文献

1) 「知覚のリハビリテーション」(Dellon AL/著　内西兼一郎/監訳　岩崎テル子，中田眞由美/訳)，協同医書出版社，1994
2) 「基礎運動学 第6版補訂」(中村隆一，他/著)，医歯薬出版株式会社，2003
3) 「スタンダード生理学 第3版」(二宮石雄，他/編)，文光堂，2013
4) 「タッチ（神経心理学コレクション）」(岩村吉晃/著)，医学書院，2001
5) 「知覚をみる・いかす」(中田眞由美，岩崎テル子/著)，協同医書出版社，2003
6) Iwamura Y, et al：Functional subdivisions representing different regions in area 3 of the first somatosensory cortex of the conscious monkey. Exp Brain Res, 51：315-326, 1983
7) 「Tactual perception of texture」(Taylor MM, et al), pp251-272, Academic Press, 1973
8) 「リハビリテーションのための脳・神経科学入門 改訂第2版」(森岡 周/著)，協同医書出版社，2016
9) Weiss T, et al：Rapid functional plasticity of the somatosensory cortex after finger amputation. Exp Brain Res, 134：199-203, 2000
10) Elbert T, et al：Increased Cortical Representation of the Fingers of the Left Hand in String Players. Science, 270：305-307, 1995
11) 「作業療法士のためのハンドセラピー入門 第2版」(鎌倉矩子，他/編　中田眞由美，大山峰生/著)，三輪書店，2007
12) Rizzolatti G & Craighero L：The mirror-neuron system. Annual Rev Neurosci, 27：169-92, 2004
13) Park JY, et al：The effect of mirror therapy on upper-extremity function and activities of daily living in stroke patients. J Phys Ther Sci, 27：1681-1683, 2015
14) Herrador Colmenero L, et al：Effectiveness of mirror therapy, motor imagery, and virtual feedback on phantom limb pain following amputation: A systematic review. Prosthet Orthot Int, 42：288-298, 2018

第1章 基礎編

5 関節可動域・筋力へのアプローチ

> **学習のポイント**
> - 関節可動域の基礎を理解する
> - 筋の基礎を理解する
> - 関節可動域と筋力へのアプローチを理解する

A）関節可動域の基礎

1 関節の基礎知識

1）関節の構造

- 人体の関節は，一般的に生体内で隣接する骨と骨の連結部のことである．連結部は介在する組織や形状により，**線維性連結**，**軟骨性連結**，**滑膜性連結**の3種類に分けられる．
- 線維性連結には縫合と靱帯結合，軟骨性連結には軟骨結合（例：肋軟骨）と線維軟骨結合（例：椎間板）がある．線維性連結と軟骨性連結は不動である．滑膜性連結は，可動である．
    ▶ われわれが主に対象とする関節は滑膜性連結である．
- 関節は，骨格を動かす骨格筋，脳や脊髄を末端とつなぐ神経，骨と骨とのクッションとなる半月板，筋と骨を結ぶ腱，酸素や栄養を送る血管，運動を制御する**靱帯**，関節を包む**関節包**，骨の端を覆っている関節軟骨などからなる（図1）．

2）関節包の構造

- 関節包は内層の**滑膜**と外層の**線維膜**に分けられる．
- 滑膜は，滑膜細胞とヒアルロン酸やコラーゲンから構成され，関節包の伸張性に寄与している．また，毛細血管が多く分布し，血液の産生にかかわっている．
- 線維膜は，関節包の最も外層にある結合組織で，関節の安定性にかかわっている．さらに線維膜には，自由神経終末（痛み刺激を受容），ルフィニ小体（組織変化の大きさに応答），パチニ小体（圧の変化と振動刺激に応答），ゴルジ腱器官（組織の長さの変化に応答）といった受容器が分布している．これらにより，関節の位置や運動方向を感知している．
- なお，**関節の拘縮**は，不動による関節包の線維化に起因することが示唆されている．

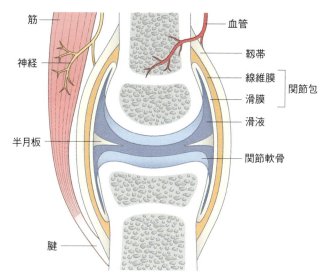

図1　関節の構造

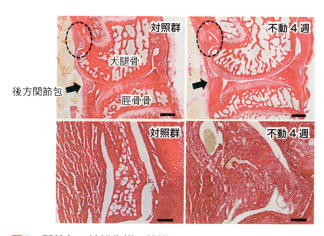

図2　関節包の線維化様の状態
（文献1より転載）

▶ 不動により関節包の線維化が生じることは，ラット膝関節の後部関節包の光学顕微鏡像によって確認されている[1]．

▶ 図2では，上段に膝関節矢状断面，下段に上段の丸で囲った大腿骨付着部付近の高倍率の画像が示されている．対照群に比べて，不動が4週続けば後方関節包が肥厚しているのが確認できる．また，脂肪細胞が線維組織に置き換わっていることがわかる．

3）靱帯

- 靱帯には，**膠原線維**（コラーゲン線維）が密に含まれている．膠原線維は規則正しく並んでおり，大きな張力に抗することができる．そのため関節の安定性と運動方向の制御にかかわっている．また，靱帯には，膠原線維の他に**エラスチン**を含む弾性を有する線維（**弾性線維**）が存在する．

- 靱帯には，関節運動を誘導する靱帯もあり，骨の付着部の近くにルフィニ小体，パチニ小体，ゴルジ腱器官といった受容器が分布する．

4) 皮膚

- 皮膚は，人体の最も体表に位置する臓器であり，関節運動によって発生する張力に応じて伸張される．皮膚の構造は，表皮，真皮，皮下組織の層よりなり，各層には感覚の受容器が存在する（図3）．
- 外傷や熱傷，手術による術創などによって，組織に器質的変化が生じると伸張性が低下し，拘縮に至る．なお**皮膚性拘縮**によって，外部の刺激を感知するセンサーが衰えるとされる．

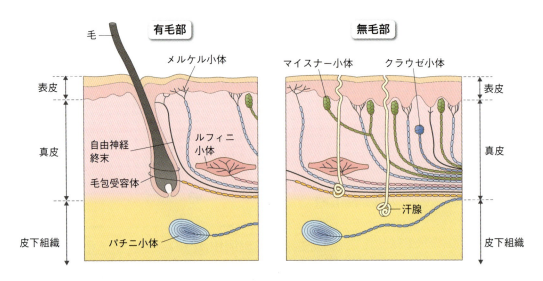

感覚の種類	受容器	求心性神経線維の種類	伝導速度
触	早順応性機械受容器，例えば毛嚢，自由神経終末，パチニ小体	Aβ　直径6～12μm	33～75 m/秒
触と圧	遅順応性機械受容器，例えばメルケル小体，ルフィニ小体	Aβ　直径6～12μm	33～75 m/秒
触と圧	自由神経終末	Aδ　直径1～5μm	5～30 m/秒
振動	マイスナー小体 パチニ小体	Aβ　直径6～12μm	33～75 m/秒
温度	冷受容器	Aδ　直径1～5μm	5～30 m/秒
温度	温受容器	C線維　直径0.2～1.5μm	0.5～2.0 m/秒
痛み	自由神経終末—速い「針で一刺し刺すような」痛み	Aδ　直径1～5μm	5～30 m/秒
痛み	自由神経終末—遅い灼熱痛，瘙痒感	C線維　直径0.2～1.5μm	0.5～2.0 m/秒

（文献2より引用．「メルケル盤」は「メルケル小体」に，「裸の神経終末」は「自由神経終末」に著者変更）

図3　皮膚の構造と体性感覚系の種類

2 関節運動

1）関節包内運動

- 関節包内運動には，**転がり**，**滑り**，**軸回旋**の基本的運動がある（図4）．
- 転がりは，回転する関節面上に並ぶ多数の点が，相対する面上の多数の点と接触する．滑りは，関節面上の1つの点が，相対する面上の多数の点と接触する．軸回旋は，関節面上の1つの点が，相対する面上の1つの点上で回転する．

2）関節運動の軸性と分類

- 各関節の形態的特性や連結状態によって運動軸が決定する．運動軸の数によって**一軸性関節**，**二軸性関節**，**多軸性関節**に分けられる（表1）．

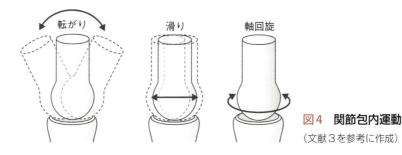

図4 関節包内運動
（文献3を参考に作成）

表1 関節運動の軸性と分類

軸性	分類	説明	関節
一軸性関節	蝶番関節	関節頭は円柱状であり，関節窩の表面は滑車状の形態である．運動時にずれずに動く	・指節間関節 ・腕尺関節
	らせん関節	関節頭は円柱状であり，関節窩の表面は滑車状の形態である．運動時にらせん状にずれて動く	・距腿関節
	車軸関節	関節頭は円柱状であり，関節窩の表面は円柱にあてはまるように弯曲している	・上橈尺関節 ・下橈尺関節 ・正中環軸関節
二軸性関節	顆状関節	関節頭は楕円形の球状であり，関節窩は凹状の浅い骨端である	・膝関節 ・中手指節関節
	楕円関節	関節頭は楕円形の球状であり，関節窩は楕円形の凹状骨端である	・橈骨手根関節
	鞍関節	互いの関節面の形状は，双方とも馬の鞍のような曲面である	・母指の手根中手関節
多軸性関節	球関節	関節頭は半球で，凸状の骨端となっている．凹状の骨端である関節窩は浅い受け皿状である．関節窩の周縁には線維軟骨性の関節唇があり，関節の大きさと深さを増している	・肩関節 ・腕橈関節
	臼状関節	関節頭は球状で，凸状の骨端となっており，凹状の骨端である関節窩に半分以上はまり込んでいる．この関節も，関節窩の周縁には線維軟骨性の関節唇があり，関節の大きさと深さを増している	・股関節
多軸関節	平面関節	互いの関節面の形状は，ともに平面に近い形状をしている	・椎間関節

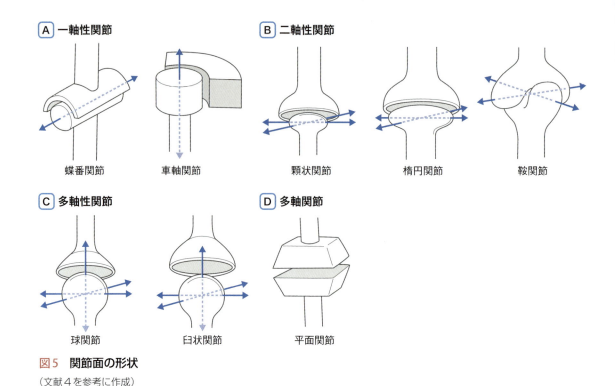

図5 関節面の形状
（文献4を参考に作成）

- 一軸性関節は1つの運動軸を中心に，二軸性関節は2つの運動軸，多軸性関節は3つ以上の運動軸を中心に動く．一軸性関節には蝶番関節とらせん関節と車軸関節，二軸性関節には顆状関節と楕円関節と鞍関節，多軸性関節には球関節と臼状関節，特殊な多軸関節には平面関節がある（図5）．

3）関節の運動方向と関節可動域測定

- 基本的な関節の運動方向は，屈曲，伸展，回旋，外転（水平外転），内転（水平内転），分回し，回外，回内，内がえし，外がえし，などがあり（図6），各関節の動きを規定している．
  ▶ 例えば上肢の関節は，肩関節，肘関節，手関節があり，肩関節は高いところや低いところのものを取る動作（図7），肘関節は自分と物体との距離を調整する動作（図8），手関節はものを取る構えの動作（図9）に大きな影響を与えている．
- 関節可動域は，一般的に「関節可動域表示ならびに測定法」[6]に基づいて計測され，その参考可動域に従って関節可動域制限の有無を評価する．
- 関節角度は，基本的に解剖学的肢位を0°とする．
  ▶ なお前腕については手掌面が矢状面にある状態を0°とし，肩関節の水平屈曲伸展計測の際は外転90°位を0°とする．
- 関節可動域は，原則として他動運動による測定値を表記する（表2）．自動運動による測定値を用いる場合は，その旨明記する．
- 角度計は，通常5°刻みで測定する．
- 多関節筋が関与する場合，原則としてその影響を除いた肢位で測定する．例えば，股関節屈曲の測定では，膝関節を屈曲しハムストリングスをゆるめた肢位で行う．

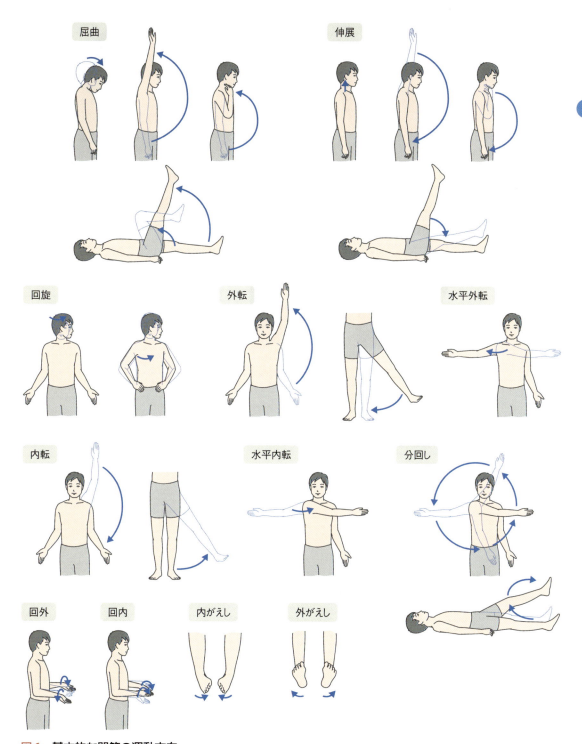

図6 基本的な関節の運動方向
(文献5より引用)

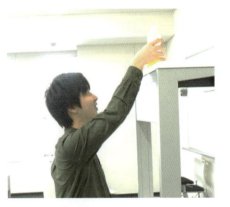
図7 肩関節の動作

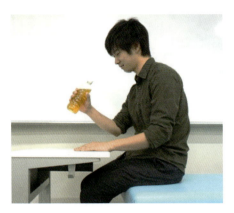
図8 肘関節の動作

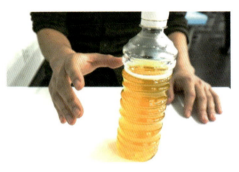
図9 手関節の動作

▶変形，拘縮などで所定の肢位がとれない場合は，測定肢位がわかるように明記すれば異なる肢位を用いてもよい．

3 最終域感（エンドフィール）

- 最終域感は，他動運動の最終域で感じる抵抗感をいう．最終域感を，エンドフィール（end-feel）ともよぶ．
- 最終域感には，①骨性，②軟部組織接触性，③軟部組織伸張性，④筋スパズム性，⑤無抵抗性，⑥弾性制止性がある（Cyriax分類)[7]（表3）．
- 関節可動域制限がある場合は，角度だけではなく，最終域感を評価することで，何により制限をきたしているのかを予想することができる．

4 関節可動域制限の発生要因

- 関節可動域制限の発生要因は，骨折や疾患，長期の臥床，老化現象などに伴う関節の不動や

表2 上肢の関節可動域測定の例

部位名	運動方向	参考可動域角度	基本軸	移動軸	測定肢位および注意点	参考図
肩甲帯 shoulder girdle	屈曲 flexion	20	両側の肩峰を結ぶ線	頭頂と肩峰を結ぶ線		
	伸展 extension	20				
	挙上 elevation	20	両側の肩峰を結ぶ線	肩峰と胸骨上縁を結ぶ線	背面から測定する	
	引き下げ（下制） depression	10				
肩 shoulder（肩甲帯の動きを含む）	屈曲（前方挙上） forward flexion	180	肩峰を通る床への垂直線（立位または座位）	上腕骨	前腕は中間位とする．体幹が動かないように固定する．脊柱が前後屈しないように注意する	
	伸展（後方挙上） backward extension	50				
	外転（側方挙上） abduction	180	肩峰を通る床への垂直線（立位または座位）	上腕骨	体幹の側屈が起こらないように90°以上になったら前腕を回外することを原則とする	
	内転 adduction	0				
	外旋 external rotation	60	肘を通る前額面への垂直線	尺骨	上腕を体幹に接して，肘関節を前方90°に屈曲した肢位で行う．前腕は中間位とする	
	内旋 internal rotation	80				
	水平屈曲 horizontal flexion（horizontal adduction）	135	肩峰を通る矢状面への垂直線	上腕骨	肩関節を90°外転位とする	
	水平伸展 horizontal extension（horizontal abduction）	30				
肘 elbow	屈曲 flexion	145	上腕骨	橈骨	前腕は回外位とする	
	伸展 extension	5				

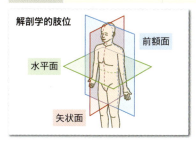

解剖学的肢位

前額面
水平面
矢状面

（文献6より引用．解剖学的肢位は著者追加）

表3 最終域感

評価	最終域感
1. 骨性 （bone to bone）	硬く，弾力のない最終域感．痛みはない
2. 軟部組織接触性 （soft tissue approximation）	弾力性のある軟部組織（特に筋）が圧迫されて運動が止まる最終域感〔柔軟な（筋感触）衝突感〕
3. 軟部組織伸張性 （tissue stretch）	少し弾力のある硬いバネ様の最終域感
4. 筋スパズム性 （muscle spasm）	他動運動中に突然運動が遮られるような急な硬い最終域感であり，痛みを伴うことが多い
5. 無抵抗性 （empty）	他動運動中に痛みや恐怖心のため突然患者の訴えにより他動運動ができなくなることにより起こり，構造的な抵抗感はなく，何も感じない最終域感
6. 弾性制止性 （springy block）	跳ね返るような最終域感．伸張するような感じはない

（文献7より引用）

表4 関節可動域制限の発生要因

発生要因	内容
関節の不動	関節を動かさない環境が長期に及ぶと関節可動域の制限要因となる
痛みの発生	関節周囲や四肢体幹の痛みによって不動を招く，また不動そのものが痛みとなって関節可動域の制限の発生と進行要因となる
浮腫の発生	浮腫は軟部組織の器質的変化を生み出し，その痛みによって関節可動域の不動状態が継続されると，筋ポンプ作用が減少し浮腫が助長され関節可動域制限発生に影響する
麻痺の影響	麻痺により，動かさないと関節可動域制限の発生に影響する
加齢の影響	加齢に伴う老化現象は，内臓機能および筋骨格系，ホルモン分泌などを低下させる．同様に関節周囲に存在する，エラスチンやコラーゲンといった軟部組織の柔軟性や伸張性も低下し，加齢に伴い関節可動域が減少する

痛みの発生などである[8]（表4）．

▶関節の不動は，それ自体が関節可動域制限の要因となる．痛みの発生は不動を招き，関節可動域制限につながる．浮腫の発生では，筋ポンプ作用の減少による腫れのため関節が動かしにくくなり関節可動域制限を招く．麻痺の影響も，不動による関節可動域制限につながる．加齢の影響は，骨格筋や内臓機能，ホルモンの低下により関節可動域制限が生じるものである．

5 痛み

- Turk[9]は，クライアントが痛みをどのようにとらえているのかを五重円モデルで示している[10]（図10）．
- 痛みの五重円モデルによると，急性期の痛みと慢性期の痛みではとらえ方が異なることがわ

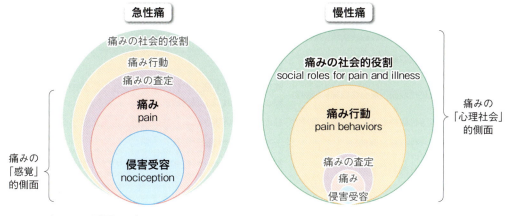

図10 痛みの五重円モデル
痛みの査定：pain appraisal.（文献9，10を参考に作成）

かる．また，痛みは，医療費の増大や生産性の低下をもたらし，さらに慢性的になると労働者や家族としての役割を喪失させたり，日々の生活行為の困難につながったりする．これらは，うつ病や睡眠障害につながる精神的ストレスや，社会的な孤立につながる社会的ストレスとなり，QOLの低下を招くことが問題である．

- 作業療法で包括的な痛みをとらえることは，リハビリテーションプログラムを立てる際に必要不可欠である．痛みへのアプローチには，筋骨格系や神経生理の知識だけでなく，社会的役割および痛みの種類についても知る必要がある．作業療法では，痛みを理解し，生体力学的な治療をしながら，本人の動機づけや作業参加を支援しなければならない．

B）筋の基礎

1 筋収縮の分類

- 筋の収縮は，収縮様式と運動様式によって分けられる（表5）．また，関節運動を伴わない**静的収縮**と，関節運動を伴う**動的収縮**に分けることができる[11]．

2 筋力の測定

- 筋力の測定には，徒手筋力検査や機器を用いた筋力検査が用いられる．また，骨格筋の量や質を評価するのに超音波画像を用いることもある．

1）徒手筋力検査

- 一般的に用いられている徒手筋力検査は，**徒手筋力検査法**[12]（manual muscle testing：MMT）である．本検査法では，筋力は「0」〜「5」段階で記録される．徒手・重力抵抗に抗して運動できるかや，筋収縮が触知できるかどうかで判断される．

表5 筋収縮の分類

様式	収縮	説明
収縮様式	等尺性収縮（静的）	関節の動きを伴わない．筋の両端が固定され，筋の長さが変化しない筋収縮
	短縮性収縮（求心性収縮）（動的）	筋は抵抗に打ち勝つだけの張力を発生し，筋の長さが短縮する．筋の起始と停止が近づく収縮様式である
	伸張性収縮（遠心性収縮）（動的）	筋の長さが伸張される．筋の起始と停止が離れる収縮様式である
運動様式	等尺性収縮（静的）	上述の等尺性収縮と同じ
	等張性収縮（動的）	筋張力が変化せずに収縮する状態を指す．筋自身は縮まり・伸びのいずれの状態でも収縮できる
	等速性収縮（動的）	筋の収縮速度が一定となるような関節運動時の筋収縮である

（文献11を参考に作成）

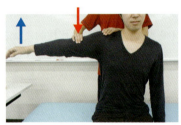
5＝Normal

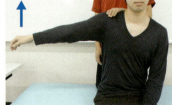
3＝Fair

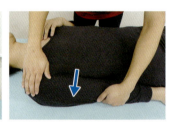
0＝Zero

図11 徒手筋力検査の実際
例として肩関節の外転（三角筋中部および棘上筋）を示す．

▶ 肩関節の外転（側方挙上：三角筋中部および棘上筋）を例に，徒手筋力検査の測定結果を図11に記載する．「5」は検者が最大の抵抗を加えても，被検者は外転90°の位置を保持できる．「3」は検者の抵抗がなければ外転90°までの運動が完全にできる．「0」は筋の収縮活動がない．このように，徒手的に各筋の筋力を測定することができる．

2）機器を用いた筋力検査

- 筋力測定に機器を用いると，検者によらず安定した筋力を測定することができる．測定器には，コンピューターを用いて測定するマシンや，簡易に測定できる**ハンドヘルドダイナモメーター**などがある．
- ハンドヘルドダイナモメーター（図12）は，比較的安価に入手できるほか，検者内・検者間の再現性は良好である．ただし，測定部位をベルトで固定する際に，ベルトにゆるみがあると測定誤差が大きくなるので注意が必要である．

3）超音波画像

- 超音波画像は，短時間で身体内部の組織を画像化することができるうえ，侵襲を伴わないため臨床や研究の場で用いられるようになってきた[13]．また，軽量化が進んだことにより，ベッドサイドや院外などで使う場面も増えている（図13）．
- 超音波画像は，筋線維断面図により**筋厚**を，筋内脂肪と結合組織により**筋萎縮**を評価するこ

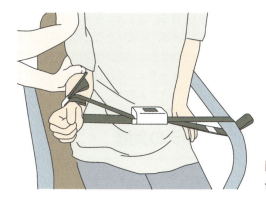

図12 機器を用いた筋力測定
例としてハンドヘルドダイナモメーターを示す．

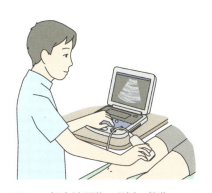

図13 超音波画像の測定（例）

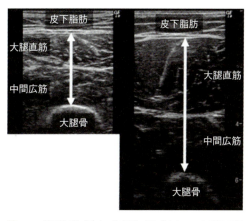

図14 高齢者（左）と若年者（右）の大腿四頭筋超音波横断画像
高齢者では，若年者に比べ，筋厚の減少（矢印）と輝度の上昇（白っぽく映る）を確認することができる．（文献13より転載）

とができる．

- 筋線維断面図では，筋厚の量的変化をとらえることができる．しかしながら，筋厚と筋力との関連性は直線的ではないので，これを筋力の指標とすることは難しい．
- 一方，筋内脂肪と結合組織は，**筋輝度**として評価できる．筋線維内に脂肪組織や結合組織が浸潤すると筋輝度が上昇するからである．筋輝度の上昇は，加齢や疾患により，筋厚より先に生じるので，筋萎縮の程度を早期に評価することができる（図14）．

C）関節可動域と筋力へのアプローチ

1 作業療法における関節可動域と筋力へのアプローチ

- 前述してきたように，解剖学・運動学・生理学の知識を知り，関節可動域や筋力などの評価をすることは医療従事者として重要である．

- 関節可動域や筋力といった運動能力は，食事，コミュニケーション，歩行などの基本的な活動の遂行に不可欠である．また，家族，仕事，地域社会などの生活に参加するための手段でもある．活動や参加といった生活行為を行うには，関節可動域と筋力の評価およびアプローチを必要とする．しかしこれらへのアプローチは，それ自体を目的とするのではなく，生活行為の参加を引き出すために用いられるべきである．

2 関節可動域と筋力へのアプローチの実際

- 関節可動域と筋力へのアプローチは，クライエントの作業プロフィール，作業遂行の分析，目標となる成果，生活行為への影響などをとらえたうえで実施することが望ましい．
- 関節可動域と筋力へのアプローチは作業療法介入の一部であり，重点的に焦点を当て実施するとは限らない．以下に**関節可動域運動**，**筋力トレーニング**，その他を述べる．

1）関節可動域運動

- 関節の動きの改善や，拘縮の予防，生活行為の拡大を目的として行う．
- 生活行為の妨げとなる関節の拘縮は，全可動域にわたって関節を他動的に動かし，改善をはかる．あわせて関節可動域の制限因子は何かを評価する．
- **評価**では，骨格筋，関節包，靱帯，皮膚などのうち，どの要因によって制限が生じているかを確認する．さらに，関節包内運動や関節運動の軸性と，関節面の可動域を考慮しながら評価する．また，他動運動の最終域感（骨性，軟部組織性，筋スパズム，無抵抗性，弾性制止性など）を，角度の変化とあわせてとらえておく．
  ▶ これらを評価することは，関節可動域の拡大や低下の原因を分析することはもとより，生活行為が良くなったのか，悪くなったのかを判断する手がかりとなる．
- **関節可動域の維持**には，1つの関節について3〜5回ずつ，1日に2セット動かす必要がある．長期臥床状態では，拘縮が起こりやすく，早期からの関節可動域運動の実施は予後の改善のために重要である．以下に関節可動域運動の種類，筋伸張法（ストレッチング），関節モビライゼーションについて記載する．

■ 関節可動域運動の種類

- 疼痛や炎症があり，自分で動かす自動関節可動域運動ができない場合は，他動関節可動域運動や自動介助関節可動域運動を行う．
  i）**他動関節可動域運動**：他動運動は，筋収縮を伴わずに他動で行う関節可動域の運動である（図15，図16）．関節可動域の改善を目的に関節可動域以上を動かす場合は，筋伸張法（ストレッチング）が必要とされる．一般的にはストレッチングも，他動で行えば他動関節可動域運動とされている．
  ii）**自動関節可動域運動**：自動運動は，随意的な筋収縮によって筋を活動させる関節可動域の運動である（図17，図18）．自動関節可動域運動は，一般的に他動関節可動域運動よりわずかに可動域が小さい場合がある．そのため，関節の可動域を改善するには，他動関節可動域運動が望ましい．
  iii）**自動介助関節可動域運動**：自動介助運動は，自力で十分な運動ができない場合に，自分の力や機器を用いて一部を介助して行う関節可動域の運動である（図19，図20）．

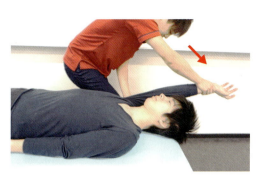

図15　右肩関節屈曲の他動関節可動域運動（例）

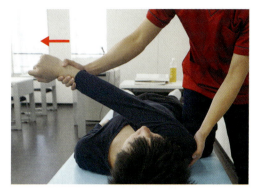

図16　右肩関節水平内転の他動関節可動域運動（例）

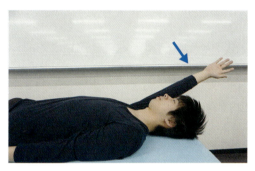

図17　右肩関節屈曲の自動関節可動域運動（例）

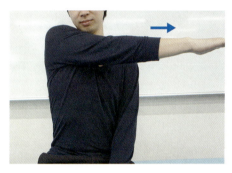

図18　右肩関節水平内転の自動関節可動域運動（例）

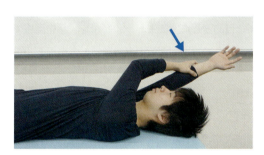

図19　右肩関節屈曲の自動介助関節可動域運動（例）

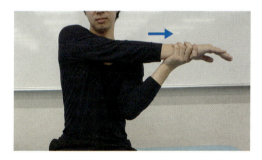

図20　右肩関節水平内転の自動介助関節可動域運動（例）

2 筋伸張法（ストレッチング）

- ストレッチングは，軟部組織の拘縮を取り除く関節可動域運動の方法である（図21）．ゆっくりと関節を動かし，痛みを自覚しない程度に10～30秒間伸張させる．
- ストレッチングを行う際は，反動をつけての伸張や，クライエントが呼吸を止めた状態での伸張を行わないように注意する．過伸張による組織の損傷を防ぐためである（表6）[14]．

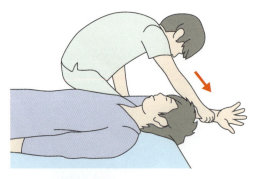

図21　右肩関節屈曲のストレッチング（例）

表6　ストレッチング施行時の注意点

①十分にリラックスさせる
②体を温めてから行う
③呼吸を止めずに行い，呼気の際に伸張させる
④はじめは緩やかに，徐々に強く，ゆっくり行う
⑤不快な感覚を自覚しない程度に行う
⑥主動筋の拮抗筋を交互に伸張させる
⑦10～30秒間筋肉を伸張させた肢位で保持する

（文献14より引用）

3 関節への構造的アプローチ

- 関節の構造を考慮した運動を行うことで関節可動域の維持および改善をはかる方法，構造的アプローチが開発されている．
- 関節への構造的アプローチの種類には，①関節モビライゼーション，②関節マニピュレーション，③Muscle Energy Technique，④Mulligan Concept，⑤関節ファシリテーションなどがある（表7）[3]．
- 特に**関節モビライゼーション**は，関節包内運動の異常によって，関節可動域制限や疼痛が生じている際に用いる．これは，主に滑膜における関節内液の循環や関節包の伸張性の改善を目的に，関節包内運動の滑りや転がりを促すものである．
  ▶ Kaltenbornは関節の動きの範囲を，牽引と滑り運動を加味したグレードⅠ～Ⅲに分類している[3]（図22）．グレードⅠは関節内の圧迫状態を中立化するのみで関節面は切り離されない範囲，グレードⅡは関節周囲組織のゆるみがなくなり，結合組織の緊張のために運動が停止するまでの牽引あるいは滑りが生じる範囲，グレードⅢはゆるみを越えた牽引あるいは滑りが生じる範囲（図22）である．グレードⅠは疼痛の軽減，グレードⅡはリラクゼーション，グレードⅢはストレッチングを目的とした関節モビライゼーションを実施する．
  ▶ 関節モビライゼーションの絶対的な禁忌としては，①関節の過可動性，②関節滲出液の存在，③炎症である．

表7　関節への構造的アプローチ

種類	内容
1. 関節モビライゼーション	セラピストが他動的に，低速度かつさまざまな振幅で種々の可動範囲を反復的に動かす方法
2. 関節マニピュレーション	関節のゆるみ（slack）をとった可動範囲の最終域で行われる小振幅の高速スラスト（thrust）
3. Muscle Energy Technique	関節機能異常の原因となる筋群を，患者自身の等尺性筋収縮後弛緩を利用して自動的に関節のアライメントを正常化する方法
4. Mulligan Concept	患者が症状を訴える姿勢と動作を，痛みを出さないように患者の自動運動を用いてモビライゼーションする方法
5. 関節ファシリテーション	関節内運動と接近を利用して関節機能異常を治療する方法

（文献3より一部抜粋して引用）

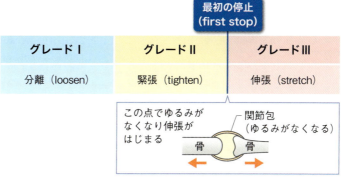

図22　Kaltenbornの関節の動きの範囲
（文献3を参考に作成）

2）筋力トレーニング

- 筋力トレーニングは，運動能力の改善や寝たきりの予防，生活行為の拡大を目的として行う．
- 骨格筋の筋線維の収縮は，活動電位の刺激によってCa^{2+}が筋小胞体から放出され，ミオシンフィラメントとアクチンフィラメントの滑走を引き起こすことで生じる．この活動電位のエネルギー源として，ミトコンドリアのATP産生が不可欠である．ATP産生は，酸素を運搬する血液循環はもとより，内臓の状態によっても変動する．そのために，筋力トレーニングをする際は，**栄養状態**や**内臓の状態**も確認しておく必要がある．
- 筋力トレーニングでは，負荷量と反復回数を決めなければならない．この方法にはRM（repetition maximum）法が用いられ，反復回数1回が限界の負荷を1RMとしてその強度を100％とする．これに基づいて，めざす筋構築効果が得られる負荷量と反復回数を選択することができる（表8）[15]．
  - 例えば100％の5割の負荷量（重さ）を30回ほど実施すると，フォームやテクニックを習得することができる．

表8　高齢者の負荷量と筋構築効果の反復回数

負荷量	筋構築効果
100％	1RM：筋力
95％	2RM：筋力
90％	4RM：筋力
85％	6RM：筋力
80％	8RM：筋力，筋肥大
75％	10RM：筋肥大，筋力
70％	12RM：筋肥大
65％	16RM：筋肥大
60％	20RM以下：筋持久力
50％	30RM程度：フォーム，テクニック習得

（文献15を参考に作成）

文献

1) 中野治郎:第5節 関節包の変化に由来した拘縮.「関節可動域制限 第2版」(沖田 実/編), p157, 三輪書店, 2013
2) 「オックスフォード・生理学 原書3版」(Pocock G, Richards CD/著 岡野栄之, 植村慶一/監訳), 丸善, 2009
3) 竹井 仁:骨関節疾患に対する関節モビライゼーション. 理学療法化学, 20:219-225, 2005
4) 市橋則明:2. 関節の構造と機能.「身体運動学」(市橋則明/編), p17, メジカルビュー社, 2017
5) 「Exercise (Medical Dictionary)」(The Free Dictionary by Farlex) (http://medical-dictionary.thefreedictionary.com/active+assistive+exercise)
6) 米本恭三:関節可動域表示ならびに測定法. リハビリテーション医学, 32:207-217, 1995
7) 市橋則明:1. 関節可動域制限に対する運動療法.「運動療法学 第2版」(市橋則明/編), p188, 文光堂, 2014
8) 市橋則明:1. 運動学の基礎知識.「関節可動域制限 第2版」(沖田 実/編), pp2-20, 三輪書店, 2013
9) Turk DC, et al:Behavioral aspects of low back pain.「Physical therapy of the low back」(Taylor J, Twome L/eds), pp351-368, W.B. Saunders, 2000
10) 松原貴子:2. 痛みの基礎知識.「運動療法学 第2版」(市橋則明/編), p38, 文光堂, 2014
11) 市橋則明:3. 筋の構造と機能.「身体運動学」(市橋則明/編), pp22-46, メジカルビュー社, 2017
12) 「新・徒手筋力測定法 原著第9版」(Hislop, HJ, 他/著 津山直一, 中村耕三/訳), 協同医書出版社, 2014
13) 福元喜啓, 他:超音波画像診断装置を用いた骨格筋の量的・質的評価. 理学療法, 42:65-71, 2015
14) 山際哲夫:ストレッチングの理論と実際. 医学のあゆみ, 163:445-449, 1992
15) 木村義徳:高齢者を対象とした筋力増強の実際. 理学療法, 21:506-512, 2004

第2章
疾患編

1. 脳卒中 80
2. 脊髄損傷 113
3. 関節リウマチ 135
4. 骨折および関節疾患 156
5. 手の外科 178
6. 熱傷 199
7. 神経変性疾患 219
8. 神経免疫疾患 243

第2章 疾患編

1 脳卒中

学習のポイント

- 脳卒中の概要と必要な評価項目について確認する
- 片麻痺者の支援計画を立案するために必要な考え方を理解する
- 人−環境−作業の視点から片麻痺者の支援を行うポイントについて理解する

1 疾患概要

1）脳卒中とは

- 脳は活動するために非常に多くの酸素や栄養を必要とする．脳の各部に酸素や栄養を届けるのは血液であり，血液は脳の動脈の中を流れている．
- この動脈が詰まったり破れたりすることにより，脳に必要な血液を循環できなくなった状態を**脳卒中**という．

2）脳卒中の種類

- 脳卒中には，大きく分けて，脳の血管が詰まる**脳梗塞**と，脳の血管が破れ出血を起こす**脳出血**がある（図1）．

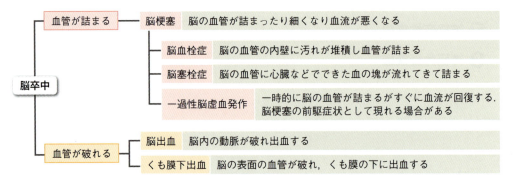

図1 脳卒中の種類

3）脳卒中が引き起こす主な障害

- 脳卒中が引き起こす主な障害を表1に示す．

表1　脳卒中により引き起こされる主な障害

障害の種類	障害名	内容
運動障害	運動麻痺	随意的に筋収縮ができなくなった状態を運動麻痺という．脳卒中によって生じる運動麻痺は，主に皮質脊髄路の障害によって生じ，筋緊張異常（弛緩・亢進），深部腱反射・病的反射の亢進，連合反応，共同運動などの出現を特徴とする
	運動失調	筋収縮は可能だが，運動するうえで必要な調節がうまくいかなくなった状態を運動失調という．運動失調を呈すると，筋どうしの協調性が失われ，円滑な動きが難しくなる
感覚・知覚障害	表在感覚	触覚，圧覚，温度覚，痛覚などの感覚に鈍麻・脱失をきたす
	深部感覚	位置覚，運動覚などの感覚に鈍麻・脱失をきたす
高次脳機能障害	失語	獲得した言語機能（話す，聞く，読む，書く）が障害された状態．構音器官の運動障害や奇形などによって，発音に問題が生じる構音障害とは異なる
	失行	目的をもった行為ができない状態．運動麻痺や失調，不随意運動や筋力低下などによって行為ができない状態とは異なる
	失認	視覚，聴覚，触覚など，特定の感覚を介して対象を認知することができない状態．他の感覚を介せば認知することが可能である．感覚障害により対象を認知できない状態とは異なる
	半側空間無視	片側の対象物に気づかなかったり，片側からの刺激に反応することができない状態．ほとんどの場合は左側の対象物や刺激に反応できない左半側空間無視である．片側の視野が欠損する同名半盲とは異なり，視覚自体に問題はない
	注意障害	課題を遂行したり他者とコミュニケーションをとるために必要な注意機能が低下した状態．ここでいう注意とは，持続や分配など全般的な注意を指す
	記憶障害	過去に知識や出来事として貯蔵した言語や出来事などの情報を思い出すことができない状態．記憶は記銘（符号化），保持（貯蔵），再生（検索）の3つのプロセスがあるが，記憶障害とはこのプロセスの一部あるいは全部が障害された状態である
	遂行機能障害	目的のある一連の行動を効果的に遂行できない状態．遂行機能は，記憶，注意，言語，知覚，運動などを統合・制御しながらはたらくため，より上位の高次脳機能といえる
	社会行動障害	意欲の低下や感情のコントロール能力の低下など，家庭生活や社会生活を送るうえで対人関係が困難になる要因の総称．意欲・発動性の低下，情動のコントロール障害，対人関係の障害，依存的行動，固執などがみられる
	認知症	脳の器質的な変化により，一度正常に発達した知的機能が不可逆的に低下した状態．脳卒中に起因する認知症を脳血管性認知症とよぶ．他の認知症と比較して，幻覚や妄想といったBPSDの出現は少ないものの，記憶障害や損傷部位に関連したさまざまな症状を呈する

BPSD：behavioral and psychological symptoms of dementia（周辺症状）

2 作業療法評価

名称	評価目的	実施方法	実施時間の目安	参照元
面接評価				
ADOC（Aid for Decision-making in Occupation Choice：作業選択意思決定支援ソフト）	クライエントの大切な作業や、作業遂行文脈を共有し、作業療法目標を設定する	iPad（Apple社）の画面上でアプリケーションを起動し、ICFに準拠した95枚のイラストをヒントに大切な作業に関する話し合いを行う．イラストの枚数は少ないが、体験版として紙ベースのADOCも存在する	40〜60分	ADOC公式ホームページ（http://adocproject.com/） Tomori K, et al：Occup Ther Int, 19：88-97, 2012
COPM（Canadian Occupational Performance Measure：カナダ作業遂行測定）	クライエントの作業遂行上関心のある問題を探し、作業遂行に対するとらえ方の変化を測定する	半構成的面接を通して、クライエント自身が作業遂行上の問題を決定し重要度を評定する．その後、遂行度・満足度について採点を行う	30〜40分（カナダ・日本では平均34分）	「COPM カナダ作業遂行測定 第4版」（カナダ作業療法士協会／著 吉川ひろみ／訳）、大学教育出版、2007
生活行為聞き取りシート	クライエントの困っている問題、改善したいことを聞き取り、生活行為の目標を明らかにする	作業目標を聞き取り、実行度・満足度を確認する．目標となる作業が思い浮かばない場合はサブシート「興味関心チェックリスト」を活用する	30〜40分	「事例で学ぶ生活行為向上マネジメント」（日本作業療法士協会／編著）、医歯薬出版、2015
OSA-Ⅱ（Occupational Self Assessment 2：作業に関する自己評価）	クライエントの作業有能性、作業同一性、満足度、作業適応に関する環境の影響を測定する	MOHOの構成概念に対応した29項目からなる質問紙評価．遂行状況と重要度について4段階のリッカート尺度で回答し、その後、優先順位をつける．作業療法士はこれらの情報に基づき面接評価を行い、具体的な目標を共有していく	30〜40分	「人間作業モデル 理論と応用 改訂第4版」（Kielhofner G／編著 山田孝／監訳）、協同医書出版社、2012
MAL（Motor Activity Log）	クライエントが日常生活のなかで麻痺肢をどの程度使用しているかを評価する	14の項目について、どのくらいの頻度で手を使用したか、どのくらい上手に手を使用したかについて、発症前を基準に6段階で評価する．面接形式で実施するため、作業療法士とクライエントが共通認識をもちやすく、また、評価すること自体が麻痺側への意識を促すことにもつながる	20〜30分	高橋香代子、他：作業療法、28：628-636、2009
観察評価				
AMPS（Assessment of Motor and Process Skills：運動技能と処理技能評価）	クライエントにとってなじみのある作業課題について、遂行の質を評価する	面接を行いながら、あらかじめ用意された課題リストから観察課題を選択する．その課題を実際に遂行してもらい、作業療法士は運動技能・処理技能に関連した35の視点で観察評価を行い採点する ＊AMPSは認定資格を必要とする	60〜120分	「作業療法がわかるCOPM・AMPSスターティングガイド」（吉川ひろみ／著）、医学書院、2008 「作業療法がわかるCOPM・AMPS実践ガイド」（吉川ひろみ、他／編）、医学書院、2014

（次ページへ続く）

（続き）

名称	評価目的	実施方法	実施時間の目安	参照元
観察評価（続き）				
ESI（Evaluation of Social Interaction：社会交流評価）	クライエントの社会交流の質を評価する	面接を行いながら，あらかじめ用意された課題リストから観察課題を選択する．その課題を実際に遂行してもらい，作業療法士は社会交流技能に関連した27の視点で観察評価を行い採点する ＊ESIは認定資格を必要とする	60〜120分	「Evaluation of Social Interaction Manual. 3rd ed, Revised」（Fisher AG, et al），THREE STAR PRESS, 2015
FIM（Functional Independence Measure：機能的自立度評価法）	クライエントの「しているADL」の状況を評価する	18項目（運動項目13，認知項目5）について，1〜7点で評定する（計18〜126点）	15〜20分（観察含まず）	道免和久，他：総合リハビリテーション，18：627-629，1990
BI（Barthel Index）	クライエントの「できるADL」の状況を評価する	10項目について評定を行う（0〜100点）	5〜10分（観察含まず）	Mahoney FI, et al：Md State Med J, 14：61-65, 1965
検査・測定				
脳神経検査	神経徴候や，徴候の推移をとらえることで，責任病巣や予後について評価する	簡便な道具を用いながら，12神経（Ⅰ：嗅神経，Ⅱ：視神経，Ⅲ：動眼神経，Ⅳ：滑車神経，Ⅴ：三叉神経，Ⅵ：外転神経，Ⅶ：顔面神経，Ⅷ：内耳神経，Ⅸ：舌咽神経，Ⅹ：迷走神経，Ⅺ：副神経，Ⅻ：舌下神経）について徴候の有無を調べる	30〜60分	「脳血管障害と神経心理学第2版」（平山惠造，他/編），医学書院，2013 「ベッドサイドの神経の診かた 改訂18版」（田崎義昭，他/著），南山堂，2016
FMA（Fugl-Meyer Assessment）	脳卒中クライエントの機能にかかわるパフォーマンスを評価する	上肢，下肢の運動機能，感覚機能，バランス機能，関節可動域および関節痛の5項目について，各項目を0〜2までの3段階で評価する	30〜120分	「脳卒中機能評価・予後予測マニュアル」（道免和久/編），医学書院，2013
MAS（Modified Ashworth Scale）	痙性麻痺の程度を評価する	他動運動の抵抗量によって，6段階で評価を行う	5〜10分	Bohannon RW, et al：Phys Ther, 67：206-207, 1987
BRS（Brunnstrom Recovery Stage）	片麻痺の回復段階を評価する	上肢，手指，下肢について6段階で評価を行う．完全弛緩「stageⅠ」，連合反応の出現「stageⅡ」，共同運動パターンの出現「stageⅢ」，分離運動の開始「stageⅣ」，分離運動の進行「stageⅤ」，さらなる分離運動の進行「stageⅥ」	30〜60分	Brunnstrom S：Phys Ther, 46：357-75, 1966
感覚検査	表在・深部感覚の障害の程度を評価する	①左右差，②上肢と下肢の差，③近位部と遠位部の差などに注目しながら，感覚ごとに規定されたテスト方法にて実施	20〜30分	「ベッドサイドの神経の診かた 改訂18版」（田崎義昭，他/著），南山堂，2016

（次ページへ続く）

(続き)

名称	評価目的	実施方法	実施時間の目安	参照元
検査・測定（続き）				
腱反射検査	錐体路障害や末梢神経障害の有無を評価する	標的の腱をハンマーで叩き，反射の強さや左右差を比較する．通常，消失，減弱，正常，やや亢進，亢進，著明な亢進の6段階で記録される	5〜10分	「ベッドサイドの神経の診かた 改訂18版」（田崎義昭，他/著），南山堂，2016
MMSE（Mini Mental State Examination）	認知機能の状態を評価する	見当識，記憶力，計算力，言語的能力，図形的能力など11の質問（30点満点）からなる．24点以上で正常と判断，20点未満では中等度の知能低下，10点未満では高度な知能低下と判断する	20〜30分	「MMSE-2 Mini-Mental State Examination, 2nd ed」（Folstein MF, et al），Multi-Health Systems, 2010
HDS-R（Hasegawa's Dementia Scale revised：長谷川式簡易知能評価スケール）	認知機能の状態を評価する	見当識，記憶力，計算力など9の質問（30点満点）からなる．20点以下で認知症の可能性が高まるとされている．認知症の診断を受けている場合は，20点以上で軽度・11〜19点の場合は中等度・10点以下で高度認知症と判断する	20〜30分	加藤伸司，他：老年精神医学雑誌，2：1339-1347，1991
Trail Making Test A・B	注意の持続や転換を評価する	A：紙上にランダムに配置された数字を線で結び，経過時間を測定する B：数字とひらがなを交互に結び，経過時間を測定する	10〜20分	「高次脳機能障害学 第2版」（石合純夫/著），医歯薬出版，pp224-225，2012
CAT（Clinical Assessment for Attention：標準注意検査法）	総合的な注意について評価する	数唱・視覚性スパン，抹消・検出課題，CPT（Continuous Performance Test）など7つのテストから評価を行う	100分程度（CPT 50分，その他50分）	「標準注意評価法・標準意欲評価法」（日本高次脳機能障害学会/編），新興医学出版社，2008
三宅式記銘力検査	言語性記憶を評価する	有関係対語10組，無関係対語10組について，2つの単語を対で記憶する	15〜30分	大達清美，他：臨床リハ，18：541-545，2009
レイ複雑図形検査	非言語的記憶を評価する	複雑図形を用いて，提示直後および遅延再生を行う	30分	「高次脳機能障害学 第2版」（石合純夫/著），医歯薬出版，2012
ベントン視覚記銘検査	視覚認知・視覚記銘・視覚構成能力を評価する	10枚の刺激図版を提示．即時再生・遅延再生を行い，正解数・誤謬数それぞれについて採点する	5分	「Benton視覚記銘検査」（Benton AL/著），三京房，1996
WAIS-Ⅲ（Wechsler Adult Intelligence Scale-Ⅲ：ウェクスラー成人知能検査）	知能（IQ）を評価する	言語性検査7項目，動作性検査7項目，計14項目の検査を行い，言語性IQ，動作性IQ，両者の合成得点による全検査IQを算出する	60〜95分	「WAIS-Ⅲ成人知能検査」（Wechsler D/著），日本文化科学社，2012

（次ページへ続く）

(続き)

名称	評価目的	実施方法	実施時間の目安	参照元
検査・測定（続き）				
WMS-R（Wechsler Memory Scale-revised：ウェクスラー記憶検査）	言語性記憶，視覚性記憶，注意・集中力，遅延再生といった記憶のさまざまな側面を評価する	言語性検査，視覚性検査から，一般的記憶と注意・集中力の指標を産出する	45〜60分	青木重陽：臨床リハ，18：433-436，2009
RBMT（Rivermead Behavioural Memory Test：リバーミード行動記憶検査）	近時記憶や即時記憶など，総合的に記憶障害の状態を評価する	持ち物や約束など，日常生活場面での記憶課題を用いて検査を行う	30〜40分	原 寛美：臨床リハ，18：346-351，2009
SLTA（Standard Language Test of Aphasia：標準失語症検査）	失語の状態を総合的に評価する	26の下位検査で構成されており，話す，書く，聞く，読む，復唱，計算について6段階で評価していく	90分程度	「標準失語症検査」（日本高次脳機能障害学会／編），新興医学出版社，2003
BIT（Behavioural Inattention Test：行動性無視検査）	半側空間無視の有無や重症度を評価する	日常生活の側面を反映させた行動検査9項目，紙と鉛筆による通常検査6項目，計15項目で検査を行う	45分程度	「高次脳機能障害学 第2版」（石合純夫／著），医歯薬出版，2012
WCST（Wisconsin Card Sorting Test）	前頭葉機能（主に帰納的推論や概念の転換）を評価する	色（赤，青，黄，緑），図形（円，三角，四角，十字），数（1，2，3，4）という4種類3カテゴリーのカードを，決められたカテゴリーごとに分類していく課題．カテゴリーが変化する際に，それを変換できるかどうかを調べる．現在では，コンピューター版が無料で使用できる	10〜20分	鹿島晴雄，他：脳と精神の医学，6：209-216，1995 「前頭葉認知度試験ソフト「WCST」」（ファティマ社）（http://www.phatima.co.jp/product/wcst.html）
BADS（Behavioural Assessment of Dysexecutive Syndrome：遂行機能障害症候群の行動評価法）	遂行機能障害を評価する	鍵探し検査や動物園地図検査など6課題を通して，計画性と実効性を評価していく	60分程度	「BADS遂行機能障害症候群の行動評価日本版」（鹿島晴雄／監訳），新興医学出版社，2003
JCS（Japan Coma Scale）	意識レベルを評価する	意識レベルを，Ⅰ：刺激しないでも覚醒している，Ⅱ：刺激で覚醒するが，刺激をやめると眠り込む，Ⅲ：刺激しても覚醒しないの3つに分け，それぞれをさらに細かく3段階に分けて判定する	数分程度	「ベッドサイドの神経の診かた 改訂18版」（田崎義昭，他／著），南山堂，2016
GCS（Glasgow Coma Scale）	意識レベルを評価する	開眼（4段階），発語（5段階），運動（6段階）について最良応答で採点し，合計点で重症度・緊急度を判断する	数分程度	「ベッドサイドの神経の診かた 改訂18版」（田崎義昭，他／著），南山堂，2016

3 作業療法プログラム

1）プログラムを立案する前に

- ここからは，脳卒中片麻痺を呈したクライエントに対する作業療法プログラムについて考えていきたい．まずはプログラムを立案するうえで踏まえるべき事柄について確認していく．
- 作業療法が処方される多くのクライエントは，程度の差はあれど生涯にわたり後遺症を抱えながら生活を継続することになる．つまり，障害の回復には限界があるということである．医学の進歩は日進月歩であり，回復可能性も日々拡大しているが，作業療法士は，**クライエントの回復可能性（予後予測）**を踏まえ，プログラムを立案する必要がある．

◾️1 介入モデルを選択する

- 作業療法士は，機能的な予後予測や心理面など，クライエントのさまざまな側面を配慮しながら，障害自体の回復を支援するべきなのか（**回復モデル**），障害を前提とした技能の習得を支援するのか（**習得モデル**），環境を変えるべきなのか（**代償モデル**），支援の方針を決めていく（図2）．
  - ▶障害自体の回復が難しい場合は必然的に習得モデルや代償モデルを採用することが多くなるし，反対に，発症直後で症状が固定していない時期であれば，回復モデルを採用する比重は大きくなるかもしれない．
- 当然のことながら，前述の支援の方針は，どれか1つを採用することもあれば，複数を同時に採用する場合もあるし，適宜方針を変更する場合もある．また，いかなる介入モデルを選択したとしても，その目的は，大切な作業を通した健康の促進であることを忘れてはならない．

◾️2 作業の意味を考慮する

- プログラムのなかで扱う作業についても重視すべき事柄がある．クライエントの大切な作業は，その作業がなぜ大切なのか，一人ひとり理由が異なる．これを「**作業の意味**」という．
  - ▶例えば，とにかくお金を節約したいという理由で「料理」を大切な作業にあげるクライエントと，子どもに栄養バランスのよい食事を提供するために「料理」を大切な作業にあげるクライエントでは，当然その支援内容は異なる（図3）．
- 作業療法士はクライエントがなぜその作業を大切に感じているのか，意味をしっかりとら

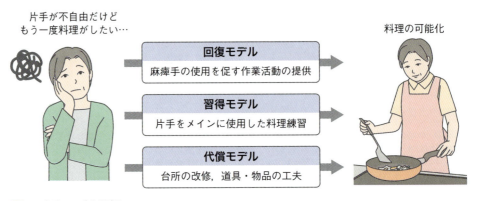

図2　介入モデル選択

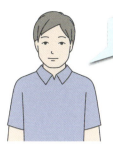
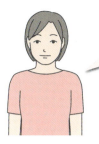

図3 作業の意味を考慮する

え，意味の実現を重視することが大切である．

▶ その作業に関連した動作ができるようになったとしても，意味の部分を実現することができなければ，その支援は成功とはいえない．反対に，意味の部分を実現するために，作業自体を別の作業に変更する場合もある．

3 作業の形態を考慮する

- 作業療法士は，クライエントの大切な作業が，どのような道具を使用して，どのような方法で遂行していたのか，道具や方法にこだわりはあるのか，生活する地域や集団のなかで求められる方法や望ましい方法はあるか，反対に歓迎されない方法や望ましくない方法はあるか，などを考慮することが大切である．これを「**作業の形態**」という．
- 後遺症などの理由から，作業の形態を変更せざるを得ない場合は，クライエントが新しい形態を受け入れているのかを確認しながら進めていくことが重要である．作業療法士にとってはうまく支援できたと思っても，クライエントは生活のなかでその作業を遂行することに心理的なストレスを感じたり，遂行すること自体を拒否してしまう可能性がある（図4）．

4 作業の機能を考慮する

- 面接評価などでクライエントが大切な作業について希望を表明した場合，作業療法士は，その作業がクライエントにとってどのように役に立つのか，どのような影響を及ぼすのかを考える必要がある．これを「**作業の機能**」という．
- 作業はクライエントの健康に対して，悪影響を及ぼす場合もある（喫煙やギャンブルなどは

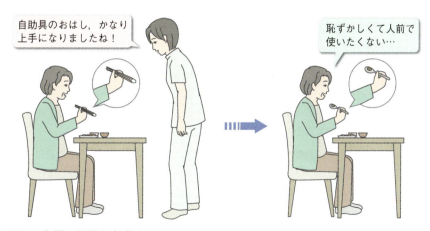

図4 作業の形態を考慮する

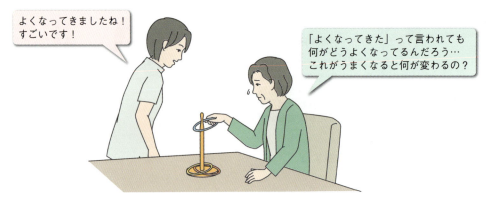

図5 常に内発的動機づけを考える

代表例だろう).作業療法士は,クライエントが希望したからといって手放しでその作業を支援するのではなく,その作業が健康に寄与するかどうかを考えながら,支援の対象とすべき作業なのかどうかを吟味する必要がある.

5 常に内発的動機づけを考える

- クライエントが大切な作業(したい作業,しなければならない作業,することを期待されている作業)に結びつくことができるよう,作業療法士はいろいろな練習プログラムを提供したり,環境を調整したりする.その際に大切なことは,常にクライエントの**内発的な動機づけを考慮したプログラム**を立案することである.
- 作業療法士は,クライエントが円滑に技能を身につけることができるよう,プログラムに難易度調整を行い,簡単な課題から徐々に難易度を上げていく.
- その際,動作的な課題について,クライエントが達成したかどうかを指標に難易度を調整することが多い.しかし作業療法士からみて課題を達成したようにみえても,クライエントが達成感や自己有能感を感じていなければ,クライエントは主体性や自信を喪失しやすく,結果として,クライエントの目標達成は困難なものになってしまう(図5).
- クライエントが動作を遂行できたかどうかだけでなく,クライエントが目標を達成できたと「思えているか」どうかにも関心を向けながら,丁寧に難易度を調整していくことが大切である.
- 同時に,クライエントとかかわる際は,常にクライエントの内省を促し,クライエントが目標志向的に目の前の課題に向き合えるようにコミュニケーションをはかることも,作業療法士の大切な技能である.

2) 活動・参加に対する支援

- 活動・参加を支援するということは,クライエントの大切な作業を通して社会との結びつきを支援するということである.
  - ▶学生は勉強や友人との交流,アルバイトなど種々の活動を通して「学生」として社会と結びつく.専業主婦は,家事や子育てなどさまざまな活動を通して「専業主婦」として社会と結びついている.
- 作業療法士は,目の前のクライエントが,大切な作業にどのようにかかわることができればその人らしく社会と結びつくことができるのかを常に考えながら支援を行う必要がある.

- ここではいくつかの側面から，活動・参加に対して作業療法士が行う支援について考えたい．

1 役割に対する支援

- 活動・参加を支援する際，**クライエントの役割**に注目したい．
- 役割は一般的に，与えられた仕事や課題などを連想するが，作業療法士が役割という言葉を用いる場合，その範囲は広い（図6）[1]．クライエントが役割を取り戻すということは，つまり，その人らしい生活を取り戻すということである．
- 人が役割を獲得するためには，**内的期待，外的期待，作業役割実行**の3つが必要となる（図7）[2]．
- 内的期待とはクライエント本人がその役割を担いたいという思いである．外的期待とは周囲の人がクライエントにその役割を担ってほしいという期待である．内的・外的な期待から人は意思決定を行い，その作業役割を実行に移す．この概念は，作業療法士が支援すべき事柄を示唆している．
- 作業療法士は，クライエントの支援を行う際，その作業の動作的側面にばかり注目し支援を行う傾向がある．しかしながら人の役割は，内的・外的期待，そして役割の実行というすべての側面によって成立する．したがって作業療法士は，クライエントがその役割を実行できるよう，動作的な支援を行うことに終始するのではなく，クライエント自身の動機にはたら

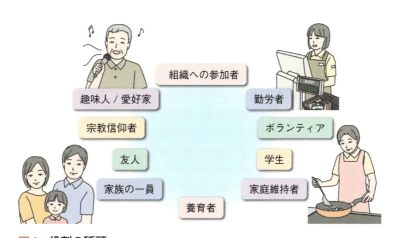

図6　役割の種類
（文献1を参考に作成）

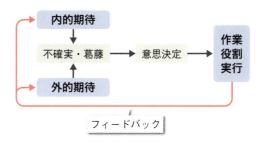

図7　役割獲得モデル
（文献2を参考に作成）

きかけたり，家族をはじめとする周囲の人に対して，クライエントがその役割を果たしながら生活を営むことの意義を伝達したりと，多面的な支援を行う必要がある．
- 作業療法士はクライエント一人ひとりに対して，オーダーメードの支援を行う．そのとき，「介助を自立に」という視点だけで支援内容を考えるのではなく，「どのような役割を実行しながら日々を営むことがその人らしい生活につながるのか」という視点を大切にすることで，クライエントが所属する環境に結びつき，その結びつきのなかで自分の居場所を得て，アイデンティティのある生活を継続することを可能にする．

2 作業バランスに対する支援

- 作業療法士は活動を支援する際，活動を一つひとつ単体で考えることが多いが，1日，1週間，1年など，時間のまとまりのなかで，複数の活動がどのような量的・質的なバランスで存在しているのかにも注意を払う必要がある．これを**「作業バランス」**という．
  > 例えば「映画鑑賞が何よりも大好きな作業」というクライエントがいたとする．このクライエントは1日中映画を観たいと思うだろうか．また，映画を観ることができれば健康でイキイキしているといえるだろうか．おそらくこのクライエントは，仕事や買い物，休息など，いろいろな作業を通して社会的責任を果たしたり，リフレッシュしたりする毎日のなかで，ときどき映画を鑑賞するからこそ，映画鑑賞を大好きな作業として位置づけることが可能になるのではないか．つまり，人は好きな作業だけを遂行しながら生活すれば，満足度が向上するわけではないのである．
- 作業療法士は，一つひとつの活動をバラバラにとらえ，それぞれを「できる」ように支援するだけでなく，クライエントが病前どのような作業バランスで生活していたのか，障害を呈した現在の状況を踏まえ，今後どのような作業バランスで生活を営むことが理想的なのかをクライエントと一緒に考えながら，生活スタイルの再構築を支援する視点が重要となる（図8）．

3 ADLに対する支援

- 多くのクライエントは，入院し，多くの活動に他者の介助を必要とする状態から作業療法をスタートする．どのような活動・参加の状態がクライエントの健康を促進するのか，それは一人ひとり異なるが，共通項目として**日常生活活動**（activities of daily living：**ADL**）は重要な活動項目であろう．
- 脳卒中を呈した多くのクライエントが入院する回復期リハビリテーション病棟でも，ADLの

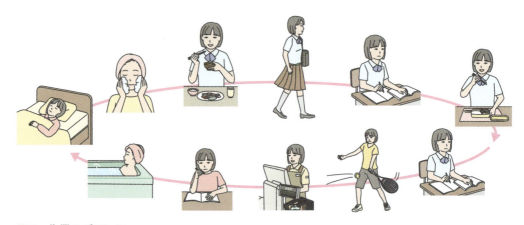

図8　作業のバランス

改善率は重要な指標となる．多職種で効果的な支援を行うために，クライエントのADL状況の詳細を評価し，適切な支援を行うのは作業療法士の大切な役割である．

- 以下に左片麻痺者を例に，病棟でのADL方法の一例を紹介する．実際には障害の程度や心理面など，クライエントごとに考慮すべき内容が異なるため，適宜，方法や教示内容を工夫してほしい．

①起居動作（図9）

- 起居動作は，その後のいろいろな活動につながる重要な動作である．

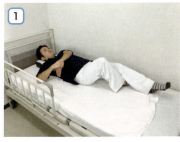
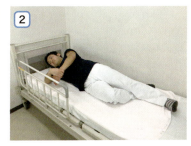
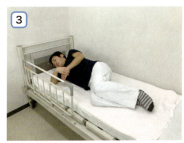
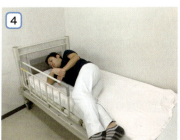
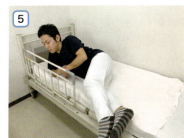
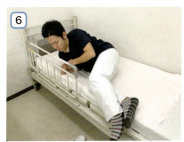
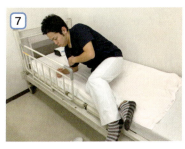
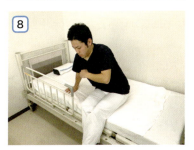

図9　起居動作

①まず右側に寝返りを行うために，右手で左上肢を把持し，腹部の上に位置づけるとともに，右下肢で左下肢をすくい上げるようにする．このとき身体とベッド柵の間にスペースがないと寝返った際にベッド柵に近づきすぎてしまうため，開始時にスペースを確保することも大切である．
②③右上下肢で左上下肢をガイドしながら右側に寝返りを行う．この際，骨盤が十分に回旋できていないと体幹が再び背臥位に戻ろうとするため十分に回旋する．
④右下肢で，両下腿部をベッドから垂らすようにする．
⑤⑥上体を起こしていく際，クライエントは頭部を真上に移動させようとしたり，視線を天井方向に向けようとしたりすることが多い．これらの動きはいずれも重心が後方に偏移しやすく，後方へ倒れやすくなる．したがって頭部を前方に移動させながら起き上がることができるよう，指示や介助を行う．靴やゴミ箱など，床に置いてあるものを活用して，それらをのぞき込むように指示をすることで，頭部や体幹の動きをガイドできる場合もある．
⑦上体が起きてきたら右側胸部に滑り込ませるように肘を入れ，上体を肘で支持する．動作中，後方に倒れないよう，視線は自分の肘を追いかけてもらうよう指示するとよい．
⑧頭部の動きで重心をさらに前方に移動しながら，肘にかかった荷重を抜きつつベッドに手掌をつき，ベッドを押しながら端座位になる．

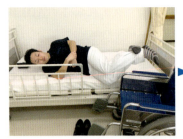 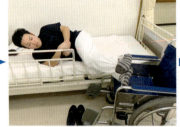 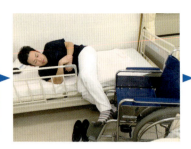
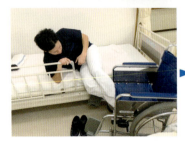 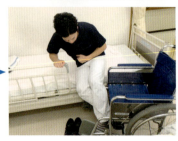

図10 起居動作（車椅子あり）

- 起居動作〜車椅子移乗まで一連の動作の自立をめざす場合，図10のように，車椅子を位置づけた状態で起居動作を行うことになる．その場合は，図9の動作に加えて，車椅子のアームレストや座面に下肢が干渉しないよう（裂傷など思わぬけがにつながる可能性がある）起き上がりを行う必要がある．
- また，クライエントの習熟レベルに応じて，車椅子なしの設定で遂行可能になってから，車椅子ありの設定で練習を開始するなど，心理面や技能面への配慮・段階づけが重要である．

②ベッド端座位での靴の着脱（図11）
- 起居動作の後，車椅子に乗り移ったり，立ち上がり歩きだすためには，靴の着脱が必要となる．
- 入院中のクライエントは，介護用品などで市販されている着脱しやすい靴を使用している場合もある．このような靴は，クライエントの心身の負担を軽減し，早期に自立度の向上をはかるために有効である．
- しかしながら，安楽な靴でのみ着脱が自立していると，退院後，自分の好みの靴を履こうとしても全く履くことができない，などのリスクも考えられる．
- 入院中からクライエントとしっかり情報を共有して，今後どのような靴を履きたいのか，履かなければならないのか，などの情報を踏まえながら，プログラムを提供していく必要がある．

③移乗動作（図12）
- 移乗はクライエントの自由度を担保するために重要な動作である．移乗が自立すれば，クライエントは自分の意思でベッドから離れて活動に参加したり，反対に自分の意思でベッドで休息することもできる．
  ▶ 移乗動作の原則は，健側方向への移乗である．しかしながら，起居動作〜移乗の一連の動作の自立をめざす場合は，車椅子からベッドの移乗は健側方向だが，ベッドから車椅子の移乗は麻痺側への動作になる．
  ▶ 予後予測として，今後も常に介助が必要と判断されるレベルであれば，毎回健側方向に移乗できるよう車椅子を準備してもらうこともよいかもしれない．しかし今後自立をめざす

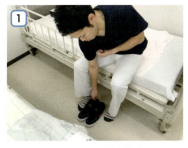 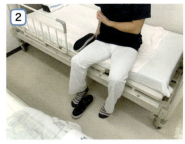 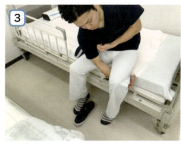
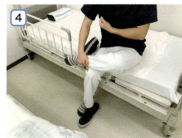 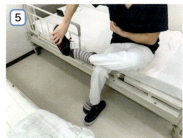 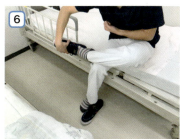
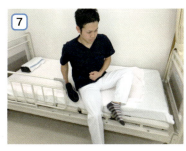 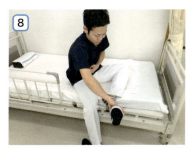 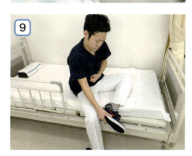

図11　ベッド端座位での靴の着脱

①②右上肢で左側の靴を拾い，取りやすい場所に置く．ベッド柵に靴を入れる箱を設置するなどの工夫を行うことでこの工程は省略できるが，汎用性に欠けるため，クライエントがめざす生活環境や技能レベルを踏まえて判断する．

③④右上肢で左下肢を持ち上げ，足を組んだ姿勢をとる．左下肢を持ち上げる際，重心が左に偏りやすいため注意する．足を組むことができずに滑り落ちてしまう場合があるが，すべり止めシートなどで対策を行う前に，ベッドの高さを確認する．左下肢の関節可動域制限などの理由で足が組めない場合は対策が難しいが，ベッドが高すぎて大腿部が前下がりになっていることが原因の場合は，ベッドの高さを調整することで対応できる場合もある．当然ながら，立ち上がりや移乗のしやすさとの兼ね合いでベッドの高さは調整したい．

⑤⑥右手で靴をつかみ履かせていく．その際，多くのクライエントは足部の向きと靴の向きをそろえた状態で履かせようとする．これは，足趾が入り口に引っかかったり，シュータンを靴の奥に押し込んでしまう原因になるため，最初に靴の長軸方向に足趾を並行に位置づけ，足趾をすべて靴の中に入れてしまうとよい．足趾がすべて靴の中に収まってから靴の奥へと滑り込ませていくと，前述した入り口への引っ掛かりやシュータンの押し込みも防止できる．

⑦⑧⑨さまざまな原因によって，どうしても足を組むことができないクライエントの場合，ベッド上に麻痺側下肢で胡坐をかくように座り，靴を履かせる方法もある．

のであれば，移乗は両方向にできなければならない．

▶麻痺側への移乗は，基本的には健側方向の移乗動作の逆手順で行われる．しかし多くのクライエントは，これから移乗するほうに視線を向けたがり，結果として着座地点に向かって殿部を回すことに難渋する場合があるため，身体の動きのみを指示するのではなく，視線をどちらに向けると回りやすいかなど，教示のしかたを工夫したい．

▶また，麻痺側に方向転換することで麻痺側に荷重しすぎてしまい，それが転倒につながる場合もあるため，健側に身体を支えられるだけの荷重を残しながら方向転換できるよう，頭の位置などクライエント自身がイメージしやすい教示方法で練習を進めることが大切で

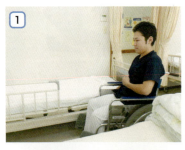 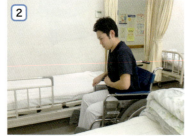 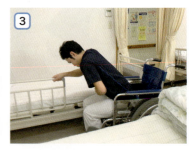
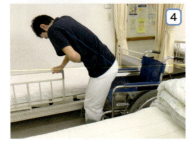 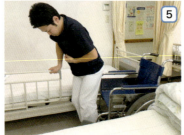 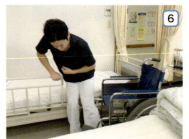
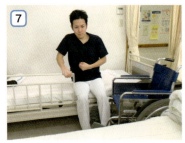

図12　移乗動作
①車椅子からベッドへの移乗は，車椅子を位置づけることからはじまる．障害の状態や車椅子の種類によって，理想の位置はさまざまだが，ベッド柵とアームレストの間に，クライエントの殿部の幅＋数センチ程度確保した位置で車椅子を停車，ブレーキをかけ，フットプレートから左下肢を下ろす．
②体幹を起こし，やや浅めに座り直す．一部のクライエントは，背中を車椅子の背もたれに押し付けるようにして殿部を前方にずらそうとするが，立ち上がり動作における離殿のように，体幹を前傾することで荷重を減らし，殿部を前方にずらす動作を学習してもらう．このとき足底は踵が浮かない程度に手前に引き，肩幅程度に開く．
③ベッド柵を把持し，体幹を前傾していく．体幹は，下肢の麻痺の程度によるが，健側前方に向かって前傾していくよう促す．
④体幹が適度に前傾し，主に殿部にかかっていた荷重の大部分が足底に移動したら，ゆっくりと離殿し，立位をとる．このとき，麻痺側前方に崩れやすい場合は，足部を手前に引く際，麻痺側の下肢はあまり引きすぎないほうがよい．
⑤方向転換時の下肢の使い方は，麻痺側下肢を支持脚として使い，健側下肢を遊脚させて移動するステップと，下肢を遊脚させずに方向転換するピボットがある．クライエントの支持性や認知機能などを総合的に判断して練習方法を決定する．
⑥⑦着座の際，最初から殿部を下ろそうとすると，後方にバランスを崩しやすくなる．立ち上がりの際と同様に，適度に体幹を前傾させてから殿部をゆっくりと座面へ下ろしていく．

ある．
- 移乗は尿便意など，生理的な欲求を契機に行われることも多い．したがって作業療法士は，動作の安定をはかるだけでなく，心理的に焦る状況でも安全に動作を遂行できるよう，評価・介入を行ったり，クライエントに自分の排泄リズムを学習してもらい余裕をもってトイレに向かってもらうなど，焦りの少ない状態で移乗ができるよう，移乗の練習以外の部分に介入することも重要である．

④**車椅子操作**（図13）
- 片麻痺を呈したクライエントの多くは，片側の上下肢で車椅子を駆動することになる．

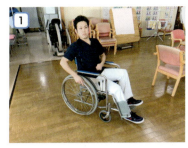 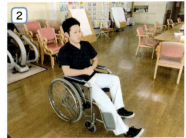 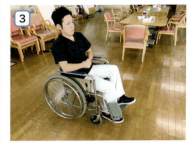
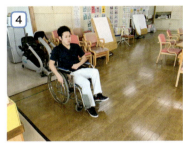 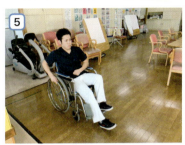
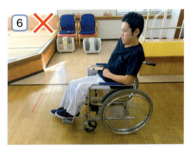 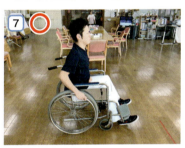

図13 車椅子操作

①右手のみでハンドリムを駆動すると，車椅子は左へ曲がろうとするため，片麻痺者が車椅子をまっすぐに駆動しようとする場合は，左に曲がろうとする右上肢による駆動に対して，右下肢で左に曲がろうとする動きを相殺しながら前に進むための運動が必要になる．

②③最初に上肢を使用せずに，健側下肢のみを使用して車椅子を駆動し，直進する練習からはじめ，その後，④⑤健側上下肢での駆動へと移行すると，クライエントが自分で進みたい方向へ車椅子を操作する感覚をつかみやすい．

⑥自由に操作ができない場合，クライエントの骨盤は後傾し，麻痺側に回旋位をとり，麻痺側肩甲帯を背もたれに押し付けるように身体を固定し駆動しようとすることが多い．廃用症候群や病前から習慣化された姿勢など，さまざまな原因が考えられるため，修正が容易ではない場合もあるが，⑦できるだけ体幹を前傾し，両坐骨〜足底に荷重しながら駆動することができるよう練習を進めたい．

- 健常者の場合，前述の動きを行うことは容易であるが，片麻痺者の場合，片側の運動障害に加え，健側上下肢や体幹の筋力低下，注意力の低下や半側空間無視，感覚鈍麻，空間構成力の低下など，種々の障害を呈することにより，難易度が高い場合がある．
- したがって作業療法士は，クライエントの障害像を正確にとらえたうえで，車椅子駆動に向け，どのような支援をどの順番で提供するべきかを工夫する必要がある．

⑤**トイレ動作**（図14）

- 排泄は尿意・便意を伴う行為であり，クライエントは心理的に余裕のない状況で遂行を余儀なくされることが多い．したがってトイレに対する支援は，単に動作練習を行うだけでなく，排泄頻度や尿便意が生じやすい時間帯を評価し余裕をもってトイレに向かうなど，多面的な支援が必要となる．
- また，自立をめざすためには，車椅子を適切な場所に位置づけたり，後始末をしっかりと行

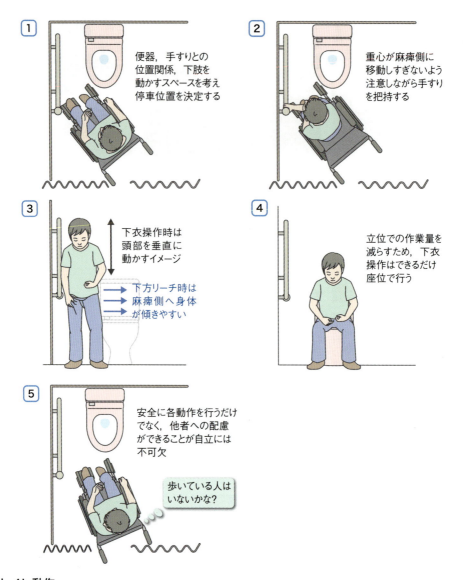

図14 トイレ動作

①車椅子を便器に対して斜めに位置づけ停車する．ここで手すりや便器，尿便意に注意が向いてしまい，ブレーキやフットプレートの管理を忘れやすいため注意する．

②ブレーキをかけ，フットプレートから足を下ろしたら，右手で左前方の縦手すりをつかんで立ち上がる．このとき，やや正中線を越えたリーチを要するため，麻痺側に重心が偏りすぎないようリーチする練習を十分に行う．また，手すりを引き込むような立ち上がりをしてしまうと，立位になった後も後方重心になりやすく，転倒につながりやすいため，十分に重心を前方に移動させてから立ち上がる．

③下衣操作は，健側で壁にもたれながら行う．特に右上肢で左側の下衣を操作する際，麻痺側にバランスを崩しやすいため，健側に重心を残しながら下衣を下げることができるよう練習する．後始末の際は，片手でトイレットペーパーを引き出し，適量重ね合わせ，ふたを押さえながら切る練習を行う．最近では，片手でも簡単にペーパーを切ることができるよう，ふたが適度な力でペーパーを押さえつけてくれるペーパーホルダーも増えてきているが，常に使い慣れた環境で排泄を行うとは限らないため，片手でふたを押さえて紙を切る練習はするべきであろう．ふき取りについても，ふき残しなどがあると皮膚トラブルにつながりやすいため，温水洗浄便座などを活用したほうがよい．

④下衣を上げる際は，座位でできるだけ下衣を上げてから立ち上がりを行う．更衣時のポイント（図15-2）と同様に，立位で行う作業を少なくすることで，より安全・安楽に遂行することが可能になる．下衣を上げたら，開始時と逆の手順で車椅子に戻る．

⑤車椅子で排泄を行う場合，排泄が終わりトイレから出る際は，後ろ向きで出ることが多い．したがって，排泄の自立度を検討する場合は，トイレ内動作が安全にできるかどうかだけでなく，他者に配慮しながらトイレから出ることができるかなど，複合的な練習が必要となる．

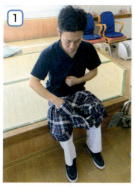 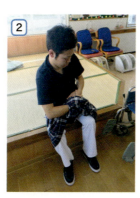 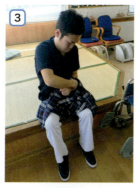 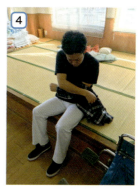
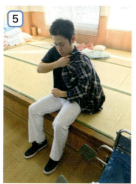 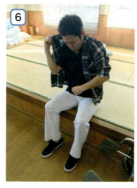 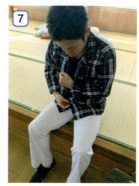 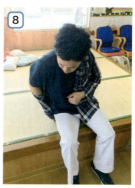

図 15-1　更衣（上衣）

①まず左上肢を通す場所を確認する．このとき，衣類の裏面がクライエントに面しており，襟が奥に位置しているようにする．
②右上肢を左の袖口から入れ，左上肢を迎えにいく．左手指の筋緊張が低い場合，指が袖の中に引っかかることがあるため，右手で左の手指を覆うようにつかむとよい．
③ある程度，袖の中に手が通ったら，右手を離し，袖をたぐりながらさらに通していく．
④⑤この動作が不十分だと，身ごろを背中にまわしていく際に窮屈になるため，少し余分にたぐりあげておくとよい．
⑥肩を覆い隠したら，襟をつかんで身ごろを背中にまわしていく．左の腋窩部に衣類がねじれて引っかかっている場合があるので整える．
⑦通常，ボタンは上から順に着脱することが多いが，片手でボタンを留める場合，両手でボタンとボタン穴を確認することが難しく，穴とボタンがズレてしまうことがある．したがって，鏡で確認する，下から順番につけるなどの工夫を適宜行う．
脱衣は着衣とは逆に健側～麻痺側の順に行う．⑧健側の袖が上手く抜けない場合は，袖口を殿部に挟むなどの工夫を行う．

い清潔を保持するなどの支援も欠かせない．

⑥更衣動作（図15）

- 更衣は，気温の変化に対する対応や着脱のしやすさなどの機能性だけでなく，趣味・嗜好や場にあわせた礼節など，さまざまな要素を踏まえた支援を必要とする．作業療法士は，着やすい衣類の自立をめざすだけでなく，クライエント一人ひとりの生活スタイルを踏まえ，どのような衣類をどのような状況で着脱する必要があるのかを評価したうえで，適切な支援を行う必要がある．
- 下衣の着脱順序は，上衣と同様である．左下肢を組む前に，右側に下衣を準備しておく．このとき，左下肢をすそまで通しやすいように，入り口（ウエスト部分）～すそまでをまとめておく．

⑦整容

- 整容は清潔保持にとどまらず，社会と交わるための準備としての意義がある．更衣と同様に，整容の遂行能力はクライエントの外出や社会交流に対する意欲につながるため，単に機能的

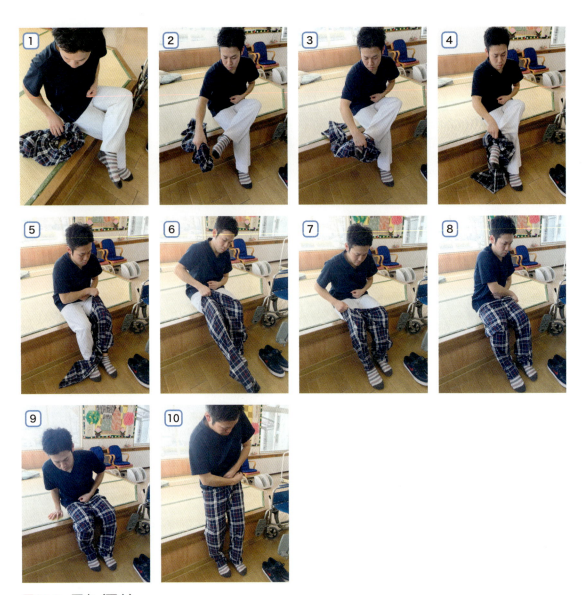

図15-2 更衣（下衣）

①②③左下肢に下衣を通していく．この際，前方へのリーチが過度になりすぎないよう，足を組む練習を十分に行うとともに，組みやすい環境設定を行う（図11参照）．
④引っかかりを防ぐため，すそを上げる前に足関節周囲まで見えるようにすることが重要である．
⑤膝周囲まですそを上げたら，左下肢を床に下ろす．
⑥⑦次に右下肢を通す．バランスを崩さないようしっかりと左の足底接地を確認しながら行う．
⑧立位で行う動作を少なくするために，右下肢を通したら，座位のままできるだけ下衣を上げることが重要である．
⑨⑩十分に下衣を上げたら立ち上がり，残りの下衣を上げて整える．脱衣は着衣の反対の手順で行う．

側面のみを評価して支援を行うだけでなく，クライエントの趣味・嗜好性を踏まえた支援を行う必要がある．

- 整容は，歯ブラシ，爪切りなどさまざまな道具を使用する．片麻痺の場合，道具を準備する，固定する，把持する，機能的に使用するなど複数の要素が必要になるため，道具の収納場所や使う準備をする場所など，クライエントが無理なく遂行できるよう，環境整備も重要となる．
- また，片手で歯ブラシを把持して反対の手で歯磨き粉を付けるなど，整容は通常，両手を必

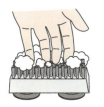

健側の手指を洗うことができる
ハンドブラシ

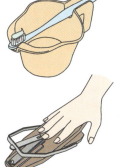

歯ブラシを固定して
歯磨き粉をつけることができるコップ

健側の爪を切ることができる
ワンハンド爪切り

図16　整容に関連した自助具の一例

要とする動作も多いため，片手で遂行できるよう方法を工夫するとともに，自助具など使いやすい道具を提供することも大切である（図16）．

⑧**入浴**（図17）
- 入浴は整容と同じく，機能的側面としての目的は清潔の保持であるが，嗜好性が高く，入浴を好むクライエントはとても多い．一方で，入浴はぬれた環境で，かつ衣類や靴を身につけずに行う動作であり，複合的な動作を要求されるため，ADLのなかで難易度が最も高い．入浴を安全・安楽に行うことは，クライエントの生活に対する満足度に大きく影響するといえる．
- 浴槽からの立ち上がりは，基本的に床からの立ち上がり方法を踏襲するが，浴槽は狭く，また麻痺側の下肢が滑りやすいため，開始肢位や支持物を十分に検討する．浴槽から下肢を出す際は麻痺側・健側の順に出すことになる．
- 浴槽から脱衣所までの移動は，身体の温まり具合や疲労の程度によって歩様が変化する場合があるので，クライエント自身が注意できるよう練習を進める．
- また，身体が湿っていると，入浴後の着衣の難易度が高まるため，タオルでのふき取り練習を十分に行う．

⑨**食事**
- 食事は栄養を摂取するという目的の他に，コミュニケーションやレジャーなど，さまざまな目的・場面で行われるため，食事の自立は社会生活を営むうえで重要である．したがって食事の支援は他者の介助を必要としないことだけを目的とするのではなく，社会的に認められた作業形態で遂行できることが重要である．
- 個々の生活環境や立場，食事を行う状況などをしっかりと評価したうえで，適切な支援方法を導く必要がある．
- 摂食動作に対してアプローチする前に，**姿勢についての介入**が重要である（図18）．クライエントに残存している身体機能を十分に発揮するためには，姿勢への介入は欠かせない．

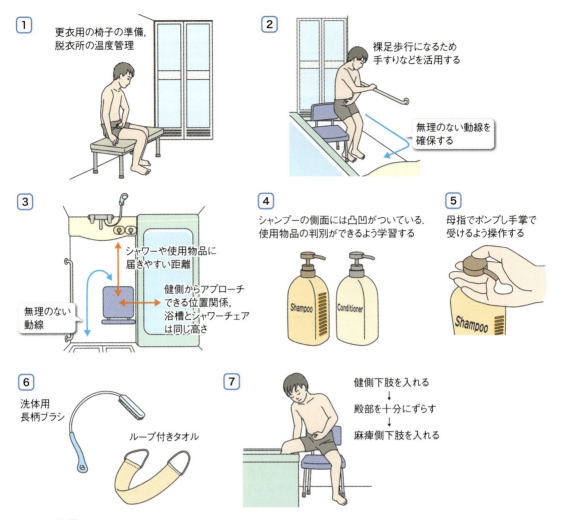

図17　入浴

①立位で脱衣ができない場合は，脱衣所に椅子を用意する．脱衣所は室温が低い場合もあるため，適宜，暖房の設置なども検討が必要である．

②脱衣所から浴室への移動は基本的に裸足になるため，ふだん独歩やT字杖などで歩行が可能なクライエントも転倒リスクが高まる．したがって手すりなどの動かない支持物や，壁を触れながらの伝い歩きも検討する．また，環境の制約によっては，4点杖などの「手を離しても倒れない杖」の使用を検討してもよい．

③一般的に洗体用の椅子は低いものが多いため，クライエントが安全，安楽に立ち上がりや座りができない場合は，シャワーチェアの導入を検討する．この場合，脱衣所からの動線に無理が生じないよう注意する．また，原則的に健側が浴槽側に位置づくように設置するが，入口やシャワーと浴槽の位置関係によっては難しい場合もある．シャワーチェアと同様に，シャワー，シャンプーなどの使用物品は，可能なかぎり無理なリーチを必要としないよう位置づける．

④シャンプーとリンスの容器は基本的に形状が同じだが，ほとんどのシャンプーには側面に凹凸がついている．クライエントがシャンプーとリンスをうまく判別できない場合は凹凸で判別できるよう学習を進める．また，ポンプタイプのシャンプーを使用する場合は⑤のようにポンプすると適量をとりやすい．

片手で洗髪を行うと，洗い残しやすすぎ残しが生じやすい．これらは不衛生や皮膚トラブルの原因となるため，シャワーノズルを壁に固定し，十分に洗い，すすぎを行う．洗顔も同様である．特に麻痺側は十分に洗い・すすぎができるよう練習を進めるとともに，クライエント自身が自分で確認するための練習も大切である．

洗体は広範囲のリーチを必要とするため，ループ付きタオルなど（⑥）の自助具を活用する．また，健側の上肢や腋窩部などが洗いにくく不衛生になりやすいため，洗体およびすすぎ後に，クライエント自身の確認を習慣化することが大切である．

⑦浴槽のまたぎは，動作効率的な理由に加え，やけどなどのリスクを軽減するためにも健側・麻痺側の順に行う．シャワーチェア座位から直接下肢を入れる場合は，健側下肢を入れた後，殿部を健側に十分にズラすことで麻痺側下肢を入れやすくなる．浴槽内にしっかり両足底を接地させた後に立ち上がり，床への座りと同様に，健側の膝をつき，殿部を下ろしていく．

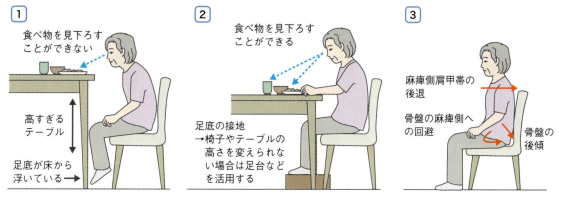

図18　食事姿勢

・まずはテーブルや椅子の高さに注目する．脳卒中を呈したクライエントのなかでも，特に高齢者は身長が低い・円背などの理由からテーブルが高すぎる場合がある（①）．また，足底が床にしっかりと接地していないこともあるため，足底を床に接地し，食べ物が十分に見下ろせるような環境を調整することが大切である（②）．

・脳卒中を呈したクライエントは，骨盤が後傾・麻痺側へ回旋し，麻痺側の肩甲帯も後退しやすいため（③）適宜修正を行う．最初は介助での修正から，少しずつクライエント自身で修正を行うことができるよう介入する．

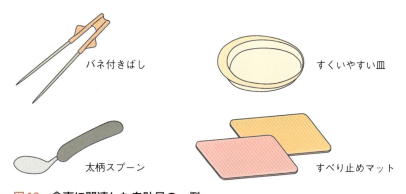

図19　食事に関連した自助具の一例

● 摂食動作に麻痺側上肢が参加できない場合は，姿勢の左右差を少なくし，できるかぎり上肢への注意を促すために，テーブルの上に上肢を乗せるようにする．

　▶このとき健側の努力によって麻痺肢の緊張が亢進する場合は，食器などを倒してしまう場合があるため注意する．食事は高温のものが多いため，やけどに注意する．

● 脳卒中を呈したクライエントは，頭頸部や体幹をあまり使用せずに上肢の動きだけで食べ物を口に運ぼうとする傾向があるため，上肢，体幹，頭頸部の協調的な使用を促しながら練習を行う．

　▶どうしても上肢ばかりを使用する場合は，姿勢の不安定さから，その他の身体部位を固定することで上肢を自由に動かそうとしている反応であることが多い．摂食動作に介入する場合は，前述したようにまずはしっかりと姿勢を修正することが大切である．

● 現在は食事に関するさまざまな道具が市販されている（図19）．使いやすい道具を適材適所に導入すれば，クライエントの不十分な能力を補い，より安楽に食事が可能になる．一方で，使いやすい道具を使用することが，クライエントの機能回復の妨げになることもある．

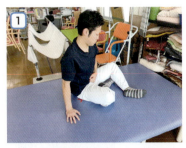 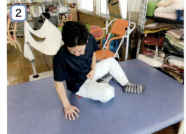 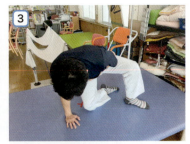
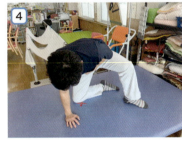 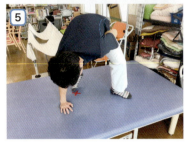 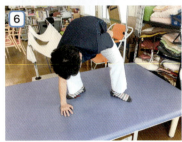
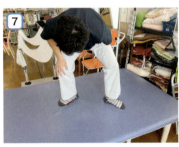 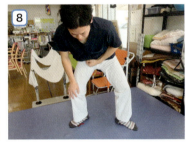 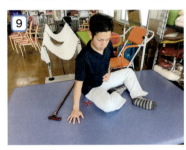

図20 床上動作

①床上で健側の坐骨に優位に荷重した胡座が基本的な開始肢位となる．
②③右手に荷重しながら殿部を持ち上げ，片膝立ちの状態になる．このとき，左の足底がしっかりと接地し，左股関節が過度に内旋・外旋しない肢位をとることができると，姿勢保持およびこの後の動作が安定する．
　片膝立ちになった際，麻痺側下肢を理想的な場所に位置づけることができたら，そのまま逆の動作をして①の状態に戻ってみるとよい．そのときの麻痺側下肢の位置が，最初の開始肢位でとるべき理想の位置となる．この開始肢位は，クライエント自身が毎回同じ場所に下肢を準備することができるよう，十分に練習が必要である．
④⑤右手と左下肢に荷重しながら膝を持ち上げ，右足底を接地させる．
⑥〜⑧その後，上体を起こしていく．床に座る動作については，基本的に前述の動作の逆手順となる．
　歩行補助具を必要とする場合は，立ち上がった際，取りやすい位置に補助具を置いておくことが動作効率的にも転倒予防の観点からも重要である．前述した方法で立ち上がりを行う場合，胡坐の段階で⑨の位置に補助具を準備しておくと立位で拾いやすい．

⑩床からの立ち上がり・座り（図20）

- わが国は床に座って行う作業が非常に多い．近年では洋式の生活形態が普及し，以前よりも床に座る頻度は減少傾向にあるが，家屋環境により，多くの時間を床上で過ごす人もいる．
- また，和室が家族の団らんする場所になっている場合などは，床からの立ち上がり・座りができることで，特別な配慮（椅子の設置）などをせずに家族と一緒に過ごすことができるようになる．
- 体格や関節可動域などにより個人差はあるが，効率的に動作を遂行すると，動作中，胡座での健側の坐骨，片膝立ちでの膝，立ち上がった際の右足底は，床のほぼ同じ位置に接地することになる．
- また，立ち上がると開始肢位よりも約90°健側を向くようになる．

3) 環境に対する支援

- **人−環境−作業モデル**（図21）[3] で示されているように，作業遂行は人−環境−作業の連環である．したがってクライエントの作業遂行の改善を支援するには，作業療法士はクライエントが作業を行う環境に関心を向け，適宜その**環境を調整**する必要がある．
- 環境調整という言葉を聞くと，手すりの設置や段差の解消などを思い浮かべる人が多い．環境とは，場所や道具だけでなく，一緒に生活する人や住み慣れた場所に存在する特有のルールや信念，生活を支えてくれる社会制度など，クライエントをとり巻くあらゆる物事を指している．
- ここでは，環境調整を行う際，作業療法士が大切にすべきポイントについて説明する．

1 場所や道具について

- 作業を遂行する場所や道具の調整は，効率性や負荷を最適化するうえで，非常に効果的であり即効性がある．
  - 例えば，段差だらけの床をフラットにすれば，今まで段差を越えることができなかったクライエントの活動範囲は一気に拡大する．物干しざおを低い位置に設置すれば，昨日まで洗濯物を干すたびに肩の痛みを我慢していたクライエントは，苦痛から解放される（図22）．この他にも，住宅改修や道具の工夫など，さまざまな工夫がなされている．
- 場所や道具を調整するうえでの基本的な考え方は，クライエントの非効果的な遂行の原因となる要素を補うことである．

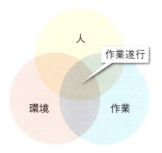

図21 人−環境−作業モデル
（文献3を参考に作成）

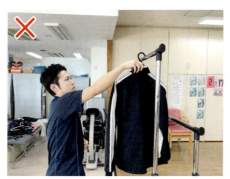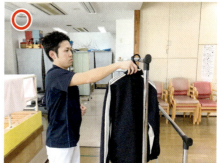

図22 物干しの例

▶脳卒中を呈したクライエントの場合，片側の上下肢の自由度が制限される場合が多いため，クライエントの能力に環境をあわせることの意義は大きい．しかしながら，不十分な機能を補うだけでは環境調整がうまくいかない場合もある．

- 場所や道具を調整する際は以下のポイントに注意したい．

①安全・安楽すぎないか

- 床をすべてフラットに改修し，触れる場所すべてに手すりを設置すれば，確かに移動は安全・安楽になるだろう．しかし，整備された環境に慣れすぎてしまうと，自分の身体機能を駆使してバリアを克服する機会がほとんどなくなり，少しの環境変化にも対応することが難しくなってしまう．
- 結果として転倒リスクが高まってしまったり，外出することに恐怖心を感じてしまうなど，不活発な生活に陥る可能性もある（図23）．
  ▶きわめて重度の障害を抱え，限定された環境下でのみ生活が可能になるならば，十分に安全・安楽な環境を調整することは意義の大きいことであろう．しかしながら，多くのクライエントの場合，自宅のみでなく，屋外全般，友人・知人の家，買い物をする店など，非常に多くの環境で作業をすることになる．つまり，いろいろな場所や道具に対応しながら生活を営んでいるということである．
- したがって，場所や道具を調整する場合は，活動性が損なわれたり，転倒のリスクを高めたりしないよう，生活しやすい環境を調整する視点に加え，安楽すぎて廃用症候群を助長しないかなどの視点も大切である．また，自宅のみならず，クライエントの活動範囲全体を踏まえ，自宅の環境調整の程度を検討することも重要である．

②望ましい作業形態か

- もう一つのポイントは作業形態についてである．クライエントが作業を遂行するための場所や道具は，機能的にクライエントの作業遂行に影響を与えているだけでなく，クライエントの趣味嗜好やこだわりなどを反映していることも多い．
- 誰にでもお気に入りの道具やこだわりの道具があるし，同時に「この状況ではこの道具を使用しないと恥ずかしい」などの心理的な制約も存在するだろう．
  ▶例えば，友人と外食することが大切な趣味である人にとっては，手の機能を補完する目的で導入された自助具のはしは，友人たちの前で使用することに抵抗があるかもしれない．

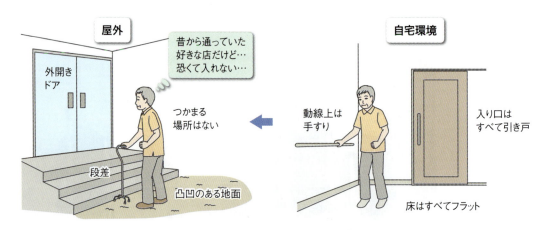

図23　クライエントの心理・能力・活動範囲を踏まえて自宅環境を調整する

オシャレをすることが大好きな人は，着脱のしやすさを最優先した衣類を着ることを拒むかもしれない．
- 作業療法士は，クライエントが種々の障害によって制限された機能を補うように環境を調整しようとするが，同時に，クライエントが新しい環境を受け入れることができるのか，つまり，クライエントの適応的な側面に注意を払い，対話を重ねながら環境の調整方法を検討する必要がある．
- 作業療法士とクライエントの両者が十分に検討を重ねたうえで新しい環境の形を採用することで，その環境はクライエントの健康を促進するものになる．
- 以上のように，場所や道具の問題は，ただすべてを安全・安楽にすればよいというわけではない．作業療法士は，クライエントの非効果的な遂行の原因を明らかにし，予後予測や活動範囲，パーソナリティなど，各種情報を踏まえたうえで，どのような環境調整が望ましいのかを検討する能力が求められる．

2 家族について

- クライエントが家族（配偶者や子どもなど）や親しい人と一緒に生活している場合，家族の考え方や知識・技術は，クライエントの生活に大きな影響を及ぼす．
- 以下に作業療法士がクライエントの家族に対して行うべき介入について説明する．

①身体的な介助法の指導

- クライエントの作業遂行に何らかの介助を必要とするとき，多くの場合，その介助は家族が担うことになる．介護保険などのサービスを利用することも条件が合致すれば可能だが，排泄や更衣など，身近で頻回な作業については家族が介助を行うことが多い．
- 近年では，高齢夫婦などの老老介護が問題になっている．作業療法士は，クライエントの能力だけでなく，介助者の能力を踏まえたうえで，家族が介助すべき作業とそうでない作業を吟味する必要がある．
- また，多くの家族は医学的な知識をもちあわせてはいないため，できるだけわかりやすく，シンプルに指導を行うことが望ましい．さらに，介助のポイントを紙面にまとめて渡すなど，家族の能力にあわせた工夫も重要である．

②大切な作業に対する理解を促す

- 家族に対する介入というと，身体的な介助方法の指導を思い浮かべることが多いだろう．しかし，作業療法士が行う家族に対するアプローチはそれだけでは不十分である．
- 作業療法士は，クライエントが健康的な生活を営むために，どのような作業をどのように行う必要があるのか，つまりクライエントの大切な作業について，家族に理解してもらうようはたらきかける．
  - ▶ 多くの家族の場合，「無理をしてほしくない」「けがをしてほしくない」「障害をもった身体で頑張らせたらかわいそう」など，クライエントのことを心配するあまり，クライエントが作業を行うことに対して消極的・抑制的になりやすい．クライエント自身もまた，他者に依存した生活を送ることに対して後ろめたい気持ちから，正直に希望を表出できない場合もある．それは結果として，クライエントから大切な作業を遂行する機会を奪うことになる．
- 作業療法士は，クライエントがその作業にどのような思いや価値をもっているのかを家族に代弁したり，クライエントが大切な作業に結びついて生活することが，クライエントの健康に不可欠であることをしっかりと説明することが大切である．

- 口頭で詳細な説明を行うこともももちろん重要であるが，作業療法場面（実際にクライエントが作業に従事している場面）を見学してもらうなど，クライエントと経験を共有する機会を提供することも有効である．

❸ 地域特有のルールや価値観について

- 世界にはさまざまな宗教や文化が存在している．そこには特定のコミュニティだけで共有されたルールや信念があり，それが価値判断の基盤を形成し，生活様式・行動様式をつくり出している．
- わが国では日常生活で文化の違いを意識する場面はほとんどないかもしれない．しかしながら，日本においても，特定の地域だけで共有される考え方やルールは無数に存在する．
  - ▶例えば，住民の多くが農業を営む，東北のある地域では，「他の家より早い時間に畑に出る」ことにとても価値を見出している．つまり，より早い時間から畑に出て作業を行うことが「真面目でしっかりとした家」であり，反対に遅い時間に畑に出てくる家は「だらしがない家」なのである．したがって，この地域に暮らすクライエントの作業療法目標が農作業の再開ならば，畑で農業を行うための練習の他に，できるだけ早い時間に畑に出ることができるよう，朝の身支度をすばやく行う練習なども必要になるかもしれない．
- このように，第三者からみれば全く価値を感じないような事柄も，そのコミュニティに所属する人にとっては重要な関心事である場合もある．
- 作業療法士は，その作業がどれくらいうまく遂行できるかに関心をもつだけでなく，クライエントが所属するコミュニティのなかで，その作業形態が受け入れられるものなのか，ふさわしいものなのかを常に考え，支援方法を決定していく必要がある．

❹ 社会資源について

- われわれは医療・保健・福祉・教育など，さまざまな社会制度のもとに当たり前の生活を営むことができる．障害を呈した人も，QOLの高い生活を営むための社会制度を活用できる．
- 脳卒中を呈したクライエントの多くは，入院中に要介護認定を受け，退院と同時に介護保険サービスを利用することが多い．
  *介護保険をはじめ，さまざまな社会制度の詳細については成書を参照してほしい．
- 要介護度によって利用できる上限が規定されるなかで，最もクライエントのQOLを高めるであろう計画（ケアプラン）が介護支援専門員（ケアマネージャー）により立案される．
- 実際にプランニングを行い，サービスを調整するのはケアマネージャーであるが，その前段階で多職種による話し合いが行われる（サービス調整会議）．作業療法士は，クライエントの自立度など，リハビリテーションの状況について報告をする．その際，大切にすべきポイントは，クライエントの健康を促進する作業についての情報をしっかりと発信することである．
- 大切な作業に関する情報を，クライエントと作業療法士だけが共有するのではなく，前述した家族や，かかわるすべての職種で共有し，大切な作業と結びつくために社会資源を活用できるよう，作業療法士ははたらきかける責任がある．

4）心身機能に対する支援

❶ 廃用症候群に対する支援

- **廃用症候群**は，不活発な状態によって心身機能が低下した状態を指す．廃用症候群は，筋力低下や関節可動域の低下をはじめ，心肺機能の低下や抑うつ状態などの心理面の問題も含む（**表2**)[4]．

表2 廃用症候群の代表的な症状

運動器	・筋萎縮，筋力低下 ・関節拘縮 ・骨萎縮 ・易疲労性	中枢神経系	・発動性低下 ・うつ状態 ・せん妄 ・認知症
循環器	・心筋萎縮・心機能低下 ・循環血漿量減少 ・起立性低血圧 ・静脈血栓症	泌尿器系	・尿失禁 ・尿路結石 ・尿路感染症
呼吸器	・肺活量減少 ・咳嗽力低下 ・無気肺 ・誤嚥性肺炎	その他	・嚥下障害 ・皮膚萎縮 ・褥瘡 ・貧血
消化器系	・腸管粘膜萎縮 ・食思不振 ・逆流性食道炎 ・便秘		

廃用症候群では全身のあらゆる機能の障害を生じる．これらは単独で生じるのではなく，同時多発的に発生し，相互に関連しあって複雑な病態を呈することとなる．
（文献4より引用）

- 廃用症候群は脳卒中のリハビリテーションを進めるうえで，大きな弊害になる．
- 昔は急性期は安静療養が重視され，ある程度全身状態が落ち着いてから離床をはじめることが定説であった．しかし安静はさまざまな問題を引き起こすため，利点よりもはるかに問題点のほうが多い．それはつまり，クライエントが目標を達成するための障壁が増えることを意味している．
- したがって現在では，重症度によるものの，基本的に脳卒中発症直後から離床が開始される．廃用症候群を予防・改善するためには，とにかく早期に離床をはじめ，活動量を確保することが大切である．
- しかしながら，クライエントの心理状態を考慮せず，離床時間を確保することばかりに関心を向けてしまうと，クライエントの心理的な負担が大きくなってしまう．結果として，身体機能の低下は予防・改善できたとしても，離床を拒んだり，プログラムを拒否するなどの問題が生じる可能性があるため，作業療法士は，クライエントに対して離床する意義をしっかりと説明し，合意のうえで離床を行いたい．
- また，身体的に余裕がない状態で，何も行う作業がないままに長時間離床することは心理的な苦痛が大きいため，身体的な負荷に十分注意しながら，クライエントにとって楽しみや息抜きになるような簡単な作業を提供することも作業療法士の大切な役割である（図24）．

2 回復的作業

- 運動麻痺や筋力低下，関節可動域制限など，種々の機能障害に対して，作業療法士は**回復を促進するための作業活動**を提供する．作業療法士は，クライエントの機能障害の状態から，どのような運動（運動方向や運動量など）や刺激が必要なのかを評価するとともに，クライエントの生活歴やパーソナリティを十分に考慮したうえで，提供する作業活動と，その活動にどのように参加してもらうかを決定する．

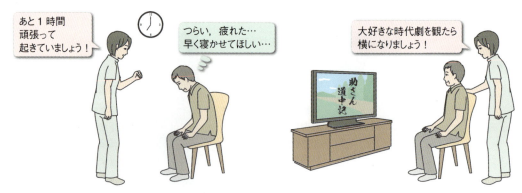

図24　クライエントにとって意味のある作業を提供する

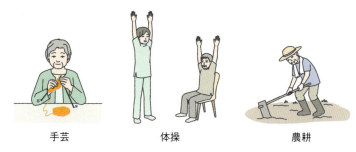

図25　手段的作業の一例

- もしクライエントの認知機能やコミュニケーション能力に問題がなければ，作業療法士とクライエントが十分に話し合いながら，一緒にプログラムを決めていくことが望ましい．この過程を大切にすることで，クライエントが作業療法を理解し，主体的にプログラムに参加することが容易になる．
  - ▶作業療法士は，作業療法の萌芽期から，クライエントの機能回復を促進するために，手芸や体操，農耕などさまざまな作業活動をプログラムに活用してきた（図25）．そのどれもが，綿密な評価の結果，選択されるのであれば，クライエントの機能回復に一定の効果を示す．
  - ▶しかし機能回復を目的として作業活動を提供する場合であっても，理想的にはクライエントの大切な作業，つまり目的作業のなかでクライエントの諸機能の回復をはかることができるよう，心身機能を駆使してもらうほうが効果的である．
- クライエントの大切な作業の実現を支援するプロセスのなかで，諸機能の改善に対してもアプローチを行い，その結果，諸機能の回復がさらに目的作業の実現にも促進的にはたらくという，作業の実現と機能の回復を相補的な関係に位置づけて支援を行うことが，理想的であるといえよう．

3 麻痺肢の自己管理

- 作業療法士は，脳卒中を呈したクライエントに対して支援を行う際，希望した作業をとり戻す活動・参加レベルの支援，身体機能の回復を促進する支援に加えて，**クライエント自身が麻痺肢を自己管理**できるよう支援を行う必要がある．
  - ▶麻痺肢を病前と同じように使用することができれば，麻痺肢の関節可動域や筋力は自然に

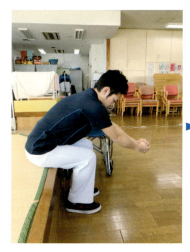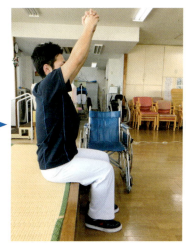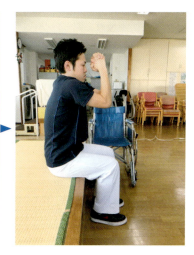

図26　自動介助運動の一例

維持されるかもしれない．しかし多くのクライエントは，運動麻痺が残存した状態でその後の生活を営むことになる．日常生活で麻痺肢の活動量が十分でない場合，クライエントは関節可動域制限や疼痛，肩手症候群など，いろいろな二次障害のリスクを抱えながら生活することになる．

- クライエントが意識障害を呈する場合や，認知機能の低下をはじめとする高次脳機能障害などが原因で，学習能力が著しく低下している場合は，作業療法士が徒手的にクライエントの麻痺肢を動かし，二次障害を予防する必要がある．クライエントも作業療法士に「動かしてもらう」ことを望むことが多い．
- しかし，作業療法士が徒手的に麻痺肢を動かす支援を無計画に継続することは，クライエントの依存を強めることにつながるとともに，クライエントの自己管理能力の獲得の障壁となる．
- 作業療法士は，クライエントの学習能力を評価しながら，徒手的に麻痺肢の管理を行うべき時期と，クライエントの自己管理を指導する時期を見定めていく必要がある．
- また，クライエントが十分に学習し，日常生活のなかで習慣化することができるよう，自己管理メニュー（図26）の難易度や内容を吟味するとともに，常に視界に入る場所にメニューを記載した紙を掲示するなど，工夫が必要である．

文献

1) 「人間作業モデル 改訂第4版」(Kielhofner G/編著　山田　孝/監訳), pp55-73, 協同医書出版社, 2012
2) Heard C : Occupational role acquisition : a perspective on the chronically disabled. Amer J Occup Ther, 31 : 243-247, 1977
3) Law M, et al : The person-environment-occupation model: A transactive approach to occupational performance. Can J Occup Ther, 63 : 9-23, 1996
4) 「高齢者リハビリテーション実践マニュアル」(宮越浩一/編), p19, メジカルビュー社, 2014

参考文献

- 「脳卒中機能評価・予後予測マニュアル」(道免和久/編), 医学書院, 2013
- 「神経内科学 (標準理学療法学・作業療法学 専門基礎分野)」(川平和美/編), 医学書院, 2013
- 「基礎作業学 (標準作業療法学 専門分野)」(濱口豊太/編), 医学書院, 2017
- ADOCホームページ (http://adocproject.com/)
- Tomori K, et al : Utilization of the iPad application: Aid for decision-making in occupation choice. Occup Ther Int, 19 : 88-97, 2012
- 「COPMカナダ作業遂行測定 第4版」(カナダ作業療法士協会/著　吉川ひろみ/訳), 大学教育出版, 2007
- 「事例で学ぶ生活行為向上マネジメント」(一般社団法人日本作業療法士協会/編著), 医歯薬出版株式会社, 2015
- 「人間作業モデル 改訂第4版」(Kielhofner G/著　山田　孝/監訳), 協同医書出版社, 2012
- 「作業療法がわかるCOPM・AMPSスターティングガイド (For occupational therapists)」(吉川ひろみ/著), 医学書院, 2008
- 「作業療法がわかるCOPM・AMPS実践ガイド」(吉川ひろみ, 齋藤さわ子/編), 医学書院, 2014
- 「Evaluation of Social Interaction Manual. 3rd ed, revise」(Fisher AG, Griswold LA), THREE STAR PRESS, 2015
- 高橋香代子, 他:新しい上肢運動機能評価法・日本語版Motor Activity Logの信頼性と妥当性の検討. 作業療法, 28:628-636, 2009
- 道免和久, 他:機能的自立度評価法 (FIM). 総合リハビリテーション, 18:627-629, 1990
- Mahoney FI, Barthel DW : Functional Evaluation; the Barthel Index. Md State Med J, 14 : 61-65, 1965
- 「脳血管障害と神経心理学 第2版」(平山惠造, 他/編), 医学書院, 2013
- 「ベッドサイドの神経の診かた 改訂18版」(田崎義昭, 他/著), 南山堂, 2016
- 「脳卒中機能評価・予後予測マニュアル」(道免和久/編), 医学書院, 2013
- Bohannon RW, Smith MB : Interrater reliability of a modified Ashworth scale of muscle spasticity. Phys Ther, 67 : 206-207, 1987
- Brunnstrom S : Moter testing procedures in hemiplegia: based onsequential recovery stages. Phys Ther, 46 : 357-375, 1966
- 「MMSE-2 Mini-Mental State Examination. 2nd ed」(Folstein MF, et al), Multi-Health Systems, 2010
- 加藤伸司, 他:改訂長谷川式簡易知能評価スケール (HDS-R) の作成. 老年精神医学雑誌, 2:1339-1347, 1991
- 「標準注意検査法・標準意欲評価法」(日本高次脳機能障害学会/編), 新興医学出版社, 2008
- 大達清美, 太田喜久夫:三宅式記銘力検査. J Clinical Rehabilitation, 18:541-545, 2009
- 「高次脳機能障害学 第2版」(石合純夫/著), 医歯薬出版, 2012
- 「Benton視覚記銘検査」(Benton AL/著　高橋剛夫/訳), 三京房, 1996
- 「WAIS-Ⅲ成人知能検査」(Wechsler D/著　藤田和弘, 他/訳編), 日本文化科学社, 2012
- 青木重陽:ウェクスラー記憶検査. J Clinical Rehabilitation, 18:433-436, 2009
- 原　寛美:リバーミード行動記憶検査. J Clinical Rehabilitation, 18:346-351, 2009
- 「標準失語症検査」(日本高次脳機能障害学会/編), 新興医学出版社, 2003
- 鹿島晴雄, 加藤元一郎:Wisconsin Card Sorting Test (Keio Version) (KWCST). 脳と精神の医学, 6:209-216, 1995 (WCSTダウンロードURL:http://www.phatima.co.jp/product/wcst.html)
- 「BADS遂行機能障害症候群の行動評価日本版」(鹿島晴雄/監訳), 新興医学出版社, 2003
- 「作業で語る事例報告」(齋藤佑樹/編), 医学書院, 2014
- 「続 作業療法の視点」(エリザベス・タウンゼント, ヘレン・ポラタイコ/編　吉川ひろみ, 吉野英子/監訳), 大学教育出版, 2011
- 「作業科学」(Zemke R, Clark F/編　佐藤　剛/監訳), 三輪書店, 1999
- 「セルフ・エフィカシーの臨床心理学」(坂野雄二, 前田基/編著), 北王路書房, 2002
- 「国際生活機能分類 (ICF)」(障害者福祉研究会/編), 中央法規, 2002
- 「作業って何だろう 第2版」(吉川ひろみ/著), 医歯薬出版, 2017
- 「身体障害の作業療法 改訂第6版」(Pendleton HM, Schultz-Krohn W/編著　山口　昇, 宮前珠子/監訳), 協同医書, 2014

アクティブラーニング ― 症例から学ぶ

ADL自立とカレーづくりを希望する脳梗塞の68歳男性

背景

　守さんは68歳の男性です．自宅の居間で団らんしている際，妻が守さんのろれつが回らないことに気づき，かかりつけの病院を受診，脳梗塞と診断されました．約3週間の加療後，中等度の右片麻痺を呈した状態でリハビリテーション病院に転院．すぐに作業療法が処方されました．

　守さんは60歳で定年退職するまで市役所に勤務していました．現在は妻と息子夫婦，孫2人の6人暮らしです．もともと生真面目な性格の守さんは，退職するまでは仕事一辺倒の生活を送っていました．読書は昔から好きで，夜は居間でくつろぎながら，小説や経済関連の雑誌をよく読んでいました．休日は犬の散歩をしたり，ガーデニングが好きな妻を手伝って，庭の手入れをしたりしていました．

　退職後，何か新しい趣味をもちたいと，守さんは料理をはじめました．それまでは家事全般をすべて妻にまかせていた守さん．料理本を片手に，妻の指導を受けながら料理の腕を磨きました．

　料理をはじめて半年，しだいに料理をつくる頻度は減りましたが，そのかわりに，週末にカレーライスをつくることが守さんの役割になりました．なぜなら，2人の孫が守さんのつくるカレーライスが大好きだからです．にんじんが嫌いな孫がしっかりと野菜を摂れるよう，野菜はミキサーにかけたり，隠し味にチョコレートを入れたりと，孫を喜ばせたい一心で，守さんはいろいろと試行錯誤をして「おじいちゃんのカレー」を完成させました．いつの日からか週末にカレーをつくることが，守さんにとって大切な作業になりました．

　転院から2日目，守さんは大きな不安を抱えていました．これまで大きな病気をしたことがなかった守さん．50歳のときに検査入院で2日間自宅を離れた以外は，入院したことがありませんでした．3週間の長い入院の後，さらに別の病院に転院して，これから長いリハビリテーションがはじまります．食事は何とか自分で食べられるものの，これまで当たり前に動かせていた右手足は自由を奪われ，トイレや入浴など，日常のほとんどの作業を看護師さんに手伝ってもらわなければいけません．

作業療法評価

　作業療法初日に面接評価を実施．最初は上下肢の随意性が低下していることに不安を示す発言が多く聞かれた．作業療法サービスについての説明をしたうえで，現在の困りごとや気掛かりなことについて話を進めると，排泄の自立を強く希望した．自宅での過ごし方や家族の話を展開すると，孫が自分のつくったカレーライスが大好きなことなど，孫につ

いて長い時間をかけて語った．退職後，役割の喪失を感じるなかで，孫守りが大切な役割であり，孫と一緒に行う作業や，孫のために行う作業が，自分の存在価値を感じることができる大切な作業であったと推察した．

面接評価の内容を踏まえ，まず排泄を中心に身辺ADLの観察評価を実施．車椅子を便器に位置づける際，ブレーキ操作を忘れ口頭指示を必要としたが，移乗動作は動かない支持物を把持して自力遂行が可能であった．下衣操作は，ズボンの右側を下げる際に大きくふらつき介助を必要とした．排泄自体は可能であったが，水を流す，ズボンを上げる動作は介助が必要だった．排泄後，トイレから出る際に他者に配慮することができず，口頭での注意喚起が必要であった．

次に調理に関連した技能を評価するために，簡単につくることができる味噌汁づくりを行った．まず準備物や工程について尋ねると，道具や食材について詳細に答えることができた．しかし実際に作業を実施すると，道具の使用や食材の加工が拙劣であり動作指示を必要とした．また，火加減を確認しようと身体をかがめた際，右側に大きくふらつき介助を必要とした．排泄や調理など，観察評価全般において，一度も右手の使用はみられなかった．

前述の内容と，その他の評価結果を踏まえ，作業療法目標を「自宅で身の回りのことを自分で行い，孫のためにカレーをつくることができる」と設定した．

Q1 観察評価でみられた遂行上の問題について，どのような機能障害が影響しているか考えてみましょう．

Q2 目標達成にむけて協働するうえで，前述した評価結果の他に，どのような評価が必要でしょうか．人－環境－作業すべての側面から考えてみましょう．

第2章 疾患編

2 脊髄損傷

学習のポイント

- 脊髄損傷の疾患の概要を理解する
- 主に慢性期・維持期の頸髄損傷における評価について理解する
- 主に慢性期・維持期の頸髄損傷における支援内容について理解する

1 疾患概要

1）脊髄の解剖

❶ 脊髄の構造

- 脊髄は，成人では約45 cmの長さで脊柱管のなかを走っており，左右から31対の脊髄神経が出て身体各部に神経を張り巡らせている．

❷ 脊髄と脊髄神経

- 脊髄でも特に頭部に近い頸髄からは，8対の頸神経を出している〔頭部から順に第1頸神経（1st cervical nerve＝略称をC1）～第8頸神経（C8）とよぶ〕．その下の胸髄は12対の胸神経，腰髄では5対の腰神経，仙髄では5対の仙骨神経，そして尾髄から1対の尾骨神経が出ている（略称は，脊髄神経のほか，髄節，椎体を表すときにも使われる）．

2）脊髄の障害

- 頸髄，胸髄，腰髄のうち，どの部位が損傷されたかによって障害される部位が異なる．腰髄であれば下肢，胸髄であれば下肢と体幹に障害が起こり，頭部により近い頸髄で損傷を受けると，より重篤な障害が表れる．

❶ 頸髄の障害

- 運動麻痺・感覚麻痺・自律神経麻痺が起こる．

①運動麻痺

- 両下肢・体幹の麻痺に加え，上肢に麻痺が起こる．
- C7～8（第7頸髄～8頸髄）が損傷されると，手指に麻痺が起こる．さらにC6では手首の動きが，C5では指・手首に加えて肘や肩の動きにも麻痺が起こる．
- 体幹筋の麻痺は腹筋や肋間筋など呼吸にかかわる筋肉の麻痺でもあるため，呼吸機能も若干

低下する．特にC2〜C4が損傷された場合，横隔膜が損傷されるために呼吸が重篤に障害される[1]（表1）．

> **memo** C1での損傷は，さらに舌の動きや頭部（環椎後頭関節）伸展・回旋などの動きが麻痺するものの，脳神経（三叉神経や舌下神経）が顎や舌の動きを支配していることから咀嚼などにはそれほど大きな影響を与えない場合が多い．同時に，C1の損傷はC2以下もすべて麻痺が起こっている状況であるため，結果としてC2での損傷とほぼ同じように，重篤な呼吸筋の障害が起こる．

②感覚麻痺
- 感覚には表在感覚（触覚・痛覚・温度覚）と深部感覚（位置覚・振動覚）がある．それらのすべてあるいは一部に麻痺が起こる．麻痺の範囲は，運動麻痺のように損傷髄節に対応しており，運動麻痺と同様，頭部に近いところで損傷を受けたほうが，感覚が麻痺する範囲も広くなる（図1）[2]．

③自律神経麻痺
- 交感神経・副交感神経の麻痺が起こる．運動麻痺・感覚麻痺もあわさることで複雑な障害像を呈する．

表1 主な筋肉と運動およびその脊髄髄節支配

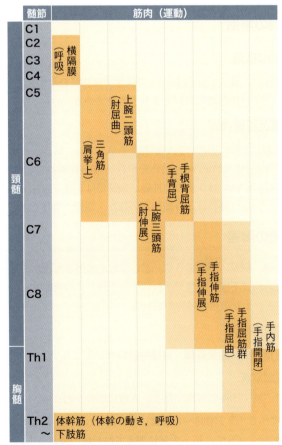

濃い色の部分が，特に神経支配が強い．

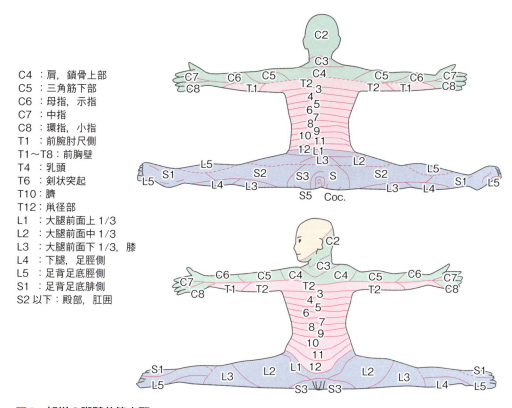

図1 知覚の脊髄分節支配

頸髄（C2〜C8）の頭部に近いところを損傷するほど，影響を受ける範囲が広くなる．（文献2より引用）

① うつ熱：交感神経麻痺（発汗作用のほか，血管や立毛筋の収縮作用が消失する）．
② 起立性低血圧：交感神経麻痺（心拍数・収縮力が低下する），副交感神経は作用している．
③ 便秘・便失禁：交感神経麻痺・副交感神経麻痺（下行結腸・内肛門括約筋の麻痺），運動神経麻痺（外肛門括約筋の麻痺）．
④ 尿閉・尿失禁：交感神経麻痺・副交感神経麻痺（膀胱・内尿道括約筋の麻痺），運動神経麻痺（外尿道括約筋・外膀胱括約筋の麻痺）．
⑤ 脊髄反射の亢進：特に麻痺部に起こる痙縮，自律神経過反射（尿がたまり膀胱が充満したり，便がたまって直腸内圧が高まると，血圧が上昇し激しい頭痛が起きたり，鳥肌が立ったり，冷や汗をかいたりする）．

> **memo** 血圧の上昇は脳梗塞を引き起こすため，早急に対処する必要があるが，その兆候を認識することで，代償尿意・代償便意としてうまく利用することがある．

2 病期

- 急性期：安静期，脊髄ショック期ともよばれる．脊髄が損傷される場合，大きな事故が原因となる場合が多く，脊髄損傷部位の処置のほか，呼吸器・循環器系の処置なども必要となる．そのため，まず救急救命措置が行われる．受傷直後〜約1カ月程度の期間．
- 回復期：受傷時の状態から脱し，急性期に消失していた反射が少しずつ表れてくる時期．ADL

の練習が少しずつ開始される．おおむね受傷から1〜3カ月．
- 慢性期：回復期を過ぎてもなお脊髄は少しずつ回復してゆくが，目に見える回復は徐々にみられなくなる．おおむね受傷から半年〜1年程度．
- 維持期：慢性期以降，障害が一定の状態になり，これ以上回復しないとみなされる時期．全く回復しないというわけではないが，多くが維持期の状態で生涯を送ることとなる．

2 作業療法評価

名称	評価目的	実施方法	実施時間	参照元
作業療法面接				
面接	本人が受傷前から担っていた役割や趣味・興味，価値観や考え方，在宅生活や仕事場などの環境を知ることで，今後の生活において必要な作業・活動の抽出，調整すべき環境を把握する	聞き取り，自宅訪問	個々の状況によるが，1時間×数回	
COPM	本人がやりたいこと・やらなければいけないこと，周囲からやってほしいと期待されていることを把握することで，より具体的な要望を共有し，その人独自の課題を共有する	課題となる作業を5項目あげ，遂行度・満足度をそれぞれ1（まったくできていない・満足できていない）〜10（十分できている・満足できている）の点数で表す	面接もあわせて1時間程度	「COPM カナダ作業遂行測定 第4版」（カナダ作業療法士協会／著　吉川ひろみ／訳），大学教育出版，2006
残存機能の評価				
MMT・Zancolli分類	残存筋力を知り，作業・活動，特にADLの獲得可能性を予測する	対象となる筋の自動運動を確認し，必要に応じて抵抗を加え，0〜5の6段階に当てはめる	MMT・ROMをあわせて1時間程度	新・徒手筋力検査法 原著第9版（Hislop HJ，他／著　澤山直一，他／訳），協同医書出版社，2014
ROM	痛みや拘縮などによる可動域制限を知ることで，作業における阻害因子を把握する．支援に対する効果を把握する	対象となる関節を他動的に動かし，角度を計測する．その際，抵抗感や痛みの有無を観察，把握する	MMT・ROMをあわせて2時間程度	
改良フランケル分類	残存機能・麻痺の状況を知ることで，主にADLの獲得方法を予測する	運動・感覚麻痺の状況，歩行能力などからA〜Eに分類する	15分程度	福田文雄，他：リハビリテーション医学，38：29-33，2001
ASIA	残存機能・麻痺の状況を知ることで，主にADLの獲得可能性を予測する	運動・感覚麻痺の状況から，A〜Eの機能障害スケールに分類する（図2）	MMT・ROMをあわせて1時間程度	ASIA（http://asia-spinalinjury.org/）
ADLの評価				
FIM（機能的自立度評価表）	現在のADL状況を把握し，今後，獲得する可能性があるADLを抽出する．支援に対する効果を把握する	各項目についての聞き取りや観察から，どの程度の介助量を必要としているかについて1〜7の7段階に当てはめる	観察する項目の数によるが，聞き取りの場合はおおむね30分程度	「脳卒中患者の機能評価」（千野直一／編著），シュプリンガー・フェアラーク東京，1997

（次ページへ続く）

(続き)

名称	評価目的	実施方法	実施時間	参照元
ADLの評価（続き）				
SCIM（脊髄障害自立度評価表）	現在のADL状況を把握し，今後，獲得する可能性があるADLを抽出する．支援に対する効果を把握する	各項目についての聞き取りや，必要に応じて観察を行い，各項目に応じて定められた点数に当てはめる	観察する項目の数によるが，聞き取りの場合はおおむね30分程度	「Spinal Cord Independence Measure」（Shirley Ryan Abilitylab）（https://www.sralab.org/rehabilitation-measures/spinal-cord-indepen dence-measure）

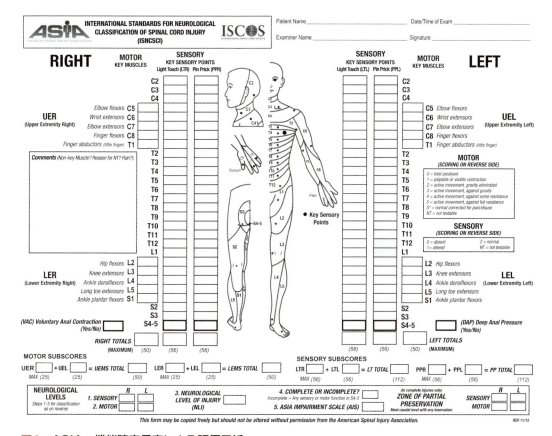

図2　ASIA：機能障害尺度による評価用紙

中央にある人型の図上の黒い点が感覚を評価する部位[3]．（© 2011 American Spinal Injury Association. Reprinted with permission）

3 作業療法プログラム

1）活動と参加：ADL

- 残存機能の把握（表2）[4]や年齢・阻害因子（痛み，ROM制限，褥瘡など）を考慮した結果，ADL獲得の見込みがある動作について，有効な動作方法の探索と習慣化および環境調整を支援する．

表2 Zancolli分類における残存機能のレベル分け

▶ C4のレベル分け（独自追加*1）

レベル＼筋名	上腕二頭筋
C4-1	0〜2−
C4-2	2

注）一側の上肢機能が条件を満たしていればよい．
*1 Zancolliのレベル分けでは分類できないが，ADLの獲得に影響を及ぼすものとして，上腕二頭筋の筋力をさらに分類し，C4-1，C4-2としている．これは，国立3施設（国立障害者リハビリテーションセンター，国立別府重度障害者センター，国立伊東重度障害者センター）で独自に取り決めたものである．

▶ Zancolli分類におけるクラス分け
C5〜C6BⅢまでの分類

レベル＼筋名	上腕二頭筋	腕橈骨筋	長・短橈側手根伸筋	円回内筋	橈側手根屈筋	上腕三頭筋	4・5指伸筋群
C5A	3〜5	0〜2					
C5B		3〜5	0.1				
C6A			2−〜3				
C6BⅠ			3+〜5	0〜2			
C6BⅡ				3〜5		両方0〜2，あるいは一方3〜5・他方0〜2*2	
C6BⅢ						両方とも3〜5	

C7A〜C8BⅡまでの分類

レベル＼筋名	4・5指伸筋群	2・3指伸筋群	母指伸筋群	4・5指屈筋群	2・3指屈筋群	母指屈筋群 母指球筋	浅指屈筋
C7A	3〜5	3〜5					
C7B			2−〜3				
C8A			3+〜5	3〜5			
C8BⅠ					3〜5	2−〜3	0〜2
C8BⅡ							3〜5

*2 橈側手根屈筋と上腕三頭筋の両筋がMMT0〜2，あるいはどちらか一方の筋がMMT3〜5かつ他方の筋がMMT0〜2の場合にC6BⅡとなる．
国立3施設（国立障害者リハビリテーションセンター，別府重度障害者センター，伊東重度障害者センター）で取り決めたもの．
（文献4を参考に作成）

1 食事

①動作方法
- 全レベルで動作は可能だが，残存機能C4・C5Aレベルでは摂食にかなりの時間を必要とする．すべてのレベルにおいて，スプーン・フォークなどを通した食材の硬さや重さ，それにあわせた上肢の動きを知覚してもらう．基本的には前腕中間位で，肘の過度な外転を避ける（図3）．

②環境調整
- C8クラスでは，ばねばしや太柄のスプーンを利用する．C6・C7レベルでは，カフやホルダーの利用のほか，車椅子駆動用グローブにフォークを挿し込んだり，テノデーシスアクショ

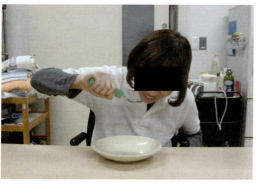 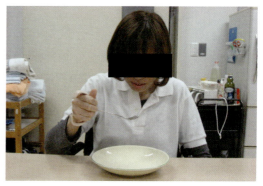

前腕回内位は姿勢も崩れ，動作も努力を必要とする．　　前腕中間位では肘の努力が不要となり，安定している．

図3　前腕の姿位と肩関節・体幹の動き

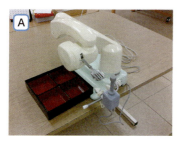 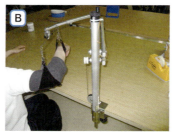 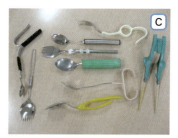

自動食事摂食機：顎でレバーを動かし，専用のトレイに入った食材にフォークの部分を近づけることで，自動的に口元まで食材を近づける．

上肢免荷装置：より少ない力で肩の屈曲を可能にし，摂食時に口元に手が届きやすくなる．歯磨きや読書などでも利用される．

さまざまな形のスプーンと，ばねばし：手の形，関節拘縮の状況，残存機能などからその人にあった方法を見つけていく．

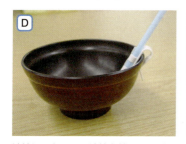 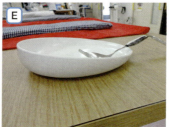

汁椀にストロー：汁椀を持つことができないときに利用．

すくいやすい皿．

図4　食事の自助具

ン※1を利用してフォークを指にひっかけたりする．C5レベルでは，加えて背屈保持の装具とカフ・ホルダーの組み合わせが有効である．C4レベルでは自動食事摂食機や，肩の動きが残存するようであれば，上肢免荷装置を使用する（図4A〜C）．

- スプーンは曲げの加工が安易に行いやすいもの，皿はすくいやすく縁が高いものを使うなど，工夫する（図4DE）．机の高さも考慮する．

> **word**　※1　テノデーシスアクション
> 手関節を背屈すると，手指筋の緊張により手指が屈曲に作用すること．腱作用ともよばれる．

2 整容

①動作方法

- 上肢だけではなく，頭頸部の動きも意識し，歯に歯ブラシが当たる感覚や，顔に沿ってシェーバーが当たる感覚を身につけていく．歯ブラシは360°毛の付いたものや電動歯ブラシにすることで，上肢をあまり動かすことなく歯磨き動作が行える．

②環境調整（図5）

- 食事と同様に，用いる道具を工夫する．歯ブラシ・ブラシ・シェーバーにはカフやホルダー，太柄のスポンジを付けて持ちやすくする．ドライヤーのような重たいものはドライヤースタンドの利用も有効である．爪切りは台付きのものや電動爪やすりを利用する．
- 洗顔は，直接シャワーの水を顔にかけ，手でこするように洗う．

3 移乗（ベッド）

①動作方法

- 残存機能C5B～C6BⅡレベルは前方移乗，C6BⅢ～C8レベルは前方移乗に加えて側方移乗が可能である．
- 前方移乗はベッドへ移った時点で体を起こし，頭頸部屈曲・肩甲帯下制の動きを利用し，殿部を引き上げて移動する．
- 側方移乗では，ベッドに足を上げる際，下肢を開排するようにベッドに上げ，靴を脱ぐ．体幹のバランスを必要とする動作であるため，困難な場合は，ベッドへ移乗した後，後方移動でベッドの中央に殿部を移動させ，肘をついた前屈位の状態で下肢を一足ずつベッドに乗せていく方法もある．

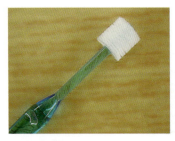

360°歯ブラシ．

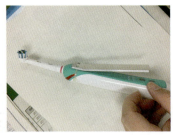

スイッチの工夫：薄い押しボタンに結束バンドでアルミ板を取り付け，てこの原理で軽く押せるようにしている．

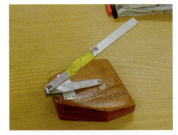

台付き爪切り：爪切りを安定させることで，より楽な力で爪切りを押せるようになっている．台に角度をつけることで爪を切りたい指を置きやすくしている．

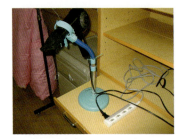

スイッチ付きコンセントとドライヤースタンド．

図5 整容の自助具

②環境調整
- 車椅子とベッドのすき間を埋めるためのトランスファーボードを使用する（図6A）．C5～C6B Ⅰレベルでは体を起こすために頭部支持台を利用する（図6B）．C5～C6Aレベルでは足をベッドに上げるための足上げひももも有効である（図6C）．

4 下更衣・排便

①動作方法
- C6A・C6BⅠレベルから高床式トイレ可能となり（トイレの上に台を置き，長座位で排便ができる環境；図7A），C6BⅢ～C8レベルでは洋式トイレでの排便が可能である．
- 脱衣は肘をついた前屈位の状態で殿部をなでるようにして衣類を下ろす．着衣は同様に肘をついた前屈位の状態で上げていくが，最後は上肢を後方に置き，肘をついて寝返り動作を行い，姿勢を保ちながら衣類をなでるように上げて完成する（図7B）．
- 靴や靴下は一側の膝に他側の足をかけて脱ぎ履きする（図7C）．C5レベルでは車椅子のフッ

A トランスファーボード（残存機能・動作状況に応じて形が異なる）

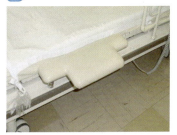 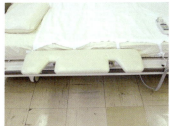 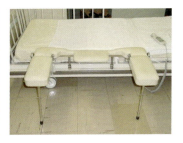

B 頭部支持台（右は，移乗時に頭部支持台を使用している様子）

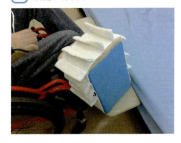 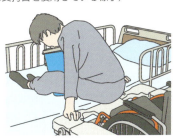

C 足上げひも

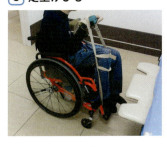 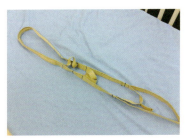

図6 移乗の自助具

B）体幹麻痺のある頸髄損傷者では，体幹筋を使って前屈位から起き上がることが困難である．そのため，あらかじめ頭部をウレタンスポンジや木枠の台などに置き，上肢の力で体を起こしやすいようにする．特に移乗時に使用されることが多い．

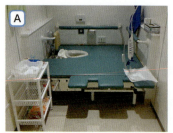
高床式トイレ

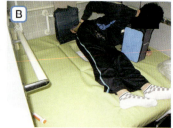
ズボンの着衣

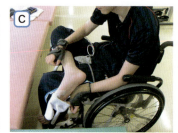
靴下の着衣

図7 移乗の方法

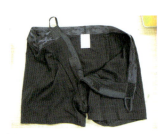
衣類の改良：前開きにし，脱ぎやすくしている．

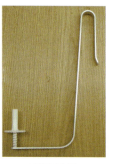
座薬挿入器

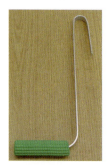
清拭自助具：緑のスポンジ部の上にトイレットペーパーを置き，清拭する．

図8 下更衣・排便の自助具

トプレートに靴をひっかける要領で脱ぎ，ベッドを利用して長座位から一方の膝に，他側の足を乗せる方法で履く．
● 排便コントロールは，食事の量や内容，飲酒のほか，生活リズム，喫煙，服薬，自己導尿に伴う積極的な水分摂取の影響や心理的側面（緊張），天候（寒さ）なども大きくかかわる．看護師・介護福祉士の協力のもと，排便日誌（排便時に使用した座薬などの薬剤・服薬状況，便性，その他食事や水分の摂取量など，排便にかかわる情報を記録したもの）をつけ，まずはクライエントの排便状況を把握する．そして便性や便の量を整え，クライエントにあった排便のリズムを見つけることが目標となる．

> 麻痺により，便意がわかりづらかったり腹圧をかけたりできないため，強制的に便を排出する必要がある．その際，座薬や浣腸を使用する．

②環境調整
● 脱ぎ着がしやすいように前開きの衣類にしたり，ズボンをあげやすいようにひもを付けたりする．姿勢を安定させるために頭部支持台を用いてもよい．靴は脱ぎ履きがしやすいようひもの締め加減を調整する．ひもはほどけないように工夫する．座薬挿入や排便時の殿部の清拭は自助具を活用する（図8）．

5 上更衣
①動作方法
● 上着はファッションや文化的背景も影響するため，必ずしも「着たい服」が着られるとは限

らない．袖ぐり（アームホール）や襟ぐり（ネックライン）のゆったりしたかぶり服の場合，C5B・C6Aレベルから更衣動作が可能となる．

- 脱衣は，一方の手を反対側の袖ぐりにひっかけ，その手に他方の肘を近づけるようにして袖ぐりから抜いていく．両上肢とも体の中心に向かう動作であるため，左右のバランスを崩しやすく注意が必要である．また襟ぐりを頭部から抜く際は，視覚的な遮断が起きるため，同様に注意する．着衣は，両手を袖に通してから頭を通し，背中側の衣服を整えていく．

②環境調整
- 上着は周囲から見られることから，大きな改良は行わないことが多い．はおり服のチャックには，指がひっかけやすいようにひもを付ける．ボタンの留め外しはボタンエイドを利用して行う．

6 入浴

①動作方法
- C6Aレベルから浴槽の出入りを含めて入浴動作を行える可能性は出てくるが，実現可能になるのはC6BⅠレベルからである．
- 陰部の洗いは，あらかじめ一側の大腿の下にタオルを通しておき，肘をついた前屈位の姿勢でタオルの両側をそれぞれ持ち洗う．あるいは横座りで手に巻いたタオルで洗う．背中は肩甲骨の内側（脊柱中央）に洗い残しが多いため，両手に持ったタオルを背中に回し，肩甲骨の外転を意識しながら洗う．不全麻痺の場合，全体的に筋緊張が高いため，完全麻痺のように長座位ではなく，端座位で体を洗うことが多い．頭部まで手が届かないときは長柄のブラシを利用する．足の裏は，端座位の状態から一方の膝に他方の足を乗せて行う動作のほか，ナイロンタオルを床に置き足を動かす方法や，長柄のブラシを利用する方法で洗う．

②環境調整（図9）
- 完全麻痺の場合，車椅子の座面の高さにあわせた高床式の浴室を使用する．不全麻痺の場合は，ベンチ型の台やシャワーチェアに座って端座位で動作が行えるように調整する．入浴を介助で行う場合は，シャワーキャリーの選定を検討する．
- 洗い用のタオルは，軽くて泡立ちのよいナイロンタオルに，指がひっかかるようにひもを付ける．手が届かない部位については長柄のブラシやカフをつけた洗髪ブラシを利用する．

7 排尿

①蓄尿と排尿，排尿反射のメカニズム（2巻「内部疾患編」第2章6も参照）
- 尿は腎臓でつくられると尿管内を通って膀胱にたまっていき（蓄尿），膀胱内に尿がたまると尿意を感じて体外に尿が排出される（排尿）．
- 膀胱に尿がたまっていないときは，下腹神経（交感神経）により膀胱の筋肉は弛緩し，内尿道括約筋は収縮して，蓄尿にはたらいている．
- 膀胱に尿がたまり，一定以上の圧を感じると，骨盤神経（副交感神経）が活動しはじめ，膀胱は収縮し，内尿道括約筋は弛緩することで排尿がはじまる（排尿反射）．
- 例えばトイレが近くにないときなど，尿意が高まってもなお排尿しないように意識的に我慢するとき，陰部神経（体性神経）が活動し外尿道括約筋が収縮する．
- それぞれの神経は，脳にある排尿中枢により支配されており，排尿中枢はそれぞれの神経が協調的にはたらくように調整を行っている．

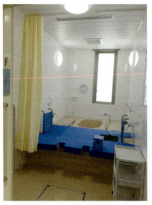
高床式浴室

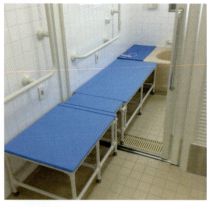
ベンチ型浴室

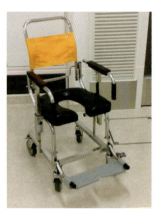
シャワーキャリー

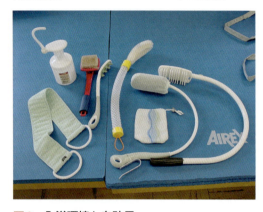

入浴用の自助具：押すだけで手に薬剤が乗るシャンプーボトル，ループ付きナイロンタオル，太柄の洗体ブラシなど．

図9 入浴環境と自助具

②動作方法
- 自然排尿ができない場合，反射性尿失禁（脳の排尿中枢による抑制路が遮断された結果，本人の意思とは無関係に排尿反射が起こり失禁すること．もっぱらおむつでの対応となる）・叩打排尿（収尿器をあらかじめ付けておき，下腹部を叩打し排尿反射を利用して排尿する方法），膀胱瘻・尿道留置（膀胱から直接あるいは尿道を経て収尿器に尿をためて排尿する方法．尿道を経て膀胱に尿をためてから排尿する方法もある），間欠導尿（自己導尿：定期的にカテーテルを挿入し排尿する方法）がある．
- 完全麻痺の場合，男性であればC5Aレベルから収尿器による排尿，自己導尿の動作が獲得できる可能性がある．女性はC6BⅡから獲得できるが，準備も含め動作に時間がかかることから，膀胱瘻にしたりオムツと併用したりする例が多い[5)6)]．不全麻痺の場合，残存する感覚や全身の筋緊張，上肢の動かしやすさにより，排尿方法・排尿動作を検討する必要がある．

③環境調整（図10）
- 頸髄損傷者でも扱いやすい収尿器やカテーテルが市販されており，必要に応じてさらに工夫を行う．

8 自動車関連動作

①動作方法
- 運転席への移乗はC6Aレベルから行える可能性があるが，移乗に必要な時間やハンドル旋

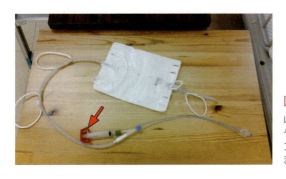

図10 収尿器・カテーテルの工夫
収尿器にはひもを付け，収尿器を手元に寄せたり尿を捨てやすくしたりしている．間欠導尿用のカテーテルはバルーンを膨らます際に注射器を利用するが，注射器を押したまま固定する自助具（→）を付ける工夫を行っている．

回・車椅子の積み込みを考えると，実現可能になるのはC6B Iレベルからといえる．助手席・後部座席への移乗は運転席より難易度が上がる．

- 運転席に移乗したあと，車椅子を手で積み込む場合は，運転席を後方に倒し，大腿の上を通って助手席の後ろに格納されるように車椅子を移動させていく．ハンドル旋回は，ハンドルを時計に見立てたとき，6時から11時に回す動作が最も困難であるため，肩を外転させずに肘を体側に引き込むことを意識して練習する．

②**環境調整**（図11）

- メーカーによって，車椅子と運転席のすき間を埋めるボードや，車椅子を車両の上に格納できる装置が付いているものもあるため，窓の開閉やシフトレバーの操作のしやすさなども含めて検討する．ハンドル旋回装置は，ハンドルを回しやすい姿位（前腕回内位あるいは中間位）を検討し作製する．

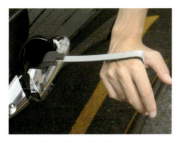
外からドアを開ける自助具

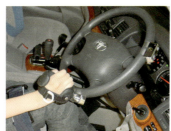
ハンドル旋回装置

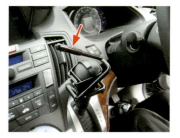
シフトレバーの工夫：シフトボタンが押しにくいため，矢印部分を手のひらで上から押すことでシフトレバーが押される状態になる構造．そのままレンジを行う．

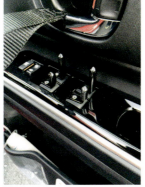
窓の開閉スイッチの工夫：窓を開ける際，指をボタンにかけ，ボタンを引き上げる必要がある．指の麻痺によりこの動作が困難であるため，ボタンの上に出っ張りをとり付けることで，手のひらでボタンを操作できるようにしている．

図11 自動車の環境と自助具

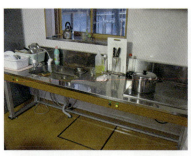 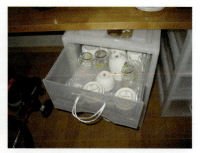

シンクの工夫：車椅子が入りやすく，電動で高さを昇降できる．

整理ボックスにひもを付けてコップなどを収納している．

図12 調理環境

9 家事活動（炊事，洗濯，掃除，ゴミ出し，買い出しなど）

①動作方法

- 限られた時間でどこまで自分で行うのかによって難易度が変わる．行き届かない部分が発生しやすいので，家族やヘルパーの協力を得ながら行うことが現実的である[7]．

②環境設定

- 膝が入るようなキッチンは，シンクや調理台に近づくことができ，有用である一方，通常シンクやガスコンロの下にある棚が使えなくなるため，皿や調理道具を置く場所を別に用意する（図12）．包丁やお玉じゃくしなどにはホルダーを付ける．まな板は滑り止めやぬれタオルを敷いて使用すると，まな板が滑らず使いやすい．IHヒーターは鍋の移動がしやすく，またガスコンロに比べてやけどのリスクが少なくなる．
- 洗濯は，車椅子でも使いやすい横穴式の洗濯乾燥機がよい．洗剤を入れる位置や洗濯機のドアの開閉がしやすいものを選ぶ．洗剤は，キューブになっているものが使いやすい．洗濯物を干すときは，干しやすい位置まで物干しざおが下がるものを利用するとよい．

10 就学・復学，就労・復職

①動作方法

- 職場や学校の環境に依存するところが大きい．本人の体調管理，通勤・通学の手段，道具の持ち運び（仕事や授業で必要な道具，自己導尿用の道具，失禁対応としての替えの衣類など）のほか，ノートをとる，試験で時間内にテストを受ける，必要な書類をファイルに挟む，弁当を広げて食べるなどの動作を，限られた時間でどのように行うか，どのような代替案があるか，ケースワーカーや関係者を含めて適宜詳細に決める必要がある．

②環境調整

- 建物に関する物理的環境は，後述2）**環境**に準ずる．書字やパソコンなどを扱うための自助具は，本人の残存機能や動作のやりやすさに応じて市販品を利用したり自助具を作製したりする（図13）．

2）環境：車椅子利用者における住宅改修

- 住まいのあり方は，残存機能や獲得した動作だけではなく，生活スタイルや経済的側面，家族の状況，社会制度などさまざまな要因によって変化する．それを踏まえ，①屋内外への出入り，②廊下・扉，③居室，④トイレ，⑤浴室と，⑥職場・学校に分けて改修を考える．

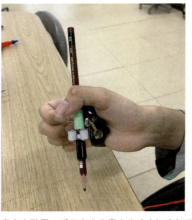
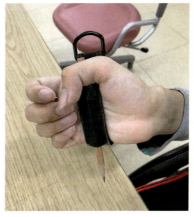

書字自助具:手の向きや書きやすさに応じて自助具を選択する.

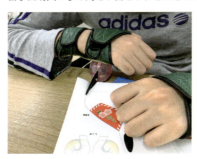

カスタネットはさみ:紙の位置(高さ)もあわせて環境設定をしている.

図13 書字用自助具とはさみ

1 屋内外への出入り

- 段差の解消,砂利道などの整備が主となる.
- 玄関からの出入りが困難である場合は,1階に掃き出し窓(窓の下枠が床に接している窓)があればそこからの出入りを検討する.出入り口となる窓は電動シャッターや,扉への変更を行い,手指の麻痺で鍵がかけにくい場合は電子錠を設置して施錠をする.自動車をよく使う場合は,車庫から部屋への出入りも考える.
- スロープを設置する場合,上下端には平坦部を設け,長さに応じて踊り場を付ける.勾配は1/20〜1/16[※2]程度が望ましい.落下防止のための柵や,雨天時のために雨除けを設置する.段差解消機(図14)の場合,リモコン操作や,転倒防止柵の操作方法を確認する.工事不要の据え置き型と,地面への埋め込み工事が必要な埋め込み型があるが,据え置き型の場合はフラップを自力で登れるかどうかも注目して選定する.

> **word** ※2 1/20〜1/16の勾配
> 1/20〜1/16は,高さ1に対して必要な斜面の長さ(20〜16)という意味である(例:10 cmの高さに上るためには,200〜160 cmの斜面が必要).駅や公共交通機関などではハートビル法によって1/12と設定されているが,頸髄損傷者では,手動車椅子での駆動が困難な勾配といえる.そのため,自室は手動車椅子で生活するが,外出時は電動車椅子を使用する者も多い.

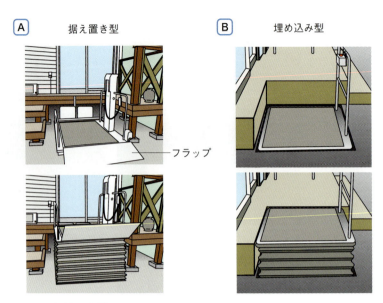

図14 段差昇降機
(文献8より引用.「フラップ」は著者追記)

2 廊下・扉

- 有効開口幅は戸口が800 mm，廊下は900 mm以上が理想である．車椅子がぶつかったときの汚れや傷防止のために，壁面にキックプレートを設置する．
- 和室に入る際など，小さな段差がある場合は，室内用のスロープを設置する．扉は引き戸が開閉しやすい．手すりがあると手をひっかけやすい反面，有効開口幅が狭くなるため注意する．

3 居室

- 洋室にしてベッドを置く．自律神経麻痺の影響で，体温調節がしづらいため，冷暖房装置を入れる．クローゼットの棚の高さや電気のスイッチなどは手が届く高さに設定する．居室のベッドで排泄介助を受ける場合は，強力な換気扇も検討する．
- 居室での生活時間が長く，介助を受けることが多い場合は，日当たりのよい場所を居室にし，電動ベッドのリモコンや，呼び出しボタンをクライエントが操作しやすいように設置する．環境制御装置やホームオートメーションの導入も検討する[9]．

4 トイレ（図15）

- 排便方法・排尿方法・浴室や居室との関係もあわせて検討する．排便コントロール・褥瘡・脱肛などの医学的課題をふまえつつ，排便動作がどこまで可能か，便失禁・尿失禁時はどのように対応するかといった一連の排泄の流れを確認し，なるべく動線が短くなるようにする．
- 特にトイレや入浴が完全に介助になる場合，天井走行式リフトで居室（ベッド）・トイレ・脱衣場・浴室をつなげることで，介助もしやすくなり，本人の疲労も軽減できる．

5 浴室（図16）

- 浴室の多くは脱衣場へ水が入ってこないように段差が設けられている．排水溝とは別にグレーチング（溝ぶた）を設置したり，すのこを敷いたりして段差を解消する．
- 自立して入浴が行える場合，高床式あるいはベンチ式などの入浴台の設置を検討するが，家

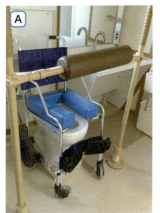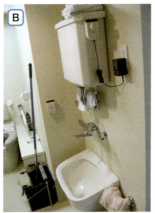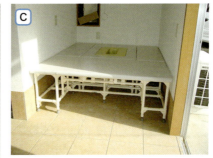

図15 トイレ・汚物流しの工夫

A) トイレでも使用できるシャワーキャリー（オーダーメイド）：リフトでシャワーキャリーに乗せてもらう．手前の横棒は開閉式の手すりで，楽に排便ができるように体を前屈してもたれられるようにしている．
B) 排尿用の汚物流し：水圧の関係上，上部にタンクを付け，壁に設置した赤外線リモコンでタンクからの排水ができるようにしている．また，水栓の高さは自己導尿用のカテーテルを洗いやすく，かつ，本人が操作しやすい位置に設置している．
C) 高床式トイレ：一連の動作を自立して行える場合に使用．高床の台を分割することで，移乗ができなくなった際，シャワーキャリーでも使用できるほか，掃除もしやすくなっている．

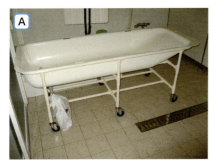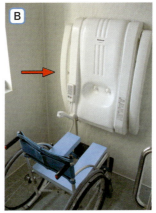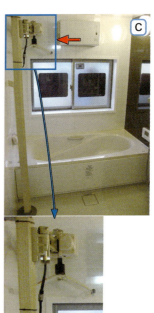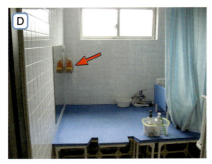

図16 浴室の工夫

A) C4レベルで座位バランスが不安定な場合，リフト（写真には載っていない）で簡易式浴槽に移乗し，体を洗う．
B) シャワーキャリーでの入浴：浴槽の出入りが困難な場合，シャワーキャリーであれば，座ったままシャワーを浴びることができる機能をもつ入浴機器（→）の使用が可能である（両端のアームがシャワー部分となっており，手前に倒すことができる．このため，体全体に満遍なくシャワーをかけることができる）．
C) 浴室のリフト（→）：浴槽の出入り，シャワーキャリーへの移乗が可能である．浴室用のリフトは，脱衣場・洗い場・浴槽の出入りすべてを1機のリフトでまかなえるものもある．
D) 高床式浴室：入浴台は切込みを入れることで，移乗しやすくしている．また→の先に鏡があり，身体の傷などを自身で確認できるように工夫している．

族と共用しづらかったり，掃除が大変だったりと課題も多い．設置が可能であれば，台の高さ・背もたれの位置・シャワーフック・水栓の位置を丁寧に決める．

▶水栓はやけど防止のために湯温を一定に調節できるサーモスタット式のものがよい．また，シャワーヘッドは手元にボタンの付いたものにすると，その都度水栓を止める必要がなくなるが，水栓を止め忘れて長時間放置するとシャワーホースに圧がかかり続け，ホースが膨らんだり裂けたりする可能性があるため気をつける．

- 浴槽の出入りを自身で行う場合は，浴槽の種類〔和洋折衷型（洋式と和式のメリットを兼ねそなえたタイプの浴槽．和式のように肩まで深くつかりつつ，洋式のように足を軽く伸ばして入ることができる）が望ましい〕や手すりの位置を決める．移乗・更衣に介助が必要な場合は，シャワーキャリーでの入浴およびリフトの設置を検討する．

◾6 職場・学校

- 自動車を利用して職場へ向かう場合，雨天時に駐車場から職場までの経路が雨にぬれないことを確認する．ドアの開閉のしやすさや，机に向かうまでの動線，机の高さや棚の位置なども配慮する．可能であれば，職場・学校に排尿方法にあわせた車椅子が入りやすい広さのトイレや，2階へ上がる際はエレベーターの設置を検討してもらう．体調管理を十分にしてもなお気分が悪くなった際は，休憩できる場所が必要である．改修とは別に，同僚・同級生に対して，体調不良や失禁があった際の対応方法を知っておいてもらうなど，障害への理解促進も必要である．

3）心身機能

◾1 心理面

①作業を通した心理的支援

- **傾聴，共感**：会話を通して本人の気持ちを共有する．
- **共同，試行錯誤**：小さな動作であっても，「できる」という成果が出せる活動を選択し提供する．徐々に困難な活動へと段階づけることで，新たな活動や作業への希望が出るようにはたらきかける．

  ▶たとえ困難と思われる作業であっても，残存機能でできるできないと分けるのではなく，まずは行ってみて「何ができて何ができないか，どこを介助してもらえれば作業は完遂するのか，それによって本人の満足度はどのように変化するのか」をクライエントと共有する．

- **仲間との交流**：支援のなかで，クライエントと同じ障害をもつ人との交流や，具体的な動作方法の教え合いができる場をつくり，ピアカウンセリング的に活用する．

②作業療法士自身の自己覚知

- 「自分が知る自分」と「他人が知る自分」が異なることを理解する．自分自身の会話のしかたや行動が，クライエントにどのような影響を及ぼすかを知る．
- 自分が得意な分野を伸ばし，作業療法士としての個性を出すこと，自身の強みを生かして作業療法支援を行うことが，クライエントの利益につながる．

◾2 身体面

①身体機能における，予防的アプローチ

- **褥瘡**：特に骨が突出している部位に多い．就寝時のように継続的な圧迫による場合と，移乗時に常に同じ部位をぶつけていたり，車椅子上で骨盤を後傾させる動きによる剪断（せんだん）など，動

作を行うことでできる褥瘡もある．

- ▶背臥位時の好発部位：踵骨部・尾骨部・仙骨部・肋骨部・脊柱部・肘部・肩甲骨部・後頭部．
- ▶側臥位時の好発部位：外踝部・内踝部・膝内側部・腸骨部・大転子部・肘外側部・上腕肩峰部・耳介部．
- ▶座位時の好発部位：坐骨部・尾骨部・肘部．
- ▶対応：原因を追究し，臥床時のように静止時に起こっているのであればこまめな体位交換を行うほか，意識的に除圧動作を行う，皮膚を清潔に保つ，血行を促進することが重要となる．また褥瘡にならないように栄養状態の確認やマットレスの選定なども検討する．動作においてつくられた褥瘡であれば，動作方法の変更・修正のほか，修正が困難である場合，福祉用具などの環境も整える必要がある．

● 拘縮：動かす機会のない麻痺部位の関節や，痙縮によって持続的に同じ姿位をとる関節に起こる．拘縮が起こった身体は，環境からの刺激を適切に取り込むことができず，無理な動作や褥瘡の原因にもなる．

- ▶好発部位：上肢は屈曲・回外方向へ，下肢は伸展・底屈方向へ起こることが多い．
- ▶対応：ROM運動を実施する．単に1つの関節を動かすのではなく，その関節を支えている部位（上肢のROMであれば，下肢・体幹）の安定性を確保しながら行うこと．

> **Point**　車椅子上でのROMエクササイズは，目的とする関節周囲に加え，体幹の安定性もはかる必要がある．車椅子上は，接している面が殿部と腰背部のみできわめて少なく，そのような接触面の少ない状況下で，クライエントの身体は無意識にバランスをとっている．さらにそこに関節を他動的に動かせば，それが引き金となってさらにバランスをとるために筋緊張が上がり，痙縮が誘発される．基本的にはマット上背臥位あるいは必要に応じて側臥位にし，体幹の安定を保障して行う．

● 痙縮：急性期からの回復時期や，姿勢の過剰反射，活動量の増加によって筋力が向上する結果，痙縮が強くなることがある．

- ▶対応：服薬やボトックス療法[※3]，バクロフェン持続髄注療法[※4]などによる抑制・治療方法が有効である．また，動作時に起こる痙縮は転倒・転落につながる恐れがあるため，痙縮を誘発する動作の修正を行う．

> **word**　※3　ボトックス療法（ボツリヌス毒素筋注療法）
> 自分ではコントロールしきれない筋の緊張により，四肢の動かしにくさや痛みを軽減させるための治療．緊張を落としたい筋肉に直接注射をする．筋緊張の強さや効果の持続時間など，症状にあわせて定期的に行う．
>
> ※4　バクロフェン持続髄注療法
> 痙縮を和らげる飲み薬として使用されていたバクロフェンを，脊髄に直接投与する治療法．バクロフェンを注入するためのポンプを腹部に埋め込むことで，24時間持続して注入することができる．

②身体機能における，活動・作業につながる身体的アプローチ

● 急性期にみられる姿勢：受傷し病院に搬送された頸髄損傷者は，自分がベッドにいることが感覚的にもわからず，体が自由に動かせないことに気がつく．頸はカラーで固定され，視覚も天井とその周辺が見えるだけである．そのため，どうにかして残された感覚や運動機能を

駆使して，自分がどこにいるのかを把握しようと努力する．そのときに，自分の体が接していることがわかるのは，後頭部や肩甲帯である．頭部・頸部を伸展させ，肩甲帯をベッドに押しつけようとし，結果として，残存機能に過剰な筋緊張を生み出す．

- また呼吸機能も低下し，努力性の呼吸（浅い呼吸）をしようとするため，必然的に胸式呼吸を中心に行うようになる．また，息を吐く際も，体幹の麻痺によって腹圧をかけることができず，十分に息を吐ききることができないまま次の呼吸を行うため，背臥位時には腹部が極端に落ち込み，胸郭が上がった（胸を張ったような）姿勢になる．結果として，さらに過剰な筋緊張を生み出してしまう．

- **腹式呼吸で息を吐くことを意識する**：ADL獲得可能性のある，主にC5～C8レベルの頸髄損傷者は，頸髄C2～C4で支配される横隔膜を動かすことが可能である．腹直筋や腹横筋などは麻痺で動かないが，横隔膜を利用した呼吸を意識することで，呼吸を安定させつつ，頭頸部と肩甲帯を呼吸動作から解放することができる．特に，息を吐ききることで胸郭の引き上げを防止し，寝返りや起き上がりを楽に，滑らかに行える体につなげることができる．
    - ▶ その他のメリット：効率のよい動作が獲得できるほか，心肺機能の強化や腹圧を高めることで体幹の安定性をはかることができる．

- **床上動作の重要性**：ADLの基礎は床上動作である．それは，赤ん坊が発達していく過程によく似ている．背臥位・寝返り・起き上がり・長座位・胡座・腹臥位・肘をついた状態での腹臥位（パピーポジション）・四つ這い・横座り・正座・膝立ち・端座位・立位・歩行と，それぞれの動作が，次の動作に連続してよどみなく行えるように支援する．基礎的な動作が，ADLやその他の活動・作業に大きく影響を及ぼす．

- 単なる筋力強化や反復練習は，関節や筋に無理をさせた結果，弊害（痛みや痙縮を誘発する）が起こりやすいため，注意が必要である．

文献

1) 「頸髄損傷のリハビリテーション 改訂第2版」（二瓶隆一，他/編著），協同医書出版社，pp11，2007
2) 「Bing's Local Diagnosis in Neurological Disease」（Haymaker W, et al），pp23-105，CV Mosby，1969
3) 「International Standards for the Classification of Spinal Cord Injury」〔The American Spinal Injury Association（ASIA）〕（https://www.asia-spinalinjury.org/wp-content/uploads/2016/02/Key_Sensory_Points.pdf）
4) 森野徹也：評価基準統一に向けての取り組み（徒手筋力テスト・Zancolli分類）（http://www.rehab.go.jp/rehanews/japanese/webnews/201302/news_201302_5.html）
5) 牛山武久，永松秀樹：「頸髄損傷のリハビリテーション 改訂第2版」（二瓶隆一，他/編著），協同医書出版社，p111，2006
6) 酒井ひとみ，岩井幸治：「頸髄損傷のリハビリテーション 改訂第2版」（二瓶隆一，他/編著），協同医書出版社，p170，2006
7) 酒井ひとみ：「頸髄損傷のリハビリテーション 改訂第2版」（二瓶隆一，他/編著），協同医書出版社，p187，2006
8) 出口弦舞：脊髄損傷 四肢麻痺．10自動車．「ADL（PT・OTビジュアルテキスト）」（柴 喜崇，下田信明/編），p162，羊土社，2015
9) 広瀬容子，他：「頸髄損傷のリハビリテーション 改訂第2版」（二瓶隆一，他/編著），協同医書出版社，p223，2006

アクティブラーニング ─ 症例から学ぶ

ADL自立を望む頸髄損傷完全麻痺の19歳男性

> 背 景

　実さんは，現在19歳の男性で，頸髄損傷完全麻痺です．2年前，通学途中に交通事故に遭い，すぐに病院に搬送され，頸髄損傷と診断されました．治療とリハビリテーションのために半年間入院し，時間がかかるもののベッド上での寝返りができるようになりました．当時，高校3年であった実さんは，退院後は自宅に帰り，第一志望の大学合格をめざし入院した分の遅れを取り戻そうと勉強をしていました．しかし，褥瘡予防のために定期的に起きては体位変換をしていたために寝不足を引き起こし，日中にうたた寝することが増えてきました．家族も心配し，大学合格までは家族が体位変換を行いながら生活するということに決めて，結果，現役で大学受験に合格しました．

　現在，実さんは，両親と兄と一緒に暮らしています．2階建ての一戸建てです．部屋は2階にありましたが，階段を上れなかったため1階で過ごしています．父親と兄は平日の日中は仕事に行き，母親は専業主婦です．もともと友だちと外で遊ぶことが多かったのですが，受傷後は友だちが家に遊びに来てくれるようになり，もっぱら家でゲームをしたり，一人でいるときは読書を楽しんだりしています．

　大学に合格した実さんは，今まで家族に多くの介助をしてもらって生活してきました．受傷後，高校は主に在宅で，プリントでの単位取得（先生が家に来て教えてくれるなど）でした．大学については情報がないことから，本人は一人で学校生活を送ることを不安に思っています．また，今は家族にお願いしてベッドに上げてもらっていますが，勉強も遊びもしっかり楽しみたいので，自分の好きなタイミングでベッドに上がることができればよいと思っています．できればトイレも一人でできるようにならないかと考えています．

　実さんは，なるべく介助を減らしたいと家族・大学とも相談した結果，自分でできることを増やすため1年間休学することにし，リハビリテーションを受けることができる施設の利用を決めました．

> 作業療法評価

　筋力を評価したところ，Zancolli分類で左右ともにC6BⅠ完全麻痺であった．ADL面は，移乗・更衣・排便・入浴すべて全介助．ベッドやシャワーキャリーへの移乗は，主に母親が福祉用具を使わずに行っている．更衣・排便はベッド上，入浴は介助用のシャワーキャリーを使用している．排尿は，家族が昼夜問わず定期的に導尿をしている．食事は自助具を使用して摂食ができており，自分で自助具の着脱も行えている．整容では，歯磨きは洗面台に入れないため，テーブルに準備をしてもらい自分で行えている．爪切りや洗顔，整髪は家族の介助を受けている．外出時は自走用の車椅子を押してもらい，ショッピング

センターなどの屋内は自分で駆動している．調理・炊事などは専業主婦である母親が行っている．自宅は，玄関には段差があり，簡易型のスロープを設置して車椅子を上げている．主寝室は15帖程度の広さがある．トイレは段差があって車椅子では入れない．浴室は脱衣場・洗い場をシャワーキャリーで移動することが可能である．休日は父親や兄も介助を手伝ってくれる．

本人の希望はADLの自立である．しかし入浴については，大掛かりな改修と費用が必要だと感じていることや，家族と共用するため入浴時間に制約が出てしまうこと，すでに購入している介助用のシャワーキャリーを使わなくなるのはもったいないという理由から，今後も介助を受けていきたいと考えている．

入学前に休学をとったため，大学生活はまだ具体的にイメージできていない．趣味（家でのゲーム，読書）は継続している．自分でできるスポーツがあれば，経験してみたいと考えている．自動車の免許はもっていない．

Q1 実さんの作業療法目標を設定してください．目標には，期間，治療モデル，現状と，どこまでそれを改善するか記載しましょう．

Q2 実さんの作業療法プログラムをつくってください．どのタイミングで，何を，誰が行うかを記載しましょう．

Q3 実さんが利用できる社会制度について調べてみましょう．例えば，実さんが自分で排便をするためには，自宅のトイレのスペースを広くするか，あるいはバリアフリー対応のトイレを増設する必要があります．まずは自分自身の住む都道府県市区町村の制度から調べてみましょう．

第2章 疾患編

3 関節リウマチ

学習のポイント

- 関節リウマチ治療のパラダイムシフトについて理解する
- 関節リウマチの評価に必要なポイントについて理解する
- 関節リウマチの治療における考え方について理解する
- 関節保護や自助具の紹介などクライエント指導について理解する

1 疾患概要

1) 関節リウマチとは

- 関節リウマチ（以下RA）は全身の炎症性疾患とよばれ、滑膜組織で炎症が引き起こされることによって関節の腫脹や痛みが生じる疾患である．
- 日本におけるRA患者は70〜100万人ともいわれ、男女比では1：3〜5と女性が圧倒的に多い．また、「2015年リウマチ白書」[1]における調査のなかで、年齢別では30〜50歳で発症した人が多かった．
- RA発症の原因に関しては、遺伝因子（HLA-DR遺伝子やPAD遺伝子など）に加えて環境因子（喫煙、歯周病、性ホルモン、ストレスなど）が加わることによるタンパク質のシトルリン化[※1]があげられる[2]．このように、遺伝因子と環境因子の相互作用によって慢性関節炎が引き起こされるのではないかといわれている（図1）[3]．

> word ※1 シトルリン化
> 脱イミノ化ともいわれ、アルギニンがカルシウム依存性の酵素を介してシトルリンになること[2]．RAでは、生じたシトルリン化タンパク質は異物と認識されて自己抗体が産生される[2]．なお、シトルリン化タンパク質への抗体である抗CCP抗体（抗シトルリン化ペプチド抗体）はRA発症前から認められたとの報告が多い．

- RAは炎症の再燃と寛解をくり返すことで関節に拘縮や変形が生じ、それに伴って日常生活が大きく制限される疾患である．RAの関節破壊の進行においては、従来の予測では10年以上経過してから骨破壊が進行すると思われていたが、最近の研究によると実際には発症2年以内に急速に骨破壊が進行することが判明した（図2）．
- この時期は「**治療機会の窓（window of opportunity）**」とよばれ、その時期から適切な薬

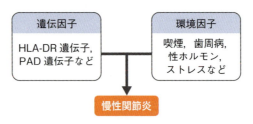

図1 関節リウマチの発症の要因

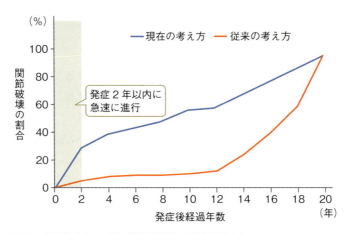

図2 関節リウマチにおける関節破壊の進行

発症2年以内の時期は「治療機会の窓（window of opportunity）」とよばれ，適切な治療の開始が求められる．（文献4を参考に作成）

物療法の実施や関節保護，機能維持のためのリハビリテーションの実施が求められる．そのためRAにおける早期診断および早期治療の開始が重要となった．

2）診断基準

- RAの診断には，以前は1987年にアメリカリウマチ学会（以下ACR）が改訂した分類基準や，1994年に日本リウマチ学会が発表した早期RA診断基準が使用されていた．
- しかし，関節破壊の予防には早期診断および早期治療が重要であることから，2010年に早期からの治療を目的とした**ACR/ヨーロッパリウマチ学会**（以下EULAR）**新分類基準**が発表され，広く使用されることとなった（表1）．

3）目標達成に向けた関節リウマチ治療（T2T）[6)～8)]

- 近年，RA治療では「**目標達成に向けた治療**（Treat to Target：T2T）」が推奨されている．RA治療において最終目標は完全寛解の達成である．
- 寛解には，まず当面の目標として臨床的寛解（炎症による臨床症状・兆候が消失した状態）があり，その後に構造的寛解（関節破壊を抑えられた状態），機能的寛解（普通の生活ができる状態）がある．これらの目標達成に向けてリウマチ医とクライエント自身が話し合うことで治療目標を決定していく．

表1　ACR/EULAR新分類基準

		スコア	
腫脹または圧痛関節数	1個の中〜大関節	0	・中〜大関節：肩関節，肘関節，股関節，膝関節，足首関節を含む ・小関節：MCP関節，PIP関節，第2〜5MTP関節，第1IP関節，手首関節を含む
	2〜10個の中〜大関節	1	
	1〜3個の小関節	2	
	4〜10個の小関節	3	
	11関節以上，少なくとも1つは小関節	5	
血清学的検査	RF*1 も抗CCP抗体*2 も陰性	0	・低値の陽性：基準値上限より大きく上限の3倍以内の値 ・高値の陽性：基準値の3倍より大きい値
	RFか抗CCP抗体のいずれかが低値の陽性	2	
	RFか抗CCP抗体のいずれかが高値の陽性	3	
滑膜炎の期間	6週間未満	0	・評価実施時に存在する滑膜炎に関して，患者自身の報告に基づく滑膜炎症状（疼痛，腫脹，圧痛）の持続期間
	6週間以上	1	
急性期反応	CRP*3 もESR*4 も正常値	0	
	CRPもESRも異常値	1	

スコアが6点以上でRAと診断

*1　RF（リウマトイド因子）：《基準値》15 IU/mL以下．IgGと反応する自己抗体．感度は高いが，RAに対する特異性は高くない．
*2　抗CCP抗体（抗シトルリン化ペプチド抗体）：詳細は 5）臨床検査項目 にて述べる．
*3　CRP：C反応性タンパク
*4　ESR：赤血球沈降速度
（文献5より引用，脚注は著者追記）

1 T2Tの基本的な考え方[6]

①RAの治療は，クライエントとリウマチ医の合意に基づいて行われるべきである．
②RAの主要な治療ゴールは，症状のコントロール，関節破壊などの構造的変化の抑制，身体機能の正常化，社会活動への参加を通じて，患者の長期的QOLを最大限まで改善することである．
③炎症を取り除くことが，治療ゴールを達成するために最も重要である．
④疾患活動性の評価とそれに基づく治療の適正化による「T2T」は，RAのアウトカム改善に最も効果的である．

2 臨床的寛解の評価

- 臨床的寛解の評価には，疾患活動性の指標であるDAS28（Disease Activity Score-28：表2），SDAI・CDAI（Simplified Disease Activity Index・Clinical Disease Activity Index：表3）を用いる．

3 構造的寛解・機能的寛解の評価

- 構造的寛解の評価には，手足のX線写真のびらんと関節裂隙の狭小化を点数化したmTSS（modified Total Sharpスコア）を用いる．機能的寛解の評価には，生活の質（以下QOL）の評価であるHAQ（Stanford Health Assessment Questionnaire：表4）を使用する．

4）薬物療法

- 従来，RAの治療は安静，体操などの基礎療法をピラミッドの底辺とし，その上に疼痛・炎

表2 DAS28

右図の○がついた関節（28カ所の関節）を対象とする

TJC28	28関節の圧痛関節数
SJC28	28関節の腫脹関節数
ESR	赤血球沈降速度（mm/時）
CRP	C反応性タンパク（g/dL）
GH	患者の全体的健康状態（VASを用いて評価する）

VAS：視覚的アナログ尺度．詳細は後述 **2 作業療法評価** 参照．

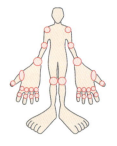

計算式

DAS28（ESR）＝[0.56×√(TJC28)＋0.28×√(SJC28)＋0.70×Ln(ESR)]＋0.014×GH
DAS28（CRP）＝[0.56×√(TJC28)＋0.28×√(SJC28)＋0.36×Ln(CRP)]＋0.014×GH＋0.96

> **DAS28　疾患活動性基準**
> ＞5.1：重症　3.2〜5.1：中等症　＜3.2：軽症　＜2.6：寛解

表3 SDAI・CDAI

SDAI＝圧痛関節数＋腫脹関節数＋CRP(mg/dL)＋患者VAS(cm)＋医師VAS(cm)
CDAI＝圧痛関節数＋腫脹関節数＋患者VAS(cm)＋医師VAS(cm)

> **SDAI　疾患活動性基準**
> ≧26：高疾患　26〜11：中疾患　≦11：低疾患　≦3.3：寛解
> **CDAI　疾患活動性基準**
> ≧22：高疾患　22〜10：中疾患　≦10：低疾患　≦2.8：寛解

症をコントロールする非ステロイド系抗炎症薬の投与，その上に抗リウマチ薬，ステロイド，その頂点に治験が位置するというSmithのピラミッド式の治療体系が長く受け入れられ，RAのコントロールが目標であった．

- しかし，前述のとおり，発症早期の関節破壊進行を防ぐ目的で，早期より治療効果の高いメトトレキサート（MTX）や生物学的抗リウマチ薬を使用し，軟骨・骨破壊を遅延することが可能となった．このため近年では寛解への導入やQOLの向上が目標となっている．

1 非ステロイド系抗炎症薬

- 別名：NSAIDs（non-steroidal anti-inflammatory drugs）
- 疼痛に対して一般的に処方される薬物であり，副作用には上部消化管障害，腎障害，肝障害がある．
- 最近では，このような副作用の出現を抑えるため，シクロオキシゲナーゼ（COX）−2[※2]を選択的に阻害するNSAIDsが使用されることが多い[5]．

> **word　※2　COX−2**
> 疼痛や炎症に関与する酵素．

2 ステロイド

- ステロイド（steroids）は強い抗炎症作用をもっており，強力な除痛効果を発揮する．

表4 HAQ

	何の困難もない（0点）	いくらか困難である（1点）	かなり困難である（2点）	できない（3点）
(1) 衣類着脱，および身支度				
A. 靴ひもを結び，ボタンかけも含め自分で身支度できますか	□	□	□	□
B. 自分で洗髪できますか	□	□	□	□
(2) 起立				
C. 肘なし，背もたれの垂直な椅子から立ち上がれますか	□	□	□	□
D. 就寝，起床の動作ができますか	□	□	□	□
(3) 食事				
E. 皿の肉を切ることができますか	□	□	□	□
F. いっぱいに水が入っている茶碗やコップを口元まで運べますか	□	□	□	□
G. 新しい牛乳のコップの口を開けられますか	□	□	□	□
(4) 歩行				
H. 戸外で平坦な道を歩けますか	□	□	□	□
I. 階段を5段昇れますか	□	□	□	□
(5) 衛生				
J. 身体全体を洗い，タオルでふくことができますか	□	□	□	□
K. 浴槽につかることができますか	□	□	□	□
L. トイレに座ったり立ったりできますか	□	□	□	□
(6) 伸展				
M. 頭上にある5ポンドのもの（約2.3kg砂糖袋など）に手を伸ばしてつかみ，下に降ろせますか	□	□	□	□
N. 腰を曲げ床にある衣類を拾い上げられますか	□	□	□	□
(7) 握力				
O. 自動車のドアを開けられますか	□	□	□	□
P. 広口の瓶のふたを開けられますか（すでに口を切ってあるもの）	□	□	□	□
Q. 蛇口の開閉ができますか	□	□	□	□
(8) 活動				
R. 用事や，買い物で出かけることができますか	□	□	□	□
S. 車の乗り降りができますか	□	□	□	□
T. 掃除機をかけたり，庭仕事などの家事ができますか	□	□	□	□

（文献9より引用）

- しかし，骨破壊抑制効果は認められておらず，長期間使用していると重症感染症の誘発や骨量の減少などの副作用が出現しやすくなり，大きな問題となる[10]．特に骨量の減少は圧迫骨折を引き起こす要因となる可能性もあり，長期大量使用には注意が必要である．

3 抗リウマチ薬[11]

- ここではRA薬物治療の中心となっているメトトレキサートと生物学的抗リウマチ薬について紹介する．

①メトトレキサート
- 別名：MTX（methotrexate）

表5 生物学的抗リウマチ薬の種類

一般名	インフリキシマブ	ゴリムマブ	アダリムマブ	セルトリズマブペゴル	エタネルセプト	トシリズマブ		アバタセプト	
ターゲット	TNF-α				TNF	IL-6		T細胞	
投与経路	静注	皮下注				静注	皮下注	静注	皮下注
		自己注射不可	自己注射可能				自己注射可		自己注射可
投与頻度	(4〜) 8週に1回	4週に1回	2週に1回	2週 (4週) に1回	週に1〜2回	4週に1回	2週に1回	4週に1回	週に1回
MTX併用	必須	不要 (望ましい)	不要 (望ましい)	不要 (望ましい)	不要 (望ましい)	不要		不要 (望ましい)	

(文献5を参考に作成)

- 抗リウマチ薬のなかでも骨破壊の進行を抑えることができ，世界的にもRA治療の第一選択薬とされる．
- 重篤な有害事象として，ニューモシスチス肺炎や間質性肺炎，リンパ腫などがあり，経過観察が必要である．

②生物学的抗リウマチ薬（表5）
- 生物から産生される抗体などのタンパク質を用いた治療薬である．インターロイキン (IL) -6※3や腫瘍壊死因子 (TNF-α)※3といった特定分子の活性を抑えることで効果を発揮する．バイオテクノロジーの技術を駆使してつくり出されるため，バイオ製剤ともよばれている．
- 生物学的抗リウマチ薬によって痛みが改善され，逆に動きすぎて疲労骨折となったという報告もあり，クライエント指導も重要である．

> word ※3 IL-6，TNF-α
> これらは炎症性サイトカインとよばれ，細胞間で情報伝達を行うために細胞から分泌されるタンパク質で，炎症に深く関与している．

5) 臨床検査項目

1 CRP・ESR
- 《基準値》CRP：0.1 mg/dL以下．ESR：男性10 mm/時未満，女性15 mm/時未満
- CRP (C-reactive protein：C反応性タンパクは体内に炎症反応が起きていると血中に出現する炎症マーカーである．
- ESR（赤血球沈降速度）とは血液中の赤血球が試薬内を沈む速度を測定するものであり，炎症により上昇する[12]．
- CRPとESRは，RAにおける炎症の状態を確認するために重要な検査である．

2 抗CCP抗体
- 《基準値》4.5 U/mL未満
- RAに特異的な自己抗体の一つで，特異度が90〜95％以上ときわめて高く[13]，高感度であ

り，RAの進行度のほか，骨破壊の予測因子としても有用であるといわれている．

3 MMP-3

- 《基準値》男性：36.9〜121.0 ng/mL，女性：17.3〜59.7 ng/mL
- MMP（matrix metalloproteinase：マトリックスメタロプロテアーゼ）-3は，IL-1やTNF-αなどの刺激により滑膜表層細胞とマクロファージから産生される酵素で，軟骨や骨破壊に深く関与している[13]．
- RAに特異的な検査ではないが，他の臨床検査と照らしあわせることで関節破壊の診断に有用となる．

6）画像診断[13]

- RAの画像診断には，X線においてスタインブロッカーステージ（Steinbrocker stage）分類（表6），ラーセン（Larsen）分類（表7）がある．なお，RAで骨変化がみられるのは発症6カ月〜1年といわれており，発症早期には単純X線での関節所見は発見しづらい．
- 一方，MRIではX線で発見できないような細かな骨変化も検出できるという利点がある．特に滑膜炎，腱鞘炎，関節包炎などの軟部組織病変の検出，骨髄浮腫・骨びらんなどの骨病変の検出に優れており，早期診断に応用されているが，高価な点が欠点の一つといえる．

表6 スタインブロッカーステージ分類

病期	X線	筋萎縮	関節外病変	関節変形	強直
stage I	骨破壊なし，軽い骨萎縮	なし	なし	なし	なし
stage II	骨萎縮あり，軽度の軟骨，軟骨下骨破壊	関節周囲のみ	ときにあり	なし	なし
stage III	骨萎縮あり，骨軟骨破壊あり	広範囲にあり	同上	亜脱臼，尺側変位，過伸展	なし
stage IV	同上	同上	同上	同上	線維性または骨性強直

（文献5，14を参考に作成）

表7 ラーセン分類

Grade 0	正常像	変化があっても関節炎とは関係のないもの
Grade I	軽度の変化	次のうち1つ以上がみられる．①関節周囲の軟部組織腫脹，②関節周囲の骨移植，③軽度の関節裂隙狭小化
Grade II	初期変化	びらんと関節裂隙狭小化（びらんは非荷重関節）
Grade III	中等度の変化	びらんと関節裂隙狭小化（びらんは荷重関節でも必須）
Grade IV	高度の変化	びらんと関節裂隙狭小化，荷重関節に骨破壊
Grade V	ムチランス変形	本来の関節構造が消失，荷重関節に著しい変化

（文献5，14を参考に作成）

- 関節エコーによって，関節内のリアルタイムな炎症状態を確認することが可能となっており，RAの診断の他にも関節炎を確認するうえでも有効である．

7）手指変形

- RAの発症により関節や屈筋腱腱鞘などに炎症が起こり，関節を支持する軟部組織などが腫脹によって緩む，もしくは腱鞘炎によって関節可動域に制限が生じることがある．そのため，各関節で力の方向が背側や掌側に変わることによって，過伸展や屈曲位となり変形が完成する．

1 母指の変形

ネイルバフ（Nailbuff）の分類

- TypeⅠ：MCP関節屈曲，IP関節過伸展（ボタン穴変形）（図3①）
  ▶ MCP関節炎が起因となる．
- TypeⅡ：CM関節亜脱臼，MCP関節屈曲，IP関節過伸展
  ▶ CM関節炎が起因となる．
- TypeⅢ：CM関節亜脱臼，MCP関節過伸展，IP関節屈曲（スワンネック変形）
  ▶ CM関節炎が起因となる．
- TypeⅣ：MCP関節撓屈，中手骨内転（ゲームキーパー母指）
- TypeⅤ：MCP関節過伸展，IP関節屈曲
  ▶ ともにMCP関節炎が起因となる．
- TypeⅥ：ムチランス変形〔ラーセン分類GradeⅤの状態（表7）〕

2 尺側変位変形（図3②）

- 第2〜5指のMCP関節が尺屈することで生じる．
- MCP関節滑膜炎により，次のような原因で変形が完成する[15]．
  ▶ ①伸筋腱の尺側亜脱臼や屈筋腱の掌尺側への移動（図4A）．
  ▶ ②腱間結合による伸筋腱の尺側への牽引（図4B）．

①母指ボタン穴変形
②MCP関節尺側変位
③スワンネック変形
④ボタン穴変形

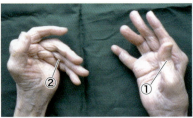
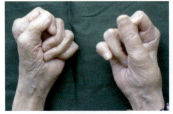
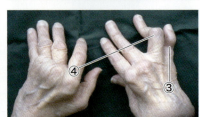

図3　RA手指変形の種類

▶③MCP関節の解剖学的因子である関節面の尺側への傾斜角度や橈側側副靱帯の長さの違い（図4C）．

▶④握りこむ際に第4・5中手骨が沈み込む（図4D）．

3 スワンネック変形（図3③）

- PIP関節が過伸展，DIP関節が屈曲することで生じる．
- MCP関節滑膜炎により，次のような原因で変形が完成する（図5A）[15]．
  ▶MCP関節の滑膜炎により背側部が腫脹され，手指の伸筋腱は中枢側に牽引される．そのためPIP関節は伸展力が強くなる．
  ▶また，指屈筋腱腱鞘滑膜炎によってMCP関節が屈曲と掌側脱臼となる．そのため，側索は背側へ移動する．それによってPIP関節の伸展力が増強される．

4 ボタン穴変形（図3④）

- PIP関節が屈曲，DIP関節が過伸展することで生じる．
- PIP関節の関節炎により，次のような原因で変形が完成する（図5B）[15]．
  ▶PIP関節背側の腫脹による中央索付着部の伸張により，側索が掌側へ落ち込み，伸展力がDIP関節を過伸展させる．

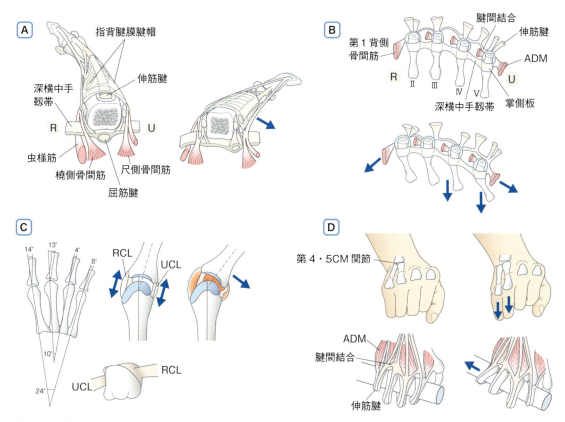

図4　尺側変位変形の機序
R：橈側，U：尺側，ADM：小指外転筋，UCL：尺側側副靱帯，RCL：橈側側副靱帯．（文献15を参考に作成）

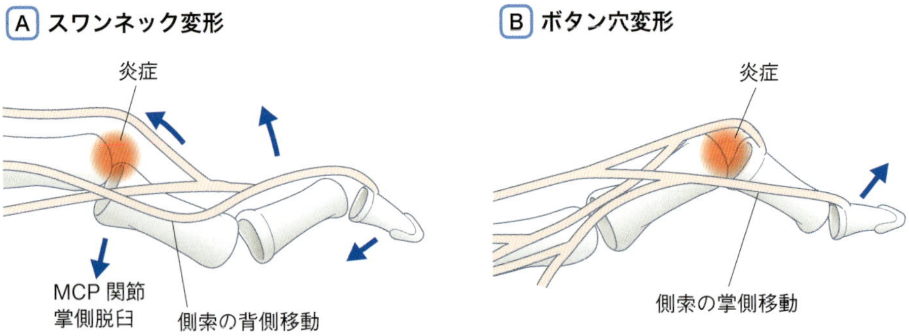

A スワンネック変形　　　　　　　　　B ボタン穴変形

炎症　　　　　　　　　　　　　　　炎症

MCP 関節掌側脱臼　　側索の背側移動　　　　側索の掌側移動

図5　スワンネック変形，ボタン穴変形の発生機序
(文献 15 を参考に作成)

2 作業療法評価

名称	評価目的	実施方法と注意点	実施時間	参照元
疾患活動性の評価				
DAS28 (Disease Activity Score-28)	RA の疾患活動性の状態を把握する	両側上肢の関節と両膝関節の計 28 関節の圧痛と腫脹を確認し，ESR や CRP という炎症反応とクライエントの健康状態を VAS で測定する．それを既存の計算式に当てはめて数値化する	各 15 分程度	安倍千之：Clin Rheumatol, 23：344-348, 2011
SDAI (Simplified Disease Activity Index)		圧痛・腫脹関節数＋CRP＋患者 VAS＋医師 VAS で算出する		
CDAI (Clinical Disease Activity Index)		圧痛・腫脹関節数＋患者 VAS＋医師 VAS で算出する		
スタインブロッカーステージ (Steinbrocker stage) 分類	X 線からクライエントの関節の状態を把握し stage ごとに分類する	X 線から各関節の状態を stage Ⅰ，stage Ⅱ，stage Ⅲ，stage Ⅳ の 4 段階に分けて判断する	各 15 分程度	平田信太郎，他：日本内科学会雑誌，101：2893-2898, 2012
ラーセン (Larsen) 分類	X 線からクライエントの関節の状態を把握し Grade ごとに分類する	X 線から各関節の状態を Grade0，GradeⅠ，GradeⅡ，GradeⅢ，GradeⅣ，GradeⅤ の 6 段階に分けて判断する		

(次ページへ続く)

(続き)

名称	評価目的	実施方法と注意点	実施時間	参照元
痛みの評価				
視覚的アナログ尺度 (VAS)	痛みに対する主観的評価法で，視覚的に評価する	10 cmの直線を紙面に引き，左端を疼痛なし，右端をこれまでに感じた最悪の痛みとする．そして，現在感じている痛みの程度を線上で印を付けてもらうように指示し，左端から印までの距離を測定する	各10分程度	高橋直人，他：Jpn J Rehabil Med, 53：596-603, 2016
数値評価尺度 (NRS)	痛みに対する主観的評価法で，11件法で評価する	0～10までの11段階の数字を用いて，被検者に現在感じている痛みの強さを口頭で答えてもらう		
身体機能の評価				
視診・触診	各関節の腫脹，熱感などの炎症所見や皮膚変化，変形の有無を確認する	実際に各関節を目で見て，手で触れることで，左右差や腫脹の程度を確認し，関節炎の有無を判断する	15分程度	高杉 潔：骨・関節・靱帯，20：951-955, 2007
徒手筋力検査 (MMT)	身体各部位における筋力低下を，特別な器具や道具を使用せずに測定する	徒手的に指定の肢位で筋力を測定する．しかし被検者が測定肢位をとれない場合，実際には筋力が発揮されているものの，計測上の評価は下がることもある．そのような場合には，各関節の可動域や疼痛を加味したうえで，各部位での筋力を測定する必要がある	各30分程度	祖川稔史，他：PTジャーナル，50：1141-1150, 2016
握力測定	手指に変形がみられるクライエントでも水銀握力計と同様に握力を測定する	アネロイド式握力計（図6）を使用し，マンシェットを20 mmHgまで膨らませた状態で握って測定する	5分程度	
関節可動域測定 (ROM測定)	上肢，下肢における各関節の拘縮や強直などの関節可動域制限の有無を測定する	ゴニオメーターを使用して自動可動域，他動可動域を測定することで，ADLでの可動範囲の確認がとれる．肩関節などは測定肢位によって他動可動域と自動可動域に差が生じやすいので注意する．また，関節破壊によって測定する関節の可動範囲に制限が生じていると，隣接する関節を使用しての代償動作も出現しやすいため注意が必要である（図7）	各30分程度	祖川稔史，他：PTジャーナル，50：1141-1150, 2016
関節機能検査（リーチ検査）	身体の前方や上・下方へ指先が届くか否か，もしくは身体部位のどこまで触れることができるのかを測定する	身体各部に手先を伸ばして指先部まで届くのか，それとも手掌面まで届くのかを測定する．これらは洗体動作が可能な範囲や，靴下の着脱，排泄動作での殿部の処理が可能かどうかを確認する指標となる	10分程度	西林保朗，他：「関節リウマチ 改訂第2版」（西林保朗/監 佐浦隆一，他/編），p91, メジカルビュー社，2014

（次ページへ続く）

（続き）

名称	評価目的	実施方法と注意点	実施時間	参照元
身体機能の評価（続き）				
感覚検査	頸部（特に環軸椎での靱帯の緩み）や腰部（圧迫骨折）での脊椎のアライメント異常の影響を受け，神経根症状が出現していないかを調べる．また，同じく骨棘形成や関節変形によって末梢神経が圧迫され，神経症状が出現していないかを調べる	X線やMRI画像による関節や骨の状態を確認し，髄節や末梢神経の知覚領域を確認したうえで，触覚や痛覚などの表在感覚や位置覚，振動覚などの深部感覚の検査を実施していく	各10分程度	
日常生活動作の評価				
HAQ	ADLを8項目のカテゴリーに分けた，計20の質問からなる質問紙票を用いる	ADLやIADLの各項目のなかで，何の困難もない，いくらか困難である，かなり困難である，できないの4段階で回答する	10分程度	川合眞一：リウマチ，35：609-620，1995
ADL評価	生活動作のなかで，点数化された評価ではなく，動作の分析をする	実際のADL場面を観察し，できるADL・できないADLで判断するのではなく，どのようにしてADL動作をしているのかを分析する	各動作10分程度	
ACRの機能分類	日常生活での自分の身の回りの世話，趣味・スポーツなどの活動性，職場での機能性に関して活動状態を確認し，class別に分類する	ADLやIADLのなかで身の回りのことやレジャーに関すること，職場や学校あるいは家事に関する活動についてclass Ⅰ，class Ⅱ，class Ⅲ，class Ⅳの4段階に分けて分類する	10分程度	「リウマチ基本テキスト第2版」（日本リウマチ財団／編），p622，2006

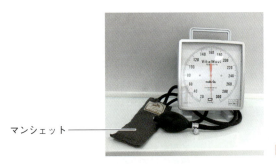

図6　アネロイド式握力計

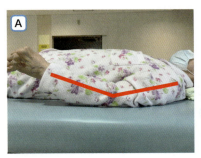
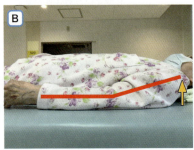

図7　ROM測定の注意点

肘関節に屈曲拘縮があると（**A**），肩の前方突出による代償動作によって（⇐）肘関節伸展の関節可動域が惑わされることがある（**B**）．

3 作業療法プログラム

- 「関節リウマチ診療ガイドライン2014」[16]においても作業療法は強く推奨されており，RA治療における重要な治療戦略の一つとなっている．
- RA発症初期は疼痛の訴えが強い可能性があるものの，関節破壊は進行していない場合も多く，筋力も十分発揮できることが多い．また，仕事に就いている場合や主婦などの一日中活動的なクライエントもみられる．そのような症例に対しては，関節保護のための動作指導や，関節に負担をかけないための自助具の提案，変形の恐れがある場合にはスプリントを作製するなどの予防的アプローチが重要である[17]．
- その反面，長期罹患のRA患者においては，すでに関節破壊が進行し，多関節に障害がみられる症例も存在する．そのようなクライエントには，無理に関節可動域の改善をはかるのではなく，関節の状態にあわせて関節可動域や筋力の維持をはかる必要がある．
- また，長期罹患による影響で代償動作を用いたADL動作を習得している可能性がある．安易にその代償動作を修正しようとすると，逆に習得していたADL動作ができなくなる恐れもあるため[17]ADL動作を修正する際には注意が必要である．
- 最後に，代償動作などを利用してもADL動作の獲得が不可能な場合には，自助具の提供も必要となってくる．

1）活動と参加

- ここでは，生活していくなかで必要となってくる関節保護指導の方法や自助具に関することを中心に述べる．

1 関節保護指導

- 関節保護指導にはMelvinの10項目[5]がある（表8）．そして，関節保護指導は関節変形などの障害が発生する前から実施しておくほうがより効果的であり，発症早期からの介入が望ましい．
- RA患者には女性が多いため，炊事，洗濯，掃除，買い物などの生活関連動作の確認も必要

表8 関節保護の原則（Melvin）

1. 痛みを患者自身が自己評価できる
2. 休息と作業のバランスをとる
3. 筋力と関節の可動性を維持する
4. 作業を簡略化し関節の負担を軽減する
5. 変形を生ずる肢位を避ける
6. より強力な大関節を利用する
7. 関節を最も安定した解剖学的位置で使用する
8. 一定の姿勢を続けない
9. 中断できないような作業や動作は控える
10. 装具や自助具を利用する

（文献5より引用）

となる．家事動作のなかでも調理の際には無駄な労力を省くために，使用する道具を手の届きやすい位置に配置する工夫も必要である．
- また，仕事に就いている場合には，仕事内容とその環境を確認することが重要となる．勤務時の姿勢（座位なのか立位か）や業務内容（事務作業もしくは肉体労働）など各動作における関節への負担や通勤方法，勤務先の環境（階段昇降の必要性など）も把握しておく必要がある．
- 他にも，クライエント個人によって生活スタイルも異なり生活環境も異なるため，各人にあわせた指導を考える必要がある．
  - ▶具体的な指導内容をいくつかあげてみると，マグカップを持つ際に片手で持つとMCP関節の側副靭帯にストレスがかかることで変形を助長する恐れがあり，マグカップの底を反対の手で支えて両手で持つように指導する（図8）．
  - ▶テーブルをふく際に，ふく方向を手関節やMCP関節に対して側方に移動させると尺側変位変形となる恐れがある．そのような場合には，手関節やMCP関節に対して前後方向に移動させると変形の予防につながる（図9）．
  - ▶長時間のパソコン操作や読書などをする場合には，タイマーをセットして休憩を入れるようにし，長時間の同一姿勢をとらないようにする．
  - ▶他にも，肘頭部（ちゅうとうぶ）にリウマチ結節が存在する場合には，起居動作時に肘をついて起き上がっている可能性が高い．そのため，起き上がりの際には電動ベッドの使用を勧めるが，使用困難な場合には，下肢の反動を利用して起き上がるようにする（反動での起き上がりは頸部への負担も考えられるため，頸部が前屈しないように固定できる場合に限る）．
- 生物学的抗リウマチ薬を使用しているクライエントは，症状が非常に軽快するために活動量が増えることで，逆に関節破壊が進行するオーバーユースや疲労骨折などが生じることもある．

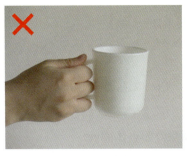 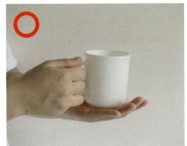

図8　マグカップは片手ではなく両手で持つ

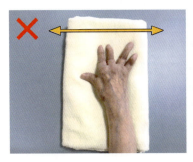 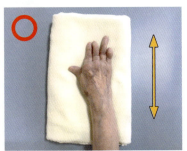

図9　雑巾がけの際には横にふくのではなく縦にふく

- RA患者でステロイドを内服している場合には，ステロイド性骨粗鬆症を併発する可能性があり，椅子などに着座の際に勢いよく座ると腰椎圧迫骨折となることがある．その場合にはゆっくりと座るように指導するだけでなく，高めの椅子を使用することや補高マットの使用を勧める．

2 自助具

- RA患者にとって自助具は，自立し，快適な生活を送るためにADL動作を少しでもやりやすくする道具である．また，できない動作を可能なかぎり自分でできるように工夫した道具でもある．
- 自助具のなかにはリーチ機能を補助するリーチャー（図10）や長柄ブラシ（図11），筋力を補助するペットボトルオープナー（図12）や台付き爪切り（図13），手指巧緻性を補助するボタンエイド（図14），複合動作を補助するソックスエイド（図15）などがある．最近では100円ショップなどにもRA患者が使える自助具が置かれるようになってきている．
  ▶また，市販品を作業療法士（以下OT）が改造することでより使いやすくなることもある．
- RA発症初期には関節保護指導として関節破壊の抑制目的で自助具を使用し，慢性期になると生活のなかでできる動作を増やすために関節への負担を軽減する目的で使用する．晩期になると完全にADL動作ができなくても自助具を使用することでADL動作に対する意欲の向上をはかっていく．
- このようにRA患者にとって自助具はすべての時期において必要なものである．

2）環境：生活指導

- 生活指導をする場合には，本人のみならず家族を含めて，家庭のなかでの本人の役割（仕事・家事・育児・介護など）や趣味活動などの確認，本人のニーズや一日のスケジュール，

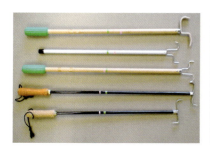

図10　リーチャー

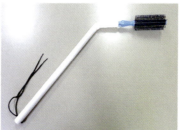

図11　長柄ブラシ

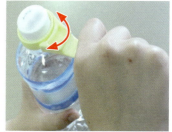

図12　ペットボトルオープナー

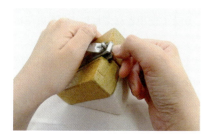

図13　台付き爪切り

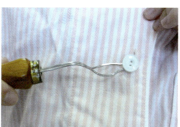

図14　ボタンエイド

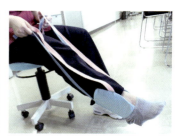

図15　ソックスエイド

- 活動範囲などを熟知しておく必要がある．
- また，痛みや腫脹が出現した際にクライエントに確認してみると，前日の過活動が原因となっていることもあり，「どのくらい動けば疼痛や腫脹が出現するのか？」「どの程度動いても大丈夫なのか？」という点は本人自身が把握しておく必要がある．
- 住環境に関しては，玄関やその周辺の段差の有無や程度，トイレの座面の高さや手すり設置の必要性を確認する．
  - ▶特にトイレの座面の高さに関しては，以前よりも高いものが増えてきており，トイレメーカーによって床から座面までの高さが380〜410 mmと異なっているので注意が必要である．
  - ▶歩行や段差昇降に不安がある場合には，廊下や階段での手すりの設置や，上がりかまちの手前にブロックなどを固定して段差を小さくすることも必要となる．
- 家事に関しては，リーチ機能が低下している場合には洗濯物を干す際に物干しざおの高さを調整するといった工夫も必要となってくる．
- 松浦らは，機能的寛解となったクライエントにおいても家事動作のなかで布団を干す作業や風呂掃除ができない，もしくは不便に感じていると報告している[18]．このように，RAの状態が改善しても家事動作で苦労する場面は少なからず存在しており，同居家族の協力や家族のRAに対する理解も深めておく必要がある．

3）心身機能

- RAの場合，関節破壊が進行するとADLでの自立度が低下し，保存療法だけでは対応が困難となり，手術療法を施行することもある．
- そのため，ここではRAの手術後の**後療法**，OTが携わる機会が多い手指変形に対する**スプリント**，**心理面**について述べる．

■1 RAの手術療法後の後療法

- 石川らは1981〜2013年にかけて，RA患者の手術件数に関して2003年頃から膝関節が減少し，手指，手関節，足趾の手術が増加していることを報告している[19]．これは，生物学的抗リウマチ薬の登場によってRAの疾患活動性が安定してきたことで，RA患者が手のオーバーユースによる影響やコスメティックな面の改善を望んでいることが関係していると思われる．
- ここでは今後，経験する機会が多いと予想される手指に関する手術後の後療法を中心に述べていく．

《手指MCP人工関節置換術》

- RAにおいてMCP関節では尺側変位変形や掌側亜脱臼がみられることが多く，手指MCP人工関節置換術を施行する症例が増えている．人工指関節には拘束型と非拘束型があり，拘束型にはスワンソン（Swanson）やアバンタ（Avanta）がよく使用されており，非拘束型にはSLFJ（self locking finger joint）がある．
- このようにMCP人工関節の種類も多彩にあり，施設によって対応している人工関節や後療法も異なることがある．ここでは一例としてアバンタの後療法について述べる．

《後療法スケジュール》（表9）

- 術後3日目から日中はアウトリガースプリント（図16）を装着，夜間は掌側シーネ固定を実施し，MCP関節自動屈曲運動を開始する．

表9 手指MCP人工関節置換術後プログラム（例）

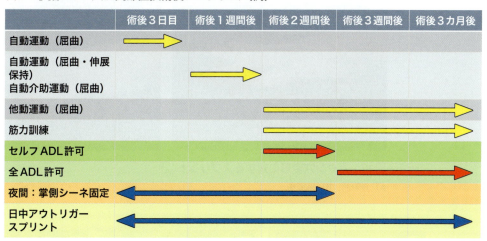

	術後3日目	術後1週間後	術後2週間後	術後3週間後	術後3カ月後
自動運動（屈曲）	→				
自動運動（屈曲・伸展保持） 自動介助運動（屈曲）		→			
他動運動（屈曲）			→		→
筋力訓練			→		→
セルフADL許可			→		
全ADL許可				→	→
夜間：掌側シーネ固定	←→		→		
日中アウトリガースプリント	←→				→

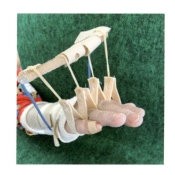

図16　アウトリガースプリント

- 術後2週後からはマイルドなMCP関節他動屈曲運動やボールを使用しての握力練習，軽負荷でのADLを許可する．
- 術後3週後から包丁を握る，車の運転といった全般的なADLの許可となり，掌側シーネ固定も解除となる．アウトリガースプリントは3週経過後に伸展不全がみられれば伸展保持として日中の装着時間を長く保持し，そうでない場合には日中，定期的に装着して，屈筋群の筋出力を強化する．
- 術後8週が経過しても，MCP関節側方にストレスがかかるような動き（マグカップの柄を持って持ち上げるなど）は禁止である．
- 術後12週後では，アウトリガースプリントおよびMCP関節側方に対するストレスの制限も解除となる．
- 那須らは，人工関節置換術の直後からリハビリテーションを行った結果，術後1カ月の時点で手指機能の改善がみられたが，術後3カ月にかけて大幅な改善がみられたと報告している[20]．そのため，術後3カ月は訓練の必要性が高く，その後も再変形予防のための関節保護指導が重要となる．

2 スプリント

- スプリント（splint）の目的は，支持・矯正によるアライメントの保持，変形の予防，固定

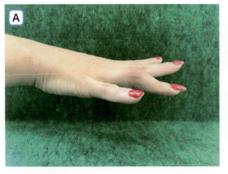
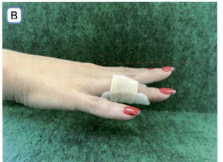

図17　ボタン穴変形に対するスプリント
A）装着前，B）装着後

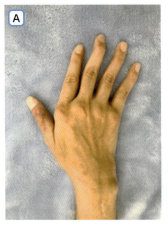
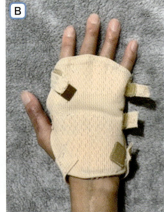
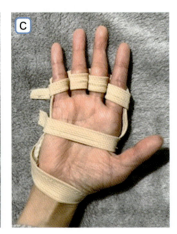

図18　尺側変位変形に対するスプリント
A）装着前，B）装着後背面，C）装着後手掌面

による安静，手指機能の補助がある．
- スプリントは変形の矯正具合，スプリント素材の選択，装着場面，外観などを考慮して作製する必要がある．特に若いRA患者は外観を気にする人も多く，すぐに装着しなくなる場合もあり，生地の色やデザインなどの考慮も必要となる（図17，図18）．
- 原則として，スプリントは変形が発生する前に予防として装着できることが望ましい．
- スプリントを作製する際には，変形を過度に矯正してしまうとスプリントとの接触痛も生じやすくなる．そのため，各個人の変形の状態にあわせて，使いやすい手となるようにスプリントの素材選びや矯正度合いを考えて調整しておくほうがよい．
- 蓬莱谷らは，関節保護指導とあわせてPIP関節の可動域訓練やPIP関節伸展位でのDIP関節屈曲運動の指導が効果的であると報告している[21]．OTはスプリントを提供するだけでなく，それとあわせて関節保護指導や作製後の定期的なフォローアップをすることで，継続的な装着を促していく必要がある．

3 心理面
- RAを発症して間もない時期には，痛みに対する不安やRAになったことに対する精神的ショッ

- クが強く，ふさぎ込みがちなクライエントもいれば，逆に訴えが多く，聞いてほしい欲求が強いクライエントもいる．
- 治療を進めながらにはなるが，RAに対する不安や精神状態（治療に対して積極的か消極的かどうか）も把握し，訓練時の声掛けなどの配慮も必要である．
- 「2015年リウマチ白書」[1]においても，RA患者が抱く不安な点として「病状の悪化・進行」「ADLの低下」「経済的な不安」などがあげられている．身体的な面だけでなく，社会的要素も不安な点としてあげられており，生活全般を含めた対応が必要となる．
- このように，RA患者は障害のある単関節のみに対処すればよいのではなく，全身状態を把握したうえで対応していく必要がある．
- また，RA発症初期にはクライエント自身もRAについて理解していないことが多く，クライエント教育はOTがかかわる重要なポイントの一つとなる．そして，クライエント本人のみが理解していても対応困難な場面もあり，家族に対するRA指導や生活環境の整備が重要となる．

■ 文献

1) 「2015年リウマチ白書」（日本リウマチ友の会／編），障害者団体定期刊行物協会，2015
2) 石神昭人：シトルリン化分子と老年病．日老医誌，51：314-320，2014
3) 山本一彦：関節リウマチの発症―遺伝要因と環境要因．日温気物医誌，77：20-21，2013
4) Fuchs HA, et al：Evidence of significant radiographic damage in rheumatoid arthritis within the first 2years of disease. J Rheumatol, 16：585-591, 1989
5) 「関節リウマチ（リハ実践テクニック）」（西林保朗／監 佐浦隆一，八木範彦／編），メジカルビュー社，2014
6) Smolen JS, et al：Treating rheumatoid arthritis to target recommendation of an international task force. Ann Rheum Dis, 69：631-637, 2010
7) 佐浦隆一，他：関節リウマチのリハビリテーションに必須の評価方法と活用法．Jpn J Rehabil Med, 54：860-863, 2017
8) 安倍千之：RA寛解の定義について．Clin Rheumatol, 23：344-348, 2011
9) 川合眞一：慢性関節リウマチとQuality of Life．リウマチ，35：609-620，1995
10) 山中 寿：関節リウマチ治療の進歩．日本内科学会雑誌，98：252-257，2009
11) 竹内 勤：関節リウマチ治療の最新の進歩と今後の課題．日本内科学会雑誌，104：1173-1782，2015
12) 「リハに役立つ検査値の読み方・とらえ方」（田屋雅信，松田雅弘／編），羊土社，2018
13) 宮坂信之：治療方針と目標のトレンド．日本内科学会雑誌，97：11-16，2008
14) 平田信太郎，田中良哉：X線による関節破壊評価．日本内科学会雑誌，101：2893-2898，2012
15) 石川 肇：リウマチの手と足の変形のメカニズム．日本RAのリハビリ研究会誌，21：18-26，2007
16) 「関節リウマチ診療ガイドライン2014」（日本リウマチ学会／編），メディカルレビュー社，2014
17) 村澤 章，他：骨関節疾患リハビリテーション―UP to date―関節リウマチの新しい治療体系におけるリハビリテーションの意義．Jpn J Rehabil Med, 47：271-275，2010
18) 松浦深雪，他：生物学的製剤投与中の女性患者における家事労働の実態調査．臨床リウマチ，27：171-177，2015
19) 石川 肇：手術内容の変化．分子リウマチ治療，7：19-28，2014
20) 那須義久，他：人工関節置換術とそのリハビリテーション．Jpn j Rehabil Med, 54：191-194, 2017
21) 蓬莱谷耕士，他：スプリントによりボタンホール変形が改善した若年性特発性関節炎の1症例．日本RAのリハビリ研究会誌，27：16-19，2013

アクティブラーニング ― 症例から学ぶ

関節リウマチの進行がみられる35歳女性

背景

のりこさんは35歳の女性で，5年前に手関節や手指関節に疼痛が出現して生活することに不便さを感じ，整形外科を受診したところ関節リウマチと診断され，抗リウマチ薬（メトトレキサート）を処方されていました．

のりこさんは夫と娘の3人暮らし，住居は2階建ての持ち家に住んでいました．通勤には車を使用しており，毎朝，子どもを保育園に連れていって夕方まで事務職のパートをして，業務終了後，子どもを迎えに行き，買い物をして帰宅する生活を過ごしていました．

趣味はピアノ演奏で，子どもの頃にピアノを弾いていたこともあって将来は子どもにピアノを教えたいという夢をもっています．ピアノを演奏しはじめると，時間を忘れて何時間も練習することもありました．家事に関しては食事，洗濯，掃除を中心に全般的にのりこさんが行っていました．夫も食器洗いやゴミ出しなどを手伝ってくれていましたが，調理経験はあまりなく，他の家事に関しては無関心です．買い物は近くのスーパーまで自動車を運転して，店内ではショッピングカートを利用して重いものを持たないようにしていました．

のりこさんは関節リウマチとなったことに対して，痛みに対する不安や手指が変形するのではないか？という不安を強くもっていました．最近になって抗リウマチ薬による効果が薄れはじめており，通院している主治医から生物学的抗リウマチ薬を勧められました．生物学的抗リウマチ薬については以前から知っていたものの，高額なために経済的負担が大きくなると思い，使用をちゅうちょしていました．しかし，変形の進行によってピアノの演奏ができなくなることのほうが耐えがたいために，現在では生物学的抗リウマチ薬の使用を考えています．また，変形が進行してきた影響もあり，はしやペンなどが使いづらくなったと感じています．リハビリテーションに関しては今まで経験したことはありません．

作業療法評価

のりこさんは全身における痛みの訴えが強くなっており，このまま痛みが治まらないのではないか？という不安が強い様子だった．特に痛みの訴えが強かったのは右肘関節と右手関節であり，ともに腫脹もみられた．血液検査では炎症の数値が高く，X線の状態は第1～5指MCP関節の関節破壊が起きており，軽度の尺側変位変形となっていた．他の関節においては右肘関節の関節破壊がみられており，手関節と足趾に関節裂隙の狭小化がみられていた．他の関節は特に問題はみられなかった．

右肩関節はROMが約130°くらいで疼痛が出現しており，それ以上の屈曲は困難だった．右肘関節においても屈曲が110°くらいまでしか曲がらなかった．握力に関しては握り込むことはできるものの，規準値の半分程度の値だった．ときどき，右小指のしびれが出現することがあるが，持続的なしびれはなく気にしている様子はなかった．

　ADLにおいて，歩行は両膝関節に痛みがあるものの，杖などの歩行補助具の使用はしていなかった．ベッドからの起き上がりの際には，右肘関節をベッドに押しつけて上体を起こしてから，ベッドの右側に端座位となっていた．食事の際には時折，口元に届きづらいことがあり，顎を突き出して食べようとすることもあった．身の回りのことは自立していたものの，調理をする，洗濯物を干す，高いところにあるものを取るといった動作は困難であり，介助を必要とした．また，ペットボトルのキャップなどを開けられず，洗濯バサミも使用困難であった．自宅には手すりの設置などの住宅改修は全くされていない状態だった．

Q1 のりこさんの作業で取り組んでみたい項目を1つあげてください．

Q2 Q1でとり上げた作業遂行を阻害している要因をあげてください．

Q3 作業療法の目標設定をしてください．

Q4 関節保護指導をする際にはどんなことに注意して指導する必要があるでしょうか？

Q5 自助具を提供する際にはどんな自助具を提供すればよいでしょうか？

第2章 疾患編

4 骨折および関節疾患

学習のポイント
- 主な骨折および関節疾患の医学的概要を理解する
- 当該疾患に関する作業療法評価の名称，目的，方法などを理解する
- それらの疾患に対する作業療法プログラムのポイントを理解する

1 疾患概要 [1) 2)]

- 本稿では，作業療法でよく担当する骨折および関節疾患として，**大腿骨頸部骨折，橈骨遠位端骨折，変形性膝関節症，腰椎椎体骨折，上腕骨近位端骨折**について説明する（図1）．

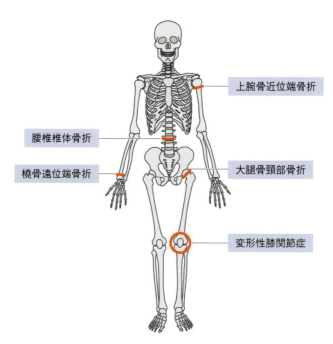

図1 作業療法でよく出合う骨折および関節疾患

1) 大腿骨頸部骨折

- 原因：高齢者ではわずかな捻転や転倒で発生する．特に骨粗鬆症を有する女性に多い．若年者では交通事故や労働中の転落などの高エネルギー外傷で生じることがある．
- 症状：股関節の痛み，腫脹が出現し，立ち上がりや歩行が不能となる．股関節は屈曲，外旋位となり，患肢は短縮する．
- 検査：X線・CT・MRI検査を行い診断する．
- 治療：骨折のステージと年齢により治療方針が決定される．大腿骨頸部骨折では一般的にGarden stageを用いる．Garden stageは骨折の程度をⅠ〜Ⅳの段階で分ける（図2）．原則的には手術療法が選択される．手術療法は大きく分けて2種類あり，内固定術（骨接合術）か人工骨頭置換術である．内固定術では骨折の分類に応じて使用するスクリュー（プレート）が決まる．手術後は早期にリハビリテーションが開始される．骨折がごく軽症の非転位型であれば保存療法が選択される．非転位型とはGarden stageのⅠ，Ⅱに該当する．

2) 橈骨遠位端骨折

- 原因：骨粗鬆症を有する中高年の女性に多く，転倒時に手をつくなどにより発症する．若年者であれば交通事故，転落，スポーツなどの高エネルギー外傷で生じる．外力が強い場合は尺骨の遠位端骨折も同時に発生することがある．
- 症状：手関節に疼痛，腫脹が出現し，変形が出現する．手指と手関節に力が入らず，手関節掌背屈不可となる．橈骨の遠位端骨片が背側へ転位した状態をフォーク状変形といい（図3），橈骨遠位端骨折のなかで最も多い．
- 検査：X線検査で明らかとなるが，転位が少ない場合はCT検査で診断されることもある．
- 治療：転位が少ない場合は保存療法が選択される．その場合はシーネ固定を行い，許可があれば手関節の可動域運動や筋力トレーニングを行う．

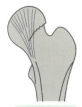
Stage Ⅰ
不完全骨折

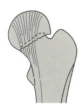
Stage Ⅱ
完全骨折，転位はごくわずか

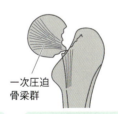
一次圧迫骨梁群
Stage Ⅲ
完全骨折，転位あり

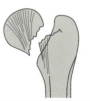
Stage Ⅳ
完全骨折，転位が大きい

図2 Garden stage
（文献3より引用）

図3 フォーク状変形
（文献4より引用）

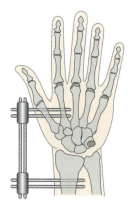

図4 創外固定法

手術を選択した場合は，骨折部に直接プレートを装着するロッキングプレート固定を行い，早期に手関節可動域運動を開始する．開放骨折や複雑骨折の場合は創外固定法を用いる（図4）．

3）変形性膝関節症

- 原因：関節軟骨の老化による減少，肥満，骨折や靱帯損傷などの外傷，関節炎の後遺症として発症する．
- 症状：主な症状として膝関節の腫脹，変形，可動域制限がある．特に歩行開始時などの運動初期に疼痛が出現する．関節可動域が徐々に制限されるため，日常生活での動作（正座や階段昇降）が困難となってくる．
  さらに進行すると関節軟骨の摩耗のため，膝関節の内反変形（O脚）もしくは外反変形（X脚）が生じる．
- 検査：問診，触診により水腫の有無を確認し，ストレステストを行い変形の程度をみる．視診でO脚，X脚の有無，歩行状態の確認を行う．関節裂隙の狭小化を評価する際は，立位で正面像のX線画像を用いる．
- 治療：第一選択は保存療法である．変形の進行が軽度であり，初期の変形性膝関節症であれば薬物療法（内服薬，外用薬，膝関節内へのヒアルロン注射），運動療法（筋力トレーニング，有酸素運動，ストレッチングなど），装具療法（足底板，サポーターの使用など），日常生活指導（杖の使用，減量など）がある．
  症状が改善しない場合や，増悪する場合は手術療法を行う．関節温存術や人工膝関節置換術が選択される．

4）腰椎椎体骨折

- 原因：骨粗鬆症を呈していると，比較的弱い力（尻もちをつく，勢いよく椅子に座るなど）により発症する．原因が不明な場合もある．圧潰が進行したり，複数の箇所で椎体骨折があると，円背になったり身長が縮んだりなどの症状が起きる．
- 症状：骨折部やその周囲に散在する痛みが生じる．起き上がりや立ち上がりの体動時に痛みが出現するほか，安静時にも痛みが生じる．脊椎まで到達する重症な骨折であれば，損傷神経以下の下肢の神経症状が出現することもある．

- 検査：X線・CT・MRI検査などを行い診断する．X線検査では正面と側面の2方向から撮影し，アライメントの異常を確認する．
- 治療：保存療法がまず選択され，重症の場合は手術療法が選択される．診断後，なるべく早期に装具（コルセット）を作成し，外固定下にリハビリテーションを行う．体幹の前屈と回旋を禁忌とし，歩行トレーニングやADLトレーニングを行っていく．

5）上腕骨近位端骨折

- 原因：転倒して手や肘をついたときや肩を強く打ちつけたときに発症する．また上腕骨に直接外的刺激が加わったときにも受傷することがある．
- 症状：骨折した部位は腫脹，疼痛，変形，皮下出血などが起きる．上肢は挙上することができなくなる．
- 検査：X線検査で判定できる．転位が少ない場合はCT検査やMRI検査などを行うこともある．
- 治療：治療は保存治療が中心である．保存治療は良肢位を保ちながら三角巾固定をして骨癒合をはかる方法である．長期間の固定中は運動療法を行い，肩関節の拘縮（こうしゅく）を予防する．

2 作業療法評価[5]

名称	評価目的	実施方法	実施時間	参照元
身体機能の評価				
バイタルサイン測定	急性期で介入を行う際は，脈拍，体温，血圧の変動を把握する	ベッドサイドでクライエントが動く前に行う	5分程度	「バイタルサインモニタ入門」（久保田博南／著），秀潤社，2000
VAS（Visual Analog Scale）	骨折や変形性疾患などは疼痛の有無に応じて介入方法を選択するため，痛みの評価は必ず行う	クライエントに10 cmの線を引いたスケールを見せ，「無痛」から「今までに感じたことのない痛み」の間で現在の痛みがどの程度か示してもらう	5分程度	「痛みの概念が変わった 新キーワード100＋α」（小川節郎／編著），真興交易医書出版部，2008
関節可動域測定	疾患から関節可動域の制限因子となっている拘縮や強直を判断する	角度計（ゴニオメーター）と記録紙を用意し，関節可動域0°の位置に移動軸と基本軸をあわせ，関節を動かし角度計を当てて数値を読み取る	30分～1時間程度	「標準整形外科学 第11版」（内田淳正／監），医学書院，2011
徒手筋力検査	関節ごとに筋を量的に測定する．筋萎縮の有無などを把握する	クライエントに説明を行い，筋発揮できるような肢位をとってもらう．抵抗をかけず最大関節可動域まで運動を行えた場合，セラピストは反対方向へ抵抗をかけ測定する	30分～1時間程度	「新・徒手筋力検査法 原著第9版」（Hislop HJ，他／著 津山直一，他／編），協同医書出版社，2014

（次ページへ続く）

(続き)

名称	評価目的	実施方法	実施時間	参照元
身体機能の評価（続き）				
周径計測	術後の四肢の腫脹や浮腫の変化，筋萎縮や筋肥大の変化などを把握する	測定点を参考に，必要な部位の太さを測る．座位または背臥位でリラックスしてもらい，メジャーを用いて必要箇所の太さを計測する	30分程度	「作業療法評価学」（岩崎テル子，他／編），医学書院，2009
四肢長計測	骨折による転位や偽関節の有無，人工関節置換術後の脚長差などを把握する	測定点を参考に，必要な部位の長さを測る．背臥位もしくは座位で，メジャーを用いて測定点間の距離を計測する	30分程度	「作業療法評価学」（岩崎テル子，他／編），医学書院，2009
ADLの評価				
Barthel Index	骨折や変形性疾患を呈したクライエントの日常生活の状態を把握する	ADLに対して10項目の評価ポイントがあり，「独力でできる」，「援助が必要」，「できない」を判定する	10分程度	Mahoney FI, et al：Maryland State Med J, 14：61-65, 1965
FIM（Functional Independence Measure：機能的自立度評価法）	骨折や変形性疾患を呈したクライエントの日常生活の自立度を把握する	運動13項目，認知5項目の計18項目からなる評価に対して，介護量に応じて7段階で評価すると介護負担がわかる	20分程度	Granger CV, et al：Arch Phys Med Rehabil, 79：52-57, 1998
作業機能の評価				
CAOD（Classification and Assessment of Occupational Dysfunction：作業機能障害の種類と評価）	骨折や変形性疾患を呈したクライエントの作業機能障害を種類ごとに把握する	作業不均衡4項目，作業剝奪3項目，作業疎外3項目，作業周縁化6項目の計16項目で構成され，「当てはまらない」1点から「当てはまる」7点で回答してもらう	30分程度	Teraoka M, et al：PLoS ONE, 10：e0134695, 2015
健康関連QOL評価				
SF-36（Short-Form health survey 36：健康関連QOL尺度）	クライエントの健康状態を把握するために行う	8つの下位尺度と3つのサマリースコアがあり，質問項目に回答してもらう．得点は決められた算出方法により0～100点の範囲で変換する．付属のサマリースコアに得点を入力して算出する方法もある	30分程度	「SF-36日本語版マニュアルver1.2」（福原俊一，他），パブリックヘルスリサーチセンター，2001
環境の評価				
CEQ（Comprehensive Environmental Questionnaire for the Elderly：高齢者のための包括的環境要因調査票）	クライエントを取り囲む環境要因を把握するために行う	3因子14項目の環境要因に対して，クライエント自身がどのくらい整った環境があると感じているかを調査する．質問に対して「全くない」から「十分ある」の4件法に回答する	20分程度	籔脇健司：高齢者のための包括的環境要因調査票（http://kiui.jp/pc/gakka/hoken/sagyo/yabu/ceq/file/ceq_manual_r.pdf），2011

3 作業療法プログラム[6)~9)]

1）大腿骨頸部骨折

- 大腿骨頸部骨折は，骨折部の転位の程度から保存療法か手術療法が選択される．ここでは手術療法が選択された場合の作業療法プログラムを述べる．

■ 活動と参加

①術直後〜2週

- この時期は基本動作の獲得とADLの獲得を中心に行う．
- 起居動作では，急性期のバイタルの変動を確認しながら，ベッドのギャッチアップを利用し起き上がり動作を行う．立ち上がり時にはベッドを高くすると容易に立ち上がれる．このように，この時期は道具を利用しながら起居動作獲得を行う．
- 移乗動作は早期に獲得すると，その後のトイレ移乗の獲得やリハビリテーション室のプラットホームへの移乗などが行えるようになるため重要である．移乗が困難な場合は移乗バーやスライディングボードを使い（図5），クライエントとセラピストの負担軽減をはかる．
- この時期の食事動作はベッドのギャッチアップを利用して行うことが多い．その際はベッド周囲の環境を整え，食事摂取しやすいようにセッティングを行う．
- 排泄動作では尿意や便意の有無と排泄コントロールを確認し，移乗動作能力を評価したうえで導入する．
- この時期のクライエントは患部の疼痛が強く，体動が困難であったり時間を要する場合があったりするため，ナースコールの使用や移乗の介助が必要である．

②3〜8週

- この時期はADLの自立を目標に介入を行う．
- 食事動作は数回の介入で自立できる場合が多い．
- 排泄動作は，移乗動作自立，歩行器歩行自立をめざし，ナースコールの利用を卒業する．

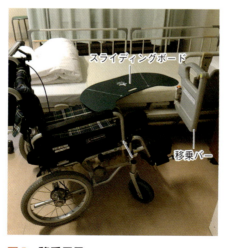

図5　移乗用具

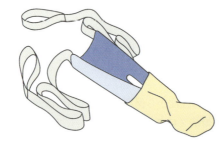

図6 ソックスエイド
プラスティック部分を丸め,靴下の中に入れる.
クライエントがひもを引きながら靴下に足を通すと靴下が履ける.

- 下肢の自動運動での屈曲伸展ができるようになれば,更衣動作や入浴動作へも介入を行う.
- 更衣動作では下衣(ズボン,靴下)の履き替えに努力を要するため,動作を行う際の肢位やバランス評価を行いながらクライエントと方法を模索していく.場合によってはソックスエイドなどの自助具を使用する(図6).
- 入浴動作はシャワーチェアを用いて行う.この時期は浴槽に入る際に回転盤や手すりなどを利用すると容易に入槽できる.
- 整容動作は排泄動作と同様,移乗・移動自立となったら洗面台を利用し立位もしくは座位で行ってもらう.整容に必要な道具は手で持って運ぶか,洗面台付近に置いておくように環境調整する.

③9〜12週
- この時期は退院に向けて受傷前のADL能力の再獲得,動作トレーニング,環境調整などを行う.ADLは以前からの練習や環境調整を継続して行い,不十分な部分は継続して介入を行う.
- また,クライエントが家事動作を行う必要がある場合,退院後はどの程度の家事をどのような方法で行うかということを話し合い,作業療法プログラムを決定する.家事動作には,姿勢保持,バランス能力,動作の耐久性,身体機能の回復度合いなどを把握しておく必要がある.
- また,クライエントの身体能力に応じた福祉用具の導入や家族の協力の程度,社会資源の利用についての検討を重ねていく必要がある.

2 環境

①術直後〜2週
- 人的環境では,クライエントはADLの全般に介助が必要である.そのため作業療法では家族や病棟スタッフなどにクライエントの能力を伝え,どの部分に介助が必要かを伝えるようにする.
- 車椅子移乗であれば他職種も行う必要があるため,クライエントの状態と注意点を伝え患部に負荷のかからない方法で統一し行ってもらう.
- 排泄動作ではナースコールを使用し他職種も行うため,どのような方法を行えばクライエントも他職種も容易に行えるかを話し合いながら介入する.
- 物理的環境では,ベッド上で過ごす時間が長くなるため,クライエントのベッド周囲の環境が整っているかを確認する.ベッド周囲で必要なものが手の届く範囲にあるか,落ちてくるようなものが不安定な場所に乗っていないかなどを把握し,クライエントが安心できる環境を整える.

②3〜8週
- 人的環境では，自立して行えない動作に関して家族や他職種に介助を依頼するようにする．特に更衣動作の下衣の履き替えや入浴動作の洗体はクライエント一人では行えない可能性があるため，病棟で情報を共有し，介助が必要な部分には方法を伝える．
- 物理的環境では，病棟で過ごせるようになるため移動時の歩行補助具の貸し出しと調整を行い，クライエントの生活範囲を広げるよう介入する．
- またこの時期には社会的環境の調整もはじまり，クライエントが将来利用する可能性のあるサービスや制度を把握しておくようにする．

③9〜12週
- 人的環境では，退院に向けて主に家族と相談をする機会が増える．家族にクライエントの状況を伝え，介助や見守りが必要なことがあれば情報提供をする．
- 物理的環境では，退院先のクライエントの生活範囲につまずきやすい段差がないか，手すりの設置は必要か，浴室やトイレの状況はどうかなどを他職種や家族，ヘルパーと話し合う．必要に応じて福祉用具の購入やレンタルを勧める．
- 社会的環境では，クライエントが利用するサービスを把握し，退院後にスムーズに切り替えが行えるよう，家族やソーシャルワーカー，ヘルパー，ケアマネージャーらと話し合う．

3 心身機能

①術直後〜2週
- この時期は術創部の炎症状態の確認や深部静脈血栓症※の予防，アライメントへの配慮など全身管理が必要である．

> **word** ※ 深部静脈血栓症
> 手足の静脈に血の固まり（血栓）ができ，むくみ，痛み，変色などが生じる．

- 術創部は出血や滲出液の量の変化の確認，発赤や熱感の変化の確認，下肢の浮腫，深部静脈血栓症の徴候がないかの確認などを行う．
- 深部静脈血栓症予防には患側下肢の膝関節，足関節の自動運動，健側下肢の股関節，膝関節，足関節の自動・他動運動を積極的に行い，早期から関節拘縮予防と血栓予防に努める．関節可動域運動は術後2〜4日は疼痛を極力誘発しないように愛護的に行う．
- ADLは起立性低血圧に注意しながら行う．肢位を変更する場合は，安全な姿勢で，血圧，脈拍などのバイタルを計測する．
- 手術療法のメリットは，早期から歩行が可能となることである．歩行トレーニングは平行棒や歩行器などの歩行補助具を用いて開始する．

②3〜8週
- 骨折部は修復期となり，徐々に仮骨が形成されてくる．この時期は関節可動域運動で健側と同等な関節可動域の確保と，筋力トレーニングで筋力増強をめざす．
- 関節可動域運動は座位姿勢をとれるよう90°まで獲得し，その後は自動・他動運動で関節可動域の拡大をはかっていく．
- 筋力トレーニングは股関節周囲筋に対して等尺性収縮もしくは等張性収縮の運動を行い，一時的に低下している筋力の強化をはかる．また，クライエントの状態に応じてゴムチューブを用いた抵抗運動（図7）や，セラピストが適度な負荷をかけた筋力トレーニング（図8）を

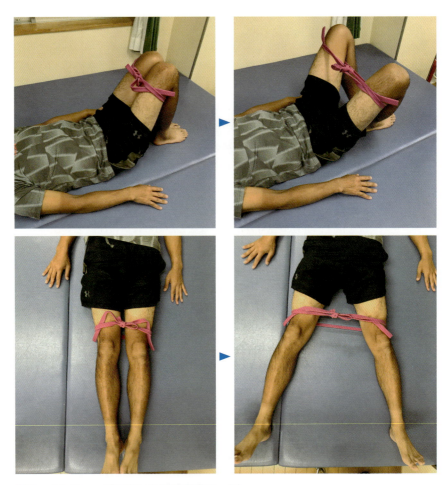

図7 ゴムチューブを用いた抵抗運動の一例

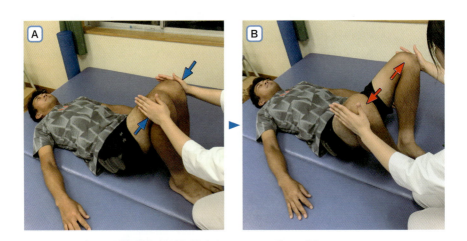

図8 セラピストが負荷をかけた筋力トレーニングの一例
A) セラピストが膝関節より近位部に抵抗をかける. B) クライエントは抵抗に負けないように筋力を発揮する.

行う．
- 歩行は平行棒や歩行器を終了し，自立歩行への移行をめざした杖歩行の獲得へと切り替えを行う．

③9～12週
- 骨折部の修復がさらに進み，仮骨が硬くなり骨折線の不明瞭さが増してくる時期である．この時期は以前から行っていた関節可動域運動や筋力トレーニングを継続して行いつつ，日常生活で必要な動作の再獲得をめざす．
- 歩行は杖歩行から，クライアントが受傷前に行っていた歩行形態（独歩，伝い歩行など）の再獲得を目標とする．ADLは床からの立ち上がりや階段昇降，入浴動作など，退院後に必要となる負荷の高い動作の練習を行う．

2) 橈骨遠位端骨折

- 橈骨遠位端骨折も，骨折部の転位の程度から保存療法か手術療法が選択される．ここでは保存療法が選択された場合と手術療法が選択された場合の作業療法プログラムを述べる．

① 活動と参加

①術直後～2週
- この時期は患部の安静を保ちつつ，患部以外の機能維持と機能向上を目的に，早期から歩行トレーニングや片手での排泄動作，更衣動作の練習を行う．
- 起き上がりは患側を上方にして行い，患側上肢でプッシュアップしないようにする．
- 座位保持や立ち上がりは受傷前と同等のレベルで行えることが多いが，患側上肢は三角巾固定されているためバランスがとりにくい状況である．そのため歩行トレーニング開始時は見守りか一部介助を行い，転倒に注意する．
- 食事動作は，患側が利き手の場合は食事動作が困難となるため，一時的に非利き手でスプーンやフォークを使った食事動作を行う必要がある．
- 排泄動作は患側上肢の使用ができないため，片手でズボンの上げ下ろしを行う指導をする．立位で膝下まで交互にズボンを下ろし，排泄終了後は下ろした方法と反対の方法でズボンを引き上げるようにする．
- 更衣動作は前腕の回内外を制限しながら行う．

②3～6週
- この時期は関節可動域運動と筋力トレーニングを行いながら，日常生活で積極的な手の使用を促す．
- 排泄動作では両上肢を使用した下衣操作を許可するが，この際に前腕回内外の運動も行わざるを得ないため，疼痛が誘発されるような急激な回内外は行わないよう指導する．
- 入浴動作では洗髪と洗体動作を自立して行ってもらうようにする．
- 整容動作はなるべく両手で行ってもらうが，健側の爪切りなど，患側の握る力が必要なものは台付き爪切りなどを用いてもよい（図9）．

③7～12週
- この時期はADLの自立が行えており，退院に向けて自宅の生活環境にあわせたリハビリテーションを行う．
- 主婦であれば家事動作の練習を行い，日常生活での注意点を指導する．

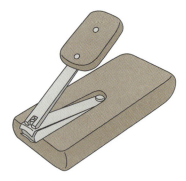

図9 台付き爪切り
握力が弱い場合や片麻痺などの場合も使用することがある．上肢の重みを利用して押すため，弱い力でも切りやすい．

▶ 上肢の骨折での家事動作で問題となってくるのは料理である．包丁で硬いものを切ったり，瓶のふたの開閉をしたり，重いものを持ち上げたりする際に痛みが出現することが多いため，セラピストはクライエントの生活状況をよく聴取し，それにあわせた介入とアドバイスを行う．
- また，患部に負荷をかけにくいよう自助具を利用することも重要である．

2 環境

①術直後〜2週
- 人的環境では，病棟でのクライエントの過ごし方を他職種と話し合う．
- 橈骨遠位端骨折のクライエントは，受傷前のように病棟内を移動されることが多い．その際，三角巾やシーネ固定などの上肢の固定により，バランス能力が一時的に低下していることがある．セラピストはクライエントの歩行能力やバランス能力，認知機能を早期に評価し，歩行補助具を選定するほか，病棟看護師に状況を報告する．クライエントが病棟内で再転倒しないよう，他職種と連携して見守りを行う．
- 物理的環境では，片手動作でADLを行う必要があるため，必要な福祉用具の貸し出しやベッド周囲の環境調整を行う．

②3〜6週
- 人的環境では，クライエントのADLに介助が必要な部分が残存している．そのため他職種には必要な箇所の介助量と方法を伝え，病棟でも統一した方法で行ってもらうようにする．
- 物理的環境では，以前のように継続して片手で行う必要のあるADLには福祉用具の貸し出しを行い，クライエントが不自由を感じにくい道具を提供する．また，病棟内でのADLに関して必要な箇所に簡易手すりの設置を行うこともある．
- 社会的環境では，**1）大腿骨頸部骨折**と同様，クライエントが将来利用する可能性のあるサービスや制度を把握しておくようにする．

③7〜12週
- 人的環境では，退院を見据えてクライエントの家族やソーシャルワーカー，ヘルパー，ケアマネージャーに情報提供を行い，クライエントのスムーズな退院支援を行う．
- 物理的環境では，自宅の状況を聴取したり実際に訪問したり，転倒の危険性のある箇所に手

すりを設置するなどして，クライエントの退院先の環境を調整するようにする．
- 社会的環境では，クライエントが退院する際に利用できる制度の把握を行い，必要な福祉用具の購入，レンタルなどを勧める．

3 心身機能

①術直後～2週

- 保存療法の場合，この時期はギプス固定中のため，疼痛やしびれなどの確認を行う．手指は浮腫が出現し，継続すると拘縮の原因になることから，作業療法でも挙上と手指のマッサージを行う．
- 関節可動域運動や筋力トレーニングは手指や肘関節，肩関節のみを行い，患部に負荷のかかる回内外動作は行わないようにする．関節可動域運動や筋力トレーニングは医師の指示にあわせて行う．
- 手指はスポンジやハンドタオルを握り離しするような運動を実施してもらい，浮腫の軽減，拘縮予防，筋萎縮の予防を行う．
- 手術療法では早期に手関節の可動域運動が許可される場合が多い．その際は手指の自動・他動可動域運動と手関節の自動・自動介助可動域運動を開始する．
- 筋力トレーニングは手内在筋の筋力トレーニングや手関節の等尺性収縮を引き出す運動も開始する．

②3～6週

- 骨折部で仮骨が形成されはじめ，安定性が向上する．骨折線は不明瞭となり，手関節や手指の腫脹は軽減している．この時期は関節可動域運動と筋力トレーニングを行いながら，日常生活で積極的な手の使用を促す．
- 保存療法では関節可動域運動で手関節の橈屈・尺屈，回内外運動も開始となる．手関節のみでなく，手指，肘関節，肩関節の可動域の確保を行い，健側と同等の手関節可動域をめざす．
- 筋力トレーニングはボールや粘土を握るような抵抗運動を取り入れ，握力や前腕筋力の向上をめざす．
- 手術療法の場合は低負荷の他動可動域運動を開始し，手関節屈曲伸展に必要な筋力の強化を行う．
- 創外固定の場合は，骨癒合の程度と主治医の判断で固定解除となり，ギプス固定へ変更する時期である．

③7～12週

- 骨折線がほぼ消失する．この時期は手関節の抵抗運動の強化や荷重トレーニングを行う．関節可動域は以前からの運動を継続しつつ，回内外や橈屈・尺屈の可動域を健側に近づけるよう行っていく．
- 筋力トレーニングは重錘などを使用し抵抗運動を取り入れ，前腕部などの筋力強化をはかる．日常生活でも立ち上がりの際に手関節をつくことを許容し，抵抗運動を行わせるようにする．

3）変形性膝関節症

- 変形性膝関節症は，整形疾患領域のなかでも高頻度に遭遇する事例である．ここでは慢性期の変形性膝関節症の作業療法プログラムを中心に述べる．

1 活動と参加

- 変形性膝関節症になる原因はさまざまであるが,特に肥満傾向の中高年女性に多く,日常生活での動作(正座や階段昇降)が困難となる.そのため,日々の生活のなかで体重のコントロールや日常生活指導を行う.
- 体重コントロールは,食事療法で摂取エネルギーのバランスを考慮しながらエネルギーを制限するように心掛ける.
- また運動療法もあわせて行い,全身運動と局所的運動を生活のなかに組み込むようにする.全身運動では膝関節に負荷をかけにくい自転車エルゴメーター,水中運動が適している.局所的運動は大腿四頭筋の筋力トレーニングを行う.
  ▶ 体重コントロールを行うことにより,除痛や筋力の改善がはかれる.
- 日常生活指導では,杖使用の推奨,正座や和式便器の使用禁止,長距離歩行や階段昇降の制限,靴や膝サポーターの選択の指導などを行う.
- 減量のために歩行トレーニングを行うこともあるが,歩行トレーニングは短時間(20分程度)からはじめ,運動後や翌日に痛みが残らない程度で終了する.歩行トレーニングを行うと膝の痛みが増強する場合は注意が必要である.
- また,好発年齢のクライエントは家事動作を行う場合が多く,その際,重いものを持ち歩くと体重以上の負荷が膝関節にかかってしまい,膝関節症の悪化を招く.買い物などはショッピングカートを使うようにするとよい.

2 環境

- 変形性膝関節症などの慢性疾患は,クライエント本人のみでなく周囲の協力も必要不可欠となってくる.
- 人的環境では,運動指導や食事指導をクライエントの家族にも行い,生活面でのフォローを依頼するとよい.
- また,物理的環境では,歩行補助具(図10)の選定や膝装具(図11)の選定を他職種と相

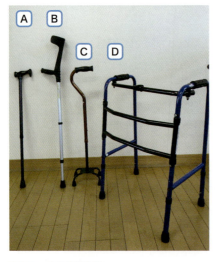

図10 歩行補助具
A)T字杖,B)ロフストランドクラッチ,C)4点杖,D)4脚歩行器

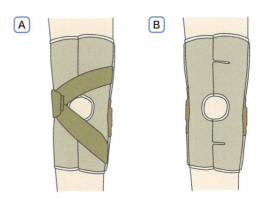

図11 膝装具
膝装具(サポーター)は状態にあわせて軟性,硬性,支柱付き,支柱なしなどを選択する.

談しながら行い，自宅環境にあわせた道具をクライエントに提供する．
- 社会的環境では，外来で自宅から通ってきているクライエントがほとんどのため，自宅周囲で利用できる施設の紹介，社会サービスの提供などを行う．

3 心身機能

- 変形性膝関節症は，下肢筋力の低下，歩行能力の低下，関節裂隙の圧痛や荷重時痛，運動開始時痛の発生，関節可動域制限，姿勢やアライメントの変化などが生じる．そのため変形性膝関節症のクライエントを担当する際は，疼痛，腫脹，熱感の有無，関節可動域制限，筋力低下，BMI，歩行形態を評価する．
  - ▶変形性膝関節症の介入の目的は，疼痛の軽減と緩和，急激な変形の進行抑制などである．
- 筋力トレーニングは腹筋群，背筋群，殿筋群，大腰筋，大腿四頭筋などの体幹，股関節，膝関節周囲筋と，足関節や側部の安定性を向上させる筋群へのアプローチを行う．クライエントの年齢や体力，膝関節の状態を考慮しながら筋力トレーニングを決定する．
  - ▶軽負荷であればベッド上で行う大腿四頭筋トレーニングがあり（図12），負荷を高くするとスクワット運動，トレーニングマシンの使用などがある．
- 歩行トレーニングは，歩行能力の改善，全身運動での体重減少，心理的・精神的効果を目的に行う．
  - ▶負荷が高い場合は水中での歩行運動を取り入れると，膝関節への荷重時痛を伴わず効果的である．
- 関節可動域運動では，他動・自動運動による関節運動を行い，可動域の確保をはかる．短縮筋に対して持続的ストレッチングやセルフストレッチングを行う．

4) 腰椎椎体骨折

- 腰椎椎体骨折は主に保存療法が選択される．ここでは保存療法を中心とした作業療法プログラムを述べる．

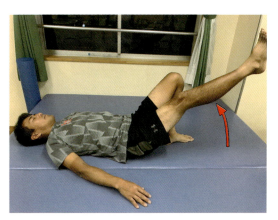

図12　ベッド上で行う大腿四頭筋トレーニング
膝関節を伸ばしたまま足を持ち上げる．

1 活動と参加

①受傷〜2週

- この時期は体動時に疼痛があり，ADL全般に介助が必要である．
- まず，寝返り動作は体幹を捻転させないよう棒状にして行う．この動作は介入当初から獲得すべき方法である．
- 起き上がりはコルセットを装着した状態で，体幹の側屈が極力生じないように行う（図13）．寝返り動作でも体動時痛が激しい場合は起立台を利用することもある．
- 歩行は介助下ではじめるようにし，歩行器などの支持性が高いものを使用する．
- 食事動作はベッドをギャッチアップし行う．
- 更衣動作は寝返りを行う方法で介助してもらいながら行う．ズボンの着脱時には体幹屈曲位とならないよう下肢は片側ずつ行い，背臥位で殿部を挙上すると骨折部に負荷がかかるため，殿部のズボンの引き上げは寝返りを行う方法で介助してもらいながら行うようにする．
- 排泄動作は着脱可能な補高便座などを使い，座面を高くした便座で腰椎の屈曲を予防しながら行う．両手動作での下衣操作は避け，片側は手すりを持ちながらズボンの上げ下げを行う．
- 入浴は介護浴槽を使用するほうが望ましい．

②3〜8週

- この時期はADLが自立しはじめる．コルセット装着下で起き上がり，立ち上がり，歩行は自立して行えていることが多い．
- 更衣動作は脊柱が回旋，屈曲位にならないように注意しながら座位で行う．
- 排泄動作は座面を高くした便座を継続して使用し，腰椎の屈曲を引き出さないようにする．下衣操作は両手で行えるようになりはじめるが，疼痛が誘発されないよう姿勢には十分注意する．
- 入浴動作は立位でのシャワー浴が可能となる．浴槽に入る場合は，またぎ動作の際に脊柱の屈曲や回旋を出さないようにする．
- 整容動作は洗面台の前で立位もしくは座位で行うようにする．

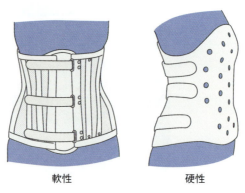

軟性　　硬性

図13　コルセット
コルセットの種類は軟性コルセット，硬性コルセットなどがある．骨折の部位や程度によって適切なものが処方，作成される．

③ 9〜12週
- この時期は3〜8週のときよりADLが自立して行えることが多くなり，退院先にあわせた生活動作の獲得を行うようになる．排泄動作も通常の座面の高さで行えるようになり，両手を使用した下衣の上げ下げも可能となる．
- クライエントが自宅に退院する場合，家事動作を行う必要があるときに注意が必要である．
  ▶ 調理動作では買い物などで重いものを長時間持ったり，床から重量物を引き上げたりする際に腰部痛が出現することがある．掃除では掃除機の使用により体幹前傾姿勢となり，疼痛が誘発されやすい．洗濯ではぬれた洗濯物を洗濯機から取り出す際に前傾姿勢となり疼痛が誘発されやすい．
- 家事動作は家族の協力を仰ぐほうが望ましい．

2 環境

① 受傷〜2週
- 人的環境では，ADLに介助が必要なため，家族や他職種に情報提供を行い，必要な箇所の介助を依頼する．腰椎椎体骨折では更衣動作や排泄動作に多くの介助が必要なため，作業療法士は介助方法を家族や他職種，クライエントと相談しながら，クライエントの負担が一番少ない方法を選択する．
- また，この時期はベッド上での生活が主となる．クライエントは受傷前まで活動的に生活されていた場合が多いため，生活状況の変化に戸惑うことがある．そのためクライエントの感情に配慮しながら他職種と相談し，ケア不足にならないように努める．
- 物理的環境では，クライエントがベッド上での生活を行えるよう，ベッド周囲の環境を整える必要がある．

② 3〜8週
- 人的環境では，ADLが行えるようになったクライエントの支援を行うように家族や他職種と連携する．
- 物理的環境では，クライエントが使用する歩行補助具（図14）の貸し出しやADLに必要な福祉用具（図15）の貸し出しを行う．退院後にも必要そうな道具は，購入かレンタルを検討

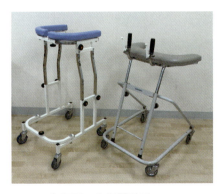

図14 歩行器，歩行補助具

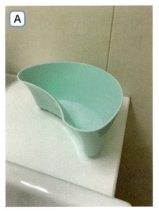 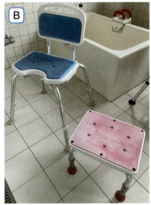

図15 ADLに必要な福祉用具
A）ガーグルベース．B）シャワーチェアなど．
注）ADL中に体幹が前かがみにならないような道具を選択する．

してもらう．
- また，この時期から退院先の環境を聴取し，クライエントに必要な動作の獲得を作業療法プログラムに組み込むようにする．
- 社会的環境では，クライエントの生活状況を聴取しながら利用できるサービスを把握したり，社会制度の活用を検討したりする．

③ 9〜12週
- 人的環境では，退院に向けてクライエントや家族，他職種と話し合いを行う．クライエントが退院時に行えることと行えないことを把握し，介助が必要であれば依頼する．
- 物理的環境では，自宅の状況を聴取，訪問し，段差の解消や改修を行うようアドバイスする．
- 社会的環境では，クライエントが退院する際に利用できるサービスや社会制度を伝え，必要な福祉用具の購入，レンタルを勧める．

3 心身機能

① 受傷〜2週
- この時期は骨折部の炎症と体動時痛があり，起き上がり，座位，立ち上がりなどの動作に疼痛がある．
- 保存療法であればクライエントにあわせたコルセットを作成し，装着することで疼痛の軽減と安定性の向上をはかる．コルセット装着中は皮膚の炎症やコルセットのズレに注意し，不具合がないか確認する必要がある．
- 関節可動域運動と筋力トレーニングは脊柱に負荷をかけないように行う．
- 関節可動域運動では両下肢の運動に制限はないため，関節拘縮の予防のために行う．
- 筋力トレーニングは腹筋の等尺性収縮を早期に行うようにするが，起き上がりなどで体幹屈曲するような運動は取り入れてはいけない（図16）．両下肢は抵抗運動を取り入れた筋力トレーニングや，立位での踵上げトレーニングを行ってもよい．
- 起き上がりや立ち上がりなどの基本動作は，コルセットを装着した後，できるかぎり早期から行うが，このときは起立性低血圧に注意が必要である．また，起き上がりは体幹の捻転が誘発されるため十分注意が必要である．

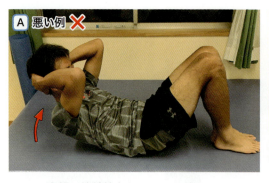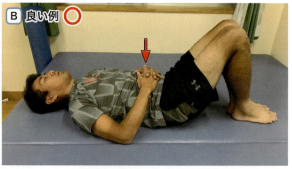

図16 腹部・体幹筋力トレーニング
A）体幹を屈曲した腹部筋力トレーニングは脊椎に過負荷となる．B）息を吸い込み，一秒保持し，思いきり息を吐き出す．吐くときに腹部に力を入れ，そのまま10〜30秒キープする．その後，また息を吸う．キープする秒数はクライエントにより異なるため，苦しくなりすぎない秒数をトレーニング中に話し合って決める．

②3～8週
- この時期は，骨折部に初期の癒合が起こり，脊柱の安定性が向上してくる．
- 関節可動域運動は自動運動で行い，伸展方向を中心に行う．筋力トレーニングは上下肢を中心に行うが，脊柱筋の筋力トレーニングは積極的に行わないようにする．
- 基本動作は獲得しはじめ，歩行は歩行器などの補助具を用いて行う．疼痛に応じて杖歩行，手すり歩行など，より受傷前に近い歩行形態での歩行獲得をめざす．
- また，段差昇降トレーニングなどを行い，両下肢の筋力向上とバランス能力の向上をはかる．

③9～12週
- この時期は，骨折部はさらに安定性が向上する．医師の許可があればコルセットの除去を行う．
- しかし，このときに脊柱の関節可動域運動や日常生活での高負荷な運動を行うと，神経症状が出現する場合があるため注意が必要である．
- 関節可動域運動は疼痛が許容される範囲で行う．筋力トレーニングは脊柱筋の筋力増強トレーニングを開始しはじめる．歩行は受傷前の状態まで戻ることが目標であり，自立をめざす．

5）上腕骨近位端骨折

- 上腕骨近位端骨折も，骨折部の転位の程度から保存療法か手術療法が選択される．ここでは保存療法が選択された場合の作業療法プログラムを述べる．

■1 活動と参加

①受傷～2週
- この時期は主にADL動作の獲得を中心に行う．骨折の程度にあわせて患部の動きが制限されるため，作業療法では制限にあわせて行えるADL動作練習を行う．
- 骨折側が利き手の場合，クライエントは食事動作が困難となる．その際は非利き手で食事動作を行う．
- 排泄動作では片手で下衣操作を行う必要があり，作業療法中も片手でズボンの引き上げが行えるようくり返し指導する．方法は**2）橈骨遠位端骨折**の■-①を参考にされたい．
- 更衣動作や入浴動作では，患部を重力に抗して動かすことが禁忌であるため，洗体や上衣の着替えの際に困難感がある．その際は患側上肢を下垂し体幹前屈した状態で脇をあけ，洗体と更衣動作を介助する．洗髪も介助が必要である．

②3～6週
- この時期は除重力で肩関節の運動を行うため，徐々に身辺動作や更衣動作に患側上肢を使用しはじめる．
- 排泄動作では継続して片手でのズボンの上げ下げを行うようにする．
- 更衣動作では，前開き服の場合，自立して更衣が可能となる．患側上肢を下垂した状態で患側に服を通し，次に健側上肢を通すようにする．
- 入浴動作では体幹の洗体が自立して行えるようになる．健側の上肢は患側の肘関節屈曲を用いて行う．
- 整容動作は患部を固定していると健側のみの片手で行う必要があるが，患側の肘関節より遠位は使用できるため，歯ブラシを持ち歯磨き粉をしぼるなどは行える可能性がある．

③7〜12週
- この時期は抗重力位が許可され，日常生活での上肢の使用が行えるようになる．
- 入浴動作では洗髪と洗体が自立して行える．整容動作も両手で洗顔を行ったりすることができるようになる．
- また，退院先の住宅環境を聴取し，クライエントの能力にあわせた家事動作の再獲得や方法の指導を行う．
- 家事動作で問題となってくるのが洗濯である．物干しざおは高い場所にあることが多く，肩関節の運動が必要となる．そのため作業療法では目線より低い場所での洗濯物干し場の設置などの環境調整を行い，肩関節に高負荷とならないような支援を行う．
- 必要に応じて福祉用具の選定を行うこともある．

2 環境

①受傷〜2週
- 人的環境では，橈骨遠位端骨折と同様，両下肢は受傷前と同様に運動ができるため，クライエントは病棟内を動き回る可能性がある．その際，セラピストは他職種に情報提供を行い，病棟内で再転倒しないよう見守りを強化する．
- 物理的環境では，患部固定期間中はADLのほとんどを片手で行うようになるため，セラピストはベッド周囲の環境を整え，片手で操作が行いやすいように道具を用意する必要がある．

②3〜6週
- 人的環境では，固定除去となり上肢の使用が増えるが，行ってよい運動と禁忌があることを家族，他職種に伝えるようにする．
  ▶ 特にADL場面で手の使用を行うため，病棟看護師とは日常生活での注意点を話し合い，病棟での過ごし方にも配慮してもらう必要がある．
- 物理的環境では，クライエントが安全に上肢の使用を行えるように，ADLの実施環境を整える必要がある．更衣動作ではかぶり服より前開きの服を家族に用意してもらってもよい．

③7〜12週
- 退院が近づいてくると，人的環境では，他職種と情報交換を行い，日常生活での問題点を伝える．自宅で注意してもらいたい点は家族にも伝えるようにする．
- 物理的環境では，クライエントの退院先の状態を聴取，訪問し，必要な箇所に福祉用具の導入を行う．特に目線より上での家事動作を行う場所がないかを確認する．
- 社会的環境では，前述同様でクライエントが利用できるサービスや社会制度の把握を行い，クライエントに必要な支援を行うようにする．

3 心身機能

①受傷〜2週
- この時期は骨折部の安定性がなく，X線でも骨折線が明瞭に確認できる．
- 作業療法でも，患部の疼痛，腫脹，熱感，感覚異常などを毎回確認する．患側上肢は手指まで腫れている場合が多く，浮腫を軽減させる目的で手関節や手指の関節可動域運動を早期に行う．
- 保存療法では，患部は三角巾固定されているため，肘関節や手関節の拘縮が出現する．したがって，肘関節，手関節，手指は自動・自動介助運動を行い，関節可動域の確保をはかる．

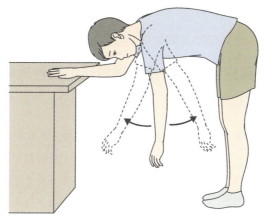

図17 振り子運動
立位で前屈みになり，体幹の揺れを利用して患側上肢を振る．肩甲上腕関節を構成している組織の柔軟性をはかる．

- 筋力トレーニングは手関節の掌背屈運動や，粘土を握る運動を行い，握力の増強や筋力維持をはかる．

②3〜6週

- この時期は骨折部の仮骨が形成されはじめる．しかし回旋運動などのねじりの負荷に弱く，完全ではない．そのため三角巾固定は継続して必要な場合がある．
- 関節可動域運動は振り子運動を開始する（図17）．振り子運動は除重力で体幹屈曲させ，体幹の振動により下垂した上肢の関節可動域運動を行うものである．振り子運動は三角巾固定したままでも行われる．振り子運動中は，轢音（れきおん）がないかを確認しながら行う．
- 筋力トレーニングは以前からの手関節，手指の運動を継続して行う．

③7〜12週

- この時期は仮骨の形成がX線上でも見えるようになり，骨折線が目立たなくなる．
- 許可があれば抗重力位での関節可動域運動が開始となる．抗重力位での肩関節可動域運動は，背臥位で自動屈曲運動の前方挙上を行う，机上で上肢を遠くに伸ばすようにして関節可動域の拡大をはかるようにする，などである．骨折部や回旋筋腱板に負荷をかけすぎないようにする．
- 筋力トレーニングは重錘を用いて肘関節や手関節の抵抗運動を行う．肩関節は座位で前方挙上が行えるようになれば，約1kgの重錘を用いて抵抗運動を開始する．

文献

1) 「標準整形外科学 第13版」（中村利孝，松野丈夫/監 井樋栄二，他/編），医学書院，2017
2) 「病気がみえる vol.11 運動器・整形外科」（医療情報科学研究所/編），メディックメディア，2017
3) 「標準整形外科学 第12版」（松野丈夫，中村利孝/総編集 馬場久敏，他/編），医学書院，2014
4) 「運動器の運動療法（PT・OTビジュアルテキスト）」（小柳磨毅，他/編），羊土社，2017
5) 「作業療法評価学（標準作業療法学 専門分野）」（矢谷令子/シリーズ監修 能登真一/他，編），医学書院，2009
6) 「骨折の治療指針とリハビリテーション」（酒井昭典，佐伯 覚/編），南江堂，2017
7) 「日常生活活動学・生活環境学 第4版（標準理学療法学 専門分野）」（奈良 勲/シリーズ監修 鶴見隆正，隆島研吾/編），医学書院，2012
8) 「変形性膝関節症」（古賀良生/編），南江堂，2008
9) 「変形性膝関節症の運動・生活ガイド 第3版」（杉岡洋一/監 黒澤 尚，他/編），日本医事新報社，2005

アクティブラーニング ― 症例から学ぶ

ADLの自立に不安を抱く橈骨遠位端骨折の69歳女性

> **背　景**

　圭子さんは69歳の女性です．スーパーマーケットでのパート勤務中，水でぬれていた床で滑って転んでしまい，とっさに手をついた衝撃で骨折してしまいました．圭子さんはそのまま救急車で病院に運ばれ，右橈骨遠位端骨折と診断されて手術目的で入院することとなりました．手術後翌日から作業療法が開始されました．作業療法開始時はシーネ固定と三角巾固定をしており，X線検査の結果により1週間後から手関節の可動域運動開始ということでした．

　圭子さんは一戸建ての平屋に家族6人で暮らしていました．家族構成は圭子さん，夫，息子夫婦と孫2人でした．息子夫婦は共働きで，孫2人は小学生でした．夫は家事に非協力的で，息子夫婦は帰りが遅いうえに，小学生の孫の世話も必要なため，圭子さんはパートの仕事と家事を全部一人で行っていました．朝は家族の朝食の準備を行い，孫2人を学校に送り出し，洗濯と掃除の家事を一通り行い，10～15時までのパートの仕事に出ていました．家に帰ると孫が学校から帰ってくるためおやつを準備し，宿題の手伝いと夕食の準備を行い，夫と孫2人と夕食を食べているときに息子夫婦が帰ってくるという生活でした．

　圭子さんの息抜きは，週2回，友人たちと行うゴルフでした．本人は「上手というわけではないが，友人とおしゃべりをしながら行うのが楽しい」と話していました．その友人たちとは旅行に行ったりお茶会をしたり，ゴルフ以外でも定期的に交流がある状態でした．圭子さんの移動手段は自転車であり，パートの仕事や買い物もすべて自転車を使っていたため，退院後の生活には不安がある様子でした．

> **作業療法評価**

　圭子さんは以前から活動的に動かれていたため，固定期間中でも院内歩行自立，トイレ動作自立であった．手指には術後の腫脹があり，内出血による皮膚変色も起きていた．肘関節の可動域制限はほぼないが，伸展の最終可動域付近で肘関節内側に疼痛を訴えた．右手の握力は10kg以内であり，指先でのつまみ動作は紙や薬の袋などは可能だが，それ以外のものはつまむことができなかった．圭子さんは右利きのため，はし操作や書字動作は当面のあいだ左手で行わなければならなかった．また，三角巾固定のため頸部と肩甲帯に肩こりのような症状があり，だるさの訴えがあった．

　以前は無意識に行えていた生活の動作に時間がかかることから，圭子さんからは「できない」という発言が多く聞かれた．実際には時間をかけると行うことができるものの，圭子さんには課題の難易度が高く感じられるようであった．また，慣れない固定につらさを感じているため，声をかけないと病室から出てこずにベッド上で横になって過ごしている

ことが多かった．病室内には圭子さんより年配のクライエントが多いため，病室内で会話を楽しむような様子もみられなかった．作業療法中は担当セラピストや他のセラピストと会話することが多く，作業療法室で一緒になったクライエントには話しかける様子がなかった．

圭子さんは院内でできることは自分で行っていた．食事動作と排泄動作は自立していた．更衣動作の方法は，作業療法中に練習するとすぐに覚えることができ，上衣下衣とも自分で着替えを行っていた．整容動作は，洗顔を左手のみで行うが，水をすくえないため不十分であった．歯磨きは右手で歯ブラシをつまみ左手で歯磨き粉をしぼっていたが，右手関節の痛みが軽度あるとのことだった．入浴動作では右上肢を保護しているため洗体と洗髪動作に介助が必要であった．ADLに一部介助が必要なため，圭子さんは「手が動かせるようになって自信がついたら退院したい」と話していた．

Q1 圭子さんの作業で，作業療法で取り組んでみたい項目を1つあげてください．

Q2 Q1であげた作業の遂行を阻害している心身機能の要因をあげてください．

Q3 Q1であげた作業の遂行を阻害している環境の要因をあげてください．

Q4 作業療法の目標を設定してください．目標は短期目標，長期目標を分けて考えるとよいでしょう．

Q5 圭子さんに行う作業療法プログラムをつくってください．作業療法プログラムはQ4で考えた短期目標，長期目標を達成できるように考えるとよいでしょう．

第2章 疾患編

5 手の外科

> **学習のポイント**
> - 末梢神経や腱の損傷部位に応じた分類や修復過程について理解する
> - 末梢神経や腱の状態，治療目的に応じた評価方法を理解する
> - 修復過程に沿った活動と参加，環境，心身機能のプログラムを理解する

A）末梢神経損傷

1 疾患概要

1）末梢神経損傷の分類

- **末梢神経**は脊髄から分岐し，運動と知覚を伝える体性神経線維と自律神経線維で構成されている．損傷の程度によってその支配領域の運動や知覚の障害，自律神経障害や栄養障害が引き起こされる．
- 末梢神経の損傷程度による分類（表1）は外科的手術を行うかどうかの判断基準となるほか，神経の回復時期やその状況に応じたリハビリテーションのアプローチを検討する指標となる．

表1 末梢神経損傷の分類

Seddon分類	neurapraxia：軸索の損傷を伴わない伝導路の障害	axonotmesis：神経管の連続性は保たれている，軸索の断裂した状態		neurotmesis：軸索や神経管の連続性が失われた状態	
Sunderlandの分類	第1度	第2度	第3度	第4度	第5度
病理組織学的変化（損傷部位）	髄鞘	軸索	軸索 神経内膜	軸索 神経内膜 神経周膜	軸索 神経内膜 神経周膜 神経上膜
末梢神経の基本病変	節性脱髄	Waller変性			
治療法		保存療法		外科的手術	

（文献1, 2を参考に作成）

2）末梢神経の修復過程

- 軸索の損傷を伴わない場合には，神経線維自体への損傷がないため，軽度のしびれなどが生じるものの，数日〜数週間で完全に修復される（図1）．
- 軸索の断裂以上の損傷では，**Waller（ワーラー）変性**（損傷部位の遠位側で増殖したシュワン細胞やマクロファージによって，軸索や髄鞘が貪食され除去されること）が2〜3週間継続される（図2）．
- 末梢神経は損傷された部位から遠位方向へ瘢痕が形成されるため，軸索の発芽が1週間ほど遅延する（**初期遅延：initial delay**）．軸索は神経内膜の連続性が保たれていればその中を再生していき，1日1〜2 mmの速度で遠位方向へ回復していく．
- 再生した軸索は神経筋接合部の筋終板で取り込まれるのに約1週間必要とされ，これを**終末遅延**（terminal delay）とよぶ．
- 断裂した神経の断端部にできる神経腫によって，叩打刺激を加えられた神経の支配領域に電気が走るような放散痛が生じることを**Tinel（ティネル）徴候**とよぶ．Tinel徴候を感じる部位は，軸索断裂後の自然回復や神経縫合後に再生した軸索の先端を示しており，神経修復の程度を判断する指標となる（図3）．なお，圧迫による神経障害や無髄の軸索が叩打刺激に過敏な反応を示すときにもTinel徴候が生じることがある．

3）手の末梢神経損傷の特徴

- 手には，**正中神経**，**尺骨神経**，**橈骨神経**の3本の末梢神経が走行している．
- それぞれの末梢神経には，特定の支配筋と感覚受容器の支配領域がある．そのため，いずれかの末梢神経が損傷された際には，損傷の程度や損傷された箇所によって特徴的な症状が出現する（表2）．

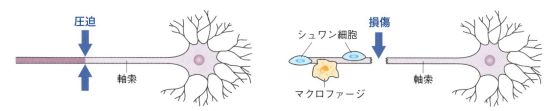

図1　neurapraxia（Seddon分類）の状態　　図2　Waller変性の状態

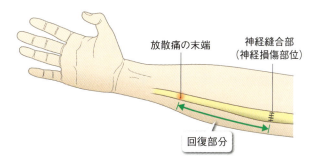

図3　Tinel徴候による神経修復の予測（文献3を参考に作成）

表2 手の末梢神経ごとの特徴

	支配筋	知覚支配領域	誘発テスト
正中神経	《高位》 ・円回内筋 ・橈側手根屈筋 ・長掌筋 ・浅指屈筋 ・長母指屈筋 ・深指屈筋（示指・中指） ・方形回内筋 《低位》 ・短母指外転筋 ・母指対立筋 ・短母指屈筋 ・虫様筋（示指・中指）	掌側／背側	・FDS（浅指屈筋腱）テスト ・回外テスト ・ファレンテスト ・正中神経圧迫テスト
尺骨神経	《高位》 ・尺側手根屈筋 ・深指屈筋（環指・小指） 《低位》 ・小指外転筋 ・短小指屈筋 ・小指対立筋 ・虫様筋（環指・小指） ・骨間筋 ・母指内転筋 ・短母指屈筋	掌側／背側	・肘屈曲テスト ・肩関節内旋位での肘屈曲テスト
橈骨神経	《高位》 ・腕橈骨筋 ・長橈側手根伸筋 ・肘筋 《低位》 ・短橈側手根伸筋 ・総指伸筋 ・尺側手根伸筋 ・回外筋 ・長母指外転筋 ・示指伸筋 ・長母指伸筋 ・短母指伸筋	背側	・中指伸展テスト ・橈骨神経浅枝伸張テスト

注）誘発テスト：神経に叩打刺激や伸張刺激を加えることで異常なしびれ感や痛みがないかを引き出し，損傷された神経や損傷部位を特定する検査方法のこと．
（文献2を参考に作成）

- 末梢神経損傷の誘発テストによって，部位や範囲，程度，修復状況などを判断できる情報となる（表2）．

2 作業療法評価

- 作業療法士として，トレーニングの開始時期，中間，トレーニングの終了時期において，ク

ライエントの作業活動の状態や影響，神経修復の程度や変化をとらえるために評価を行う．
- 以下では，手の外科領域でよく用いられる評価法を列挙する．

名称	評価目的	実施方法	実施時間	参照元
ADLの評価				
DASH-JSSH (Disabilities of the Arm, Shoulder and Hand, The JSSH version)	損傷している手かどうかにかかわらず，日常生活に関連する動作に手の症状や能力がどれほど影響しているかを把握する →損傷した手が非利き手の場合は，DASH得点にはあまり影響を及ぼさない	日常生活や社会生活についての30項目と，趣味や仕事など（各4項目）の動作について，自身がどのような状態であるかを5段階で自己評価する	15分程度	「手の機能評価表 第4版」（日本手の外科学会 機能評価委員会／編），日本手の外科学会，2006 (http://www.jssh.or.jp/doctor/jp/publication/kinouhyouka4th.html)
Quick DASH-JSSH	DASH-JSSHの短縮版で，より短時間で実施可能	日常生活や社会生活についての30項目が11項目に短縮されている	5分程度	
上肢機能評価（HAND20）	主に両手や損傷した側の手を用いて，日常生活に関連する動作に手の症状や能力がどれほど影響しているかを把握する	主に日常生活や社会生活についての20項目について，自身がどのような状態であるかを10段階で自己評価する	10分程度	「HAND10 & 20」（ハンドフロンティア）(https://www.handfrontier.org/?page_id=21)
上肢機能評価（HAND10）	HAND20の短縮版で，より短時間で実施可能	項目が10項目に短縮されている	5分程度	
感覚・知覚の評価				
物品識別覚検査（デロンの物体識別検査，モバーグのピックアップ検査）	損傷している上肢において，物品探索を行う能力に知覚機能障害がどの程度影響しているかを把握する	デロンの物体識別検査では，閉眼で12個の物品を指で探索し，名称を答えるのにかかる時間を測定する． モバーグのピックアップ検査では，10個の物品の移動にかかる時間に対して，開眼・閉眼，両手で行ったものを比較する	各10〜20分程度	「作業療法士のためのハンドセラピー入門 第2版」（鎌倉矩子，他／編 中田眞由美，他／著），pp47-49，三輪書店，2007
母指探し試験（固有感覚の評価）	上肢の各関節から得られる固有感覚情報に不明確さがあるか，上肢動作と感覚情報を統合することができているかを確認する	検者によって固定された片方の親指を，閉眼状態で対側上肢の母指と示指でつかむように探し当てる	5分程度	平山恵造：臨床神経，26：448-454，1986
触覚（閾値）の評価	損傷神経の支配する知覚領域において，受動的な刺激に対して各感覚受容器からその刺激を伝達する神経線維がどの程度障害されているかを把握する	静的触覚*ではSWM（セメスワインスタインモノフィラメント）という太さの異なるフィラメントで刺激する． 動的触覚*では振動数の異なる音叉で刺激する	20〜30分程度	「作業療法士のためのハンドセラピー入門 第2版」（鎌倉矩子，他／編 中田眞由美，他／著），p41-46，三輪書店，2007
触覚（局在）の評価		静的触覚ではSWMの4.31番で刺激を加えられた箇所を答える． 動的触覚ではSWMの4.31番で1cm動かした刺激を加え，加えられた箇所を答える	10〜20分程度	触覚の評価→第1章4 知覚再学習参照
触覚（密度）の評価		ディスク・クリミネーターを用いて，静的触覚では動かさず，動的触覚では動かしながら2点刺激を加え（時折1点刺激を混ぜる），2点と幅を答える	20〜30分程度	

＊ 静的触覚，動的触覚→第1章4 p57参照．

（次ページへ続く）

（続き）

名称	評価目的	実施方法	実施時間	参照元
感覚・知覚の評価（続き）				
痛覚の評価		刺激部位への圧力をグラム単位で変えられる痛覚計を用いて，痛覚の閾値を測定する	10〜20分程度	
温度覚の評価		温覚計や試験管などを用いて，冷感（10℃）と暖感（50℃）の刺激を与えて冷たいか温かいかを答える	10〜20分程度	
筋力の評価				
徒手筋力検査法（MMT）	支配神経の麻痺の影響によって，筋出力だけでなく，個別の筋単位での収縮の有無などが生じているかを把握する	各関節運動にかかわる主動作筋の走行や触診部位を理解し，筋活動の強さを6段階で計測する．また，筋電計や握力計などを用いた，より客観的な数値で評価することもある	各筋につき数分	「新・徒手筋力検査法原著第9版」（Hislop HJ, 他/著 津山直一, 他/訳），協同医書出版社，2014
病態の評価				
浮腫の評価	自律神経の損傷により，知覚支配領域の血液やリンパの循環や新陳代謝がどの程度障害されているかを把握する	手全体にメジャーを8の字に巻いて測定する方法（Figure of Eight法）や，単指ごとの周径を測定する方法（リングゲージ法）がある	5分程度	櫻井利康，他：作業療法，35：507-514, 2016 Petersen EJ：J Orthop Sports Phys Ther, 29：609-615, 1999
発汗テスト		汗の成分に反応して青く変色するテスト紙を用いて，発汗低下などの異常がないかを確認する	5分程度	「作業療法士のためのハンドセラピー入門第2版」（鎌倉矩子，他/編 中田眞由美，他/著），pp28-29, 三輪書店，2007
しわテスト		お湯に5分程度浸けてから，手掌や指腹のしわの少なさを確認する	5分程度	Tindall A, et al：Emerg Med J, 23：883-886, 2006

3 作業療法プログラム

- 手の外科領域において，優先させるべき目的は"useful hand"である．"useful hand"とは，「使える手・生活する手」の獲得という意味であり，機能的な関節可動域や筋力などの改善をめざすのではなく，日常生活での活動や参加において実用的な手の使用をめざすという考えのことである．
- 保存療法と外科的手術のどちらを行ったかによって，治療方針や経過が大きく異なる．
- 保存療法の場合は，筋力や知覚評価を行いながら，神経の回復状況にあわせて負荷をかけすぎないように留意して作業療法を行う．
- 外科的手術を行った場合には，術後3週間はギプスなどで固定し，固定除去後から経過に応じて徐々に運動や作業が許可されるのが一般的な治療経過となる．
- ここでは外科的手術後の作業療法プログラムについて解説する．

1）活動と参加

- 固定されている術後3週間は，手術部位とその近位・遠位の関節部安静が重要であり，特に抜糸するまでは感染の危険性があるため水ぬれは禁忌である．そのため，両手で行う必要のある作業内容（特に炊事など）は避けるように勧め，損傷されていない健側肢のみで行える活動方法を提案するなど，生活指導に重点が置かれる（図4）．
- 固定除去後からはごく軽度での自動運動や他動運動が可能となり，徐々にセルフケアなどに損傷肢の使用を促す．この際，手術部位に負荷がかからない動作とするため，セルフケアのなかで用いてよい活動と避けるべき活動についてクライエントの生活活動を情報収集し，許可する活動については動作分析などの評価とアドバイスを行う（図5）．
- 術後8週経過してからは，家事や仕事などで損傷肢の使用を検討するが，手術部位に急激な収縮や負荷が大きくかかる活動は避ける必要がある．また，セルフケアの際と同様に，許可する活動については情報収集や動作分析などを通して十分に検討する必要がある（図6）．
- 術後12週経過してからは損傷肢の使用を積極的に行ってよいが，感覚異常や鋭い痛みなどは生じないか，生じる場合はどのような際に引き起こされるのかを確認し，活動時の動作改善を検討する（例：重いものを棚の上方へ持ち上げる際に発生した場合，物品の配置調整などを提案する）．

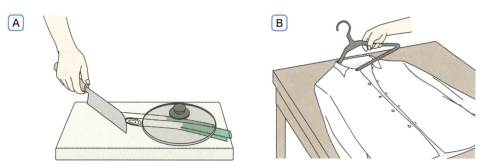

図4 片手で行う調理や洗濯物の動作例（文献4を参考に作成）
A）まな板の上に切るもの（野菜など）を置き，さらにその上に鍋ぶたなどの重りを置いて固定する（炊事は水を使わない工程のみ行う）．
B）テーブルの上にシャツなどを広げ，ハンガーを通してから物干しざおに掛ける．

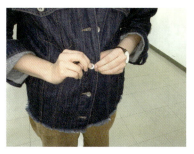 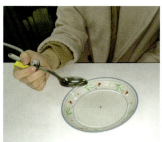 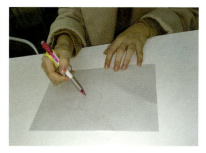

図5 セルフケアにおいて行える動作例
ボタンの留め外しや食事でのはしおよびスプーンの使用，書字などを検討する．
注）更衣動作においてきつめのズボンを引き上げる，入浴において両手を用いて体を洗うなどは避けるべきである．

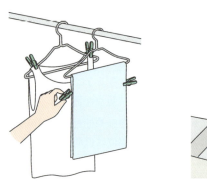
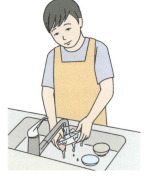

図6　家事や仕事において行える動作例
洗濯バサミで洗濯物を留める，食器を洗うなどを検討する．
注）瓶のふたを開ける，野菜を引き抜くなどの力任せに行う動作は避けるべきである．

2）人的・物的環境

- 固定中は家族，知人に協力を求めることが多く，本人自身で現在の障害の状態や禁忌事項を説明し，手伝ってもらいたい内容を的確に伝える必要がある．そのため，本人の理解力が十分であれば，リスク管理や自主トレーニング方法の指導だけでなく，損傷肢の状態や修復過程に関する機能的な説明も行う．
- 必要に応じて家族やその他の支援者に対して，本人の状態を説明したうえで必要な介助方法を指導する．この際，実際の動作を実施したり，イラストや写真などの資料を用いたりするとよい．
- 物的環境では，縫合部位への伸張の荷重量だけでなく，損傷肢の肢位（手関節，手指の角度など）についても考慮した環境整備を検討する必要がある．必要に応じて本人の生活環境を写真に撮ってもらったり，寸法を測ってもらったりして確認し，具体的な調整内容を伝える（図7）．
- セルフケアや家事，仕事の際などに使う福祉用具を紹介し，それらを用いた動作指導などを行う．例えば，更衣では着やすい服の購入や衣類のリメイクに関する情報を提供したり，食

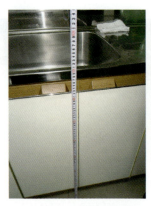
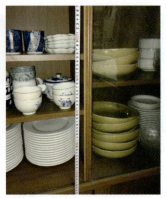

図7　部屋や家具の間取りの撮影例
検討したい箇所とともに寸法を示すように写真を撮影するとわかりやすい．

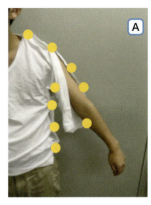
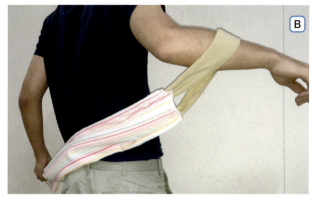

図8　セルフケアに用いられる福祉用具の例（文献5を参考に作成）
A）黄色マーカーの箇所が面ファスナーやスナップボタンで留められるようになっている下着.
B）ループ付きタオル.

事や入浴などでは万能カフやループ付きタオルを用いる（図8）.

3）心身機能：修復過程に応じた治療プログラムの流れ[6]

- 神経縫合術を施行された後は，縫合された神経の伸張が最小限となるような肢位で約3～4週間，ギプスなどで固定される．この時期は固定された部位以外の関節可動域運動を実施する．また，固定中は損傷肢への感覚入力が遮られることによる脳の支配領域の変化を防ぐため，1日に数分でも時間をとって，手指への感覚入力やミラーセラピーを用いた大脳への刺激入力を行う（第1章4 知覚再学習参照）.
- 3週間の固定除去後は自動での屈曲・伸展運動を中心に行う．目安としては週に10°の割合で関節可動域を増加させ，週に5°以下にとどまる場合は痛みを確認しながらごく軽度の自動介助運動や他動運動を行う[2].
- 損傷された神経支配筋の機能を代償するために，末梢神経の種類によって適応となるスプリントを作成する（表3）.
- 術後5週経過してからは，縫合神経への軽度の他動伸張運動，つまみ動作や筋力強化などを漸増的に実施する．
- 術後8週経過してからは，瞬発的な自動屈曲運動を行うほか，仕事や家事で用いられるような動作のトレーニングを行う．
- 術後12週経過からはおおむね動作制限はなく，積極的な筋力強化運動や重労働の動作を実施していく．

表3　末梢神経の損傷により生じる変形と，適応される装具・スプリント

損傷神経	特徴的な変形	装具，スプリント
正中神経	誓いの手，猿手，tear drop	長対立装具，短対立装具，サムスパイカなど
尺骨神経	鷲手	コイル式スプリント，8の字スプリント，ケプナー型スプリントなど
橈骨神経	下垂手，下垂指	カックアップスプリント，スパイダースプリント，トーマス型装具など

（文献7を参考に作成）

B）手指の腱の損傷

1 疾患概要

1）手指の腱のはたらきと損傷部位による分類

- 手指の腱は，前腕の筋腹の収縮により生じた収縮力を関節運動として伝えるはたらきをしている．その収縮力は，屈筋支帯や伸筋支帯，腱鞘によって効率的に伝達されたり，力源の方向性を調節されたりする．
- 腱が断裂したり，周辺組織との癒着が生じたりすると，筋腹からの収縮力を十分に伝達させることができなくなる．また，支帯や腱鞘の損傷によっても適切な関節運動が行いにくくなる（図9）．
- **腱鞘**とは腱を包んでいる結合組織で，腱の血行の乏しい部分に栄養を与える**滑膜性腱鞘**という組織が屈筋腱と伸筋腱を取り囲んでいる．
- 屈筋腱にはさらに，**靱帯性腱鞘**という線維性組織で構成された組織が存在する．靱帯性腱鞘は，複数の関節をまたぐ**浅指屈筋腱**や**深指屈筋腱**が手指屈曲時に浮き上がる現象を防止する役割を担う．
- 靱帯性腱鞘には輪状靱帯（annular pulley：$A_1 \sim A_5$）と十字靱帯（cruciform pulley：$C_1 \sim C_3$）が存在し，これらは中手骨遠位から末節骨まで配列し，浅指屈筋腱や深指屈筋腱を束ねている（図10）．

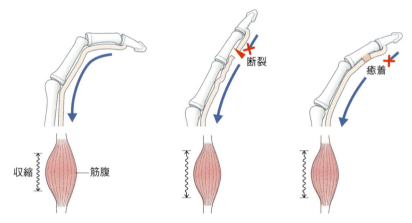

図9　腱のはたらきと機能不全のモデル（文献8を参考に作成）
断裂した場合には伝達力が伝わらなくなり，癒着した場合にも癒着部より末梢には伝達力が伝わらなくなる．

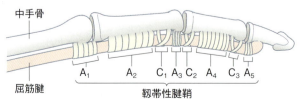

図10　手指屈筋腱と靱帯性腱鞘
（文献8，9を参考に作成）
注）母指には$A_1 \sim A_2$とC_1のみが存在する．

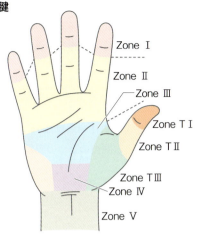

	名称	損傷部位
示指〜小指	Zone Ⅰ	深指屈筋腱の付着部（中節骨骨幹）より遠位
	Zone Ⅱ	A_1 から深指屈筋腱付着部まで →深指屈筋腱と浅指屈筋腱が靱帯性腱鞘を通る部分であり，手術による修復が困難で，癒着も生じやすい
	Zone Ⅲ	横手根靱帯遠位端から A_1 まで
	Zone Ⅳ	手根管内で横手根靱帯に覆われた箇所
	Zone Ⅴ	前腕の遠位
母指	Zone TⅠ	IP関節より遠位
	Zone TⅡ	母指 A_1 からIP関節まで
	Zone TⅢ	母指球

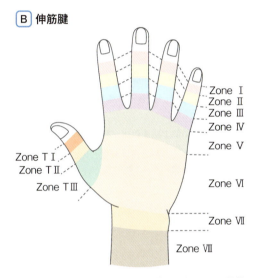

	名称	損傷部位
示指〜小指	Zone Ⅰ	DIP関節
	Zone Ⅱ	DIP関節とPIP関節の間
	Zone Ⅲ	PIP関節
	Zone Ⅳ	DIP関節とMP関節の間
	Zone Ⅴ	MP関節
	Zone Ⅵ	中手骨
	Zone Ⅶ	伸筋支帯に覆われた箇所
	Zone Ⅷ	前腕の遠位
母指	Zone TⅠ	IP関節
	Zone TⅡ	IP関節と母指MP関節の間
	Zone TⅢ	母指MP関節

図11 屈筋腱，伸筋腱の損傷部位による分類（文献8，10，11を参考に作成）

- 腱損傷は屈筋腱か伸筋腱かによって性質が異なる．損傷された部位によっても術式や治療方針が大きく異なる．屈筋腱，伸筋腱の損傷部位による分類を図11に示す．

2）術式

- 損傷した腱には，断裂した腱の断端どうしを縫合する端端縫合術，損傷が大きかったり腱の萎縮が強く断端どうしが届かない場合に長掌筋腱などから採取した腱を用いて縫合する腱移植術などが施行される．

> memo: 運動麻痺などで力源である筋の収縮力が得られない場合には，機能している筋と縫合する腱移行術が行われる．

- 腱縫合では，外科的手術の際に縫合糸を何本用いるかによって **tensile strength**（引っ張り強度）という修復腱の縫合強度が異なり，術後の機能トレーニングにおいての負荷量や治療

計画に影響を与える．
- リハビリテーションを行う前に術式とそれによるtensile strengthの確認[8]が必須であり，再断裂を防ぐためにも主治医とのカンファレンスや創処置の見学などを行うとよい．

3）術後の修復過程

- 術後の損傷腱がたどる修復過程を表4に示す．
- 腱の治癒には，intrinsic healingという縫合された修復腱自体の治癒能力と，extrinsic healingという腱と癒着した周囲組織からの流入血行による回復の2つの過程が影響している（図12，図13）．

表4　損傷腱の経過時期に応じた修復過程

経過時期	修復過程
術後1週目	損傷部および術部に炎症が生じる時期で，腱周囲組織から肉芽組織が腱断裂部に侵入し，腱縫合部の間隙を埋めていく．この時期からも軽い癒着は生じる
術後2週目	腱断裂部の肉芽組織内に線維芽細胞が多くなり，線維芽細胞は腱の長軸方向に対して垂直に配列される．一部の線維芽細胞は腱の表層で長軸と平行に並ぶ．特に術後5〜10日目の際に，腱縫合部に炎症反応が生じることでtensile strengthが最も低下する
術後3週目	線維芽細胞や膠原線維が腱の長軸に対して平行に配列されるようになり，縫合部の癒合が少しみられる．しかし，腱の中心部では垂直な配列が残る
術後4週目	さらに線維芽細胞や膠原線維が腱の長軸と平行に配列し，腱断端の両側で膠原線維が腱束と結合する
術後6週目	膠原線維が増加し，少し細い状態であるが正常な腱と同様な構造となる．腱と周囲組織との癒着部のなかに垂直に走る血管が生じてくる
術後8週目	腱縫合部の瘢痕組織が成熟し，腱の張力が急激に増加する
術後12週目	組織学的には腱縫合部は正常腱と区別できないほど修復する

（文献2，8を参考に作成）

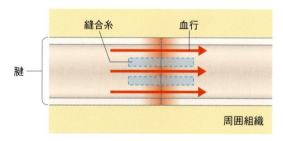

図12　intrinsic healingのモデル
縫合糸は4本（4-strand）をイメージしたモデルで，この縫合糸の数が多くなるほどtensile strengthは高まるが，腱内の血行は低下してしまう．（文献6を参考に作成）

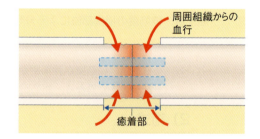

図13　extrinsic healingのモデル
癒着は腱の滑走を妨げる要因となるが，腱の治癒においては不可欠であり，腱内の癒合が得られてからの腱滑走運動によって，自力での癒着剥離をめざす．また，癒着の状態が顕著で，機能的な手指の使用が困難な場合には腱剥離術を行う．（文献6を参考に作成）

2 作業療法評価

- 手に関するADL動作(DASH-JSSH,HAND20)や知覚検査などは**A)末梢神経損傷**の項を参照.

名称	評価目的	実施方法	実施時間	参照元
ピンチ力の測定	腱の治癒に伴い,筋力の改善の程度を確認する.また,筋腹からの収縮力伝達に周囲組織の癒着がどの程度影響しているかを推察することができる	腱の癒合が完成しはじめる術後8週を目安に,主治医から許可が得られれば実施する.一般的には2指(母指・示指),3指(母指・示指・中指),側方(母指・中指側方)の3通りのつまみを評価するが,損傷指が環指や小指の場合は母指との対立運動で評価する	5分程度	「ハンドセラピィ」(齋藤慶一郎/編),pp50-52,メジカルビュー社,2014
伸展不足(ED:Extension Deficit)の測定	伸筋腱の腱滑走が十分に機能しているか,または屈筋腱の癒着などで腱性の関節可動域制限が生じていないかを把握する	手指伸展を行った際のMP関節,PIP関節,DIP関節で,伸展0°に達していない角度の総和を測定する	5分程度	「作業療法士のためのハンドセラピー入門 第2版」(鎌倉矩子,他/編 中田眞由美,他/著),pp32-33,三輪書店,2007
総自動運動(TAM:Total Active Motion)の測定,総他動運動(TPM:Total Passive Motion)の測定	手指の関節をどのくらい動かすことができるかを測定することで,屈筋腱の滑走が機能している程度を把握する.TAMとTPMの値に差異が生じる際は癒着の存在を疑う	MP関節,PIP関節,DIP関節の全関節を自動で最大屈曲したときの角度の総和からEDを差し引いた値がTAMである.他動的に最大屈曲した同様の関節角度の総和からEDを差し引いた値がTPMである	5分程度	「手の機能評価表 第4版」(日本手の外科学会 機能評価委員会/編),日本手の外科学会,2006 (http://www.jssh.or.jp/doctor/jp/publication/kinouhyouka4th.html)
指尖手掌間距離(TPD:Tip Palm Distance)の測定	MP関節,PIP関節,DIP関節の可動範囲を簡便に把握する	測定する手指の指尖から近位または遠位手掌皮線までの距離を計測する	数分	「作業療法士のためのハンドセラピー入門 第2版」(鎌倉矩子,他/編 中田眞由美,他/著),p33,三輪書店,2007
手術記録の確認	術式(縫合糸の数も含め)だけでなく,腱の損傷の様子や周囲組織の損傷,術中の腱滑走の状態など,術後のトレーニングを行ううえで必要な情報を把握する	術式について調べ,損傷した筋や腱を修復するために他の筋や靱帯を切断する必要があるのかも理解しておく.また,手術記録は術中の画像とともに文書で書かれることもあれば,手書きのイラストとメモ程度の単語のみが書かれていることもある.手術を実際に見学する,あるいは執刀医や助手の医師,看護師に不明な点を確認する	10分程度	「作業療法士のためのハンドセラピー入門 第2版」(鎌倉矩子,他/編 中田眞由美,他/著),p136,三輪書店,2007

3 作業療法プログラム

- 腱損傷では腱修復後も再断裂する危険性があり,再断裂によって治療期間の延長や治療成績の低下とならないためにも,腱の治癒過程に沿った対応が必要となる.
- 特に身体機能に対するプログラムの基本的な治療方針や手順は,損傷部位や程度,術式ごと

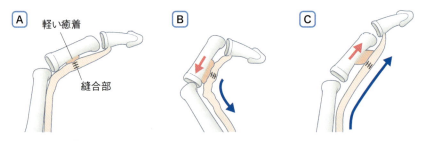

図14　早期運動療法のintrinsic healingのモデル（文献9を参考に作成）
A）手術直後の縫合部への軽い癒着が生じている様子．
B）縫合した腱を短縮する方向へ他動的に運動することで，該当する腱が緩み，癒着にも緩みが生じる．
C）縫合した腱を伸張する方向へ自動的に運動（限定された固定範囲内）することで，Bとあわせて癒着が中枢・末梢方向へ動き，癒着が軽減される．

の標準治療を定めた**プロトコル**（protocol）を作成しておき，あらかじめ専門医や主治医にプロトコルを確認してもらっておくことが重要である．

▶ 入院期間や処置，禁忌事項，トレーニング内容などに関する手順を示しておくと，セラピストと本人ともに安心して治療に取り組むことができる．

● 腱損傷の外科的手術後は，伸筋腱や屈筋腱ともに3週間のギプス固定をされること（**3週間固定法**）が一般的である．しかし，屈筋腱修復後はintrinsic healingの修復過程を活かし，extrinsic healingによる癒着を最小限に防ぐために，手術翌日からの**早期運動療法**が行われることがある（図14）．

▶ 早期運動療法が可能となるには，骨折や関節損傷が合併していないこと，神経や動脈の損傷がないこと，腱の欠損や短縮がないこと，本人の理解力が保たれて十分な協力が得られることなどが条件として必要である[8]．

1）活動と参加

● 腱損傷に対する作業療法では，固定期間が長いことや腱の治癒過程のなかで禁忌とされるような動作があることから，本人が望む作業であっても活動が制限されてしまう．

● そのため，本人が今かかわりたいと思う作業活動が何かということや，どのような問題でかかわることができないのかを適切にとらえ，本人が望む作業活動へ段階的にかかわるための作業分析や動作分析，環境調整などが必要となる．

▶ 例えば，右手屈筋腱損傷のクライエントにおいて，行いたい作業活動が買い物であった場合に，DASH-JSSHやHAND20を評価すると，「買い物バッグや書類かばんを持ち運ぶ」や「悪いほうの手でコインを拾う」などの項目で損傷肢での困難さが影響する（図15，図16）．

▶ 8週後から日常生活での軽作業（つまみ上げる，画びょうを刺す，ホッチキスで留めるなど）では積極的に損傷肢を使用することを勧めるが，継続時間や負荷量は徐々に増加していくようにする．

● 重量物を提げたり持ち上げたりする，損傷肢側の手をつく，瞬発的に強く握る，といったことは行わないように指導する．また，使用後の熱感や痛みの有無や程度には注意し，アイシングや休息するタイミングなどを検討しておく．

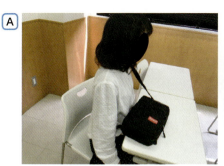
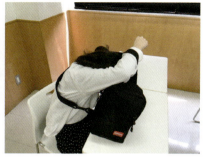
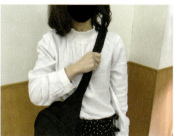
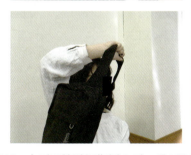
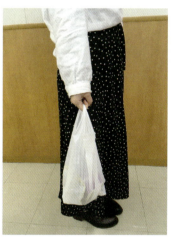

図15　右手屈筋腱損傷例のバッグの取り方

A）買い物バッグに関しては，はじめの頃は買ったものを肩掛けバッグに入れたり，バッグの掛け方・取り方で右手に負担のない方法を指導する．

B）術後8週くらいから，許可されれば500g〜1kgの買い物量から手に提げるようにする．

- 損傷腱の再断裂の危険性があったり，周囲組織との癒着が生じやすかったりなどするため，慎重に作業療法プログラムを実行していく必要がある．しかし，関節可動域や筋力などの身体機能に重視しすぎるのではなく，useful handの視点から本人がどのようなADL活動を行いたいのかを確認し，適宜必要な動作の改善をはかる．

2）人的・物的環境

- ギプス固定中から家族・知人の協力が必須であり，セルフケアでの使用が可能となる6週頃までは健側肢のみで行える動作の指導や支援者の介助方法の指導などを行う（**(A) 末梢神経損傷**を参照）．

- 自宅や職場，外出先などで損傷肢への配慮が十分に行えないときには，三角巾やアームホルダーを使用することで，自分自身でも注意を向けやすく，他者からも気づかれやすい効果が期待できる（図17）．

- 復職は術後8週頃をめどに検討し，勤務時間や勤務内容などに細心の注意を払う．特に損傷肢を下方に下げて活動する時間が長くならないこと，落下物に反応してとっさに手を出さな

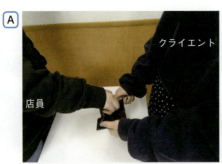
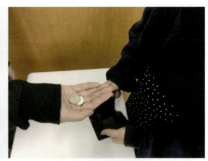
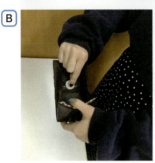
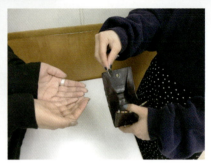

図16　右手屈筋腱損傷例の会計時の工夫
・コインを拾うことに関しては，はじめの頃は会計で店員にお金を取ってもらうように依頼し（A），術後6週以降に許可されれば自身でコインを拾い上げる際に損傷肢を使用する（B）．
・また，活動する時間や負荷量の調整，使用後の手の違和感（炎症症状やクリック音，痛みなど）の管理を本人自身で十分に行えるように指導する．

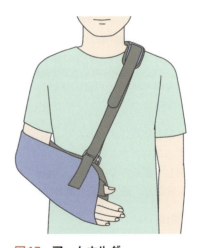

図17　アームホルダー

いように勤務することなどは本人に伝えておき，職場にはそれらの状況を踏まえた配慮が得られるように復職前に説明しておく．
- 物的環境では，損傷肢の肢位（手関節，手指の角度など）について考慮した環境整備を検討する必要がある．本人の生活環境や職場の様子を写真に撮ったり寸法を測ってもらったりすることで具体的な調整内容を検討する（**A）末梢神経損傷**を参照）．

3）心身機能：修復過程に応じた治療プログラムの流れ

- 早期運動療法および3週間固定法のどちらも，固定除去されるまでの3週間は日常生活に損傷肢を用いることは禁忌である（生活指導の内容については**A）末梢神経損傷**を参照）．
  - ▶ 特に術後5〜10日目はくしゃみの衝撃でも腱の再断裂の危険性があるといわれるほど，日常生活を送るうえで損傷肢に対して伸張刺激が加わらないように注意を払わなければならない．
- 細かなトレーニング内容や自主トレーニング法について，一般的な内容を次に解説する[6)8)]．

① 屈筋腱損傷：早期運動療法，3週間固定法

- 屈筋腱の早期運動療法では，術後翌日から背側ブロックスプリント内での愛護的（ゆっくりと無理しない程度）な他動屈曲と自動伸展（各5回程度）を実施する．癒着を防ぐためにも1日3回ずつ行ったり，その日最初のトレーニング時は痛みや腫脹の状態に気をつけて回数や力加減を調節したりする．
- 術後2日目からは本人の理解力が十分で，自動伸展運動を適切に行えているかを確認したうえで，自主トレーニングとして自動伸展を許可できるかを検討する（2時間おきに5回程度実施）．
- 術後1週経過してから，**内在筋プラス肢位**（図18）での愛護的なPIP・DIP関節自動伸展（10回程度）を追加する．
  - ▶ 損傷肢を下げているとすぐに浮腫が増強され，腱滑走の妨げとなり腱の癒着を強めることや，自動運動時の抵抗となって再断裂の危険性を高める原因となるため，炎症反応が治まる術後4週くらいまでは高挙位を保つように指導する．
- 術後3週経過してから手関節軽度掌屈位での自動屈曲運動，自動伸展運動を行った後に他動屈曲運動を実施する．また，徐々にペグなどごく軽量な物品の移動や回転，コインめくりなどを行う．
- 3週間固定法の場合もこの時期から固定が除去される．早期運動療法の場合よりもゆっくりとしたペースで運動を行うようにし，トレーニング後の縫合部付近の熱感がないかなどを評

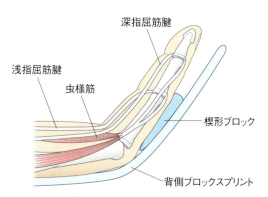

図18 内在筋プラス肢位でのエクササイズのモデル（文献2を参考に作成）

虫様筋が最もはたらく肢位であり，深指屈筋腱と浅指屈筋腱を収縮させながらもPIP・DIP関節の十分な伸展を促すことができる．

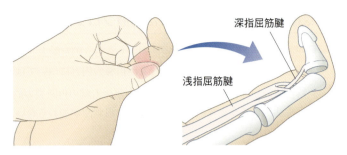

図19 ブロッキングエクササイズ（文献6を参考に作成）
DIP関節のみを屈曲させることで深指屈筋腱の滑走を促し，浅指屈筋腱との分離をめざす．その際に，屈筋腱を直接押さえると屈筋腱に直接的な圧迫が加わり，腱内の血行も乏しくなるため，中節骨側面を押さえるようにして行う．

価する．

- 術後4週経過してからMP・PIP・DIP関節を屈曲したGrip位での手関節の軽度自動掌背屈，前腕回内外を愛護的に実施する．また，**ブロッキングエクササイズ**（図19）を開始するが，手指掌側からは抵抗をかけないようにする．
- 術後6週経過してから単関節の他動伸展（MP関節伸展の場合にはPIP・DIP関節は屈曲位）を開始し，縫合部位への伸張を加えることを行う．ブロッキングエクササイズで手指掌側から抵抗をかけてもよいが，圧迫がかかりすぎないように注意する．
- 術後8週経過してから積極的にMP・PIP・DIP関節同時の他動伸展を行う．瞬発的な自動屈曲や漸増的抵抗運動との組み合わせによって，十分な腱滑走が獲得できることをめざす．
- 術後12週経過してからは動作の制限はなく，積極的に損傷肢を用いた運動と筋力強化を行う．

> **Point** 腱癒着による関節拘縮が顕著で，日常生活での使用も著しく制限されている場合には，腱剥離術の施行を検討する．

2 伸筋腱損傷：損傷部位ごと

- 伸筋腱の場合は，皮膚や骨，関節包などの損傷を合併しているとMP関節の伸展拘縮が生じやすくなる．また，損傷部位によって固定期間と治療段階が大きく異なる．
- 伸筋腱のZoneⅠ・Ⅱでは，スタックスプリントやコイルスプリント（図20）などで6〜8週間固定し，固定が除去されてから自動伸展・屈曲運動を行う．しかし，自動伸展不足（他動では完全伸展が可能だが，自動運動では不十分な状態）が生じやすいため，まずは自動での伸展がしっかりと行えることをめざす．

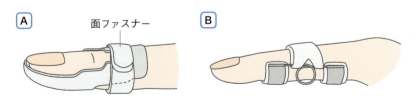

図20 スタックスプリント（A），コイルスプリント（B）
DIP関節の伸展位保持やDIP関節の他動伸展・自動屈曲を行うために用いる．

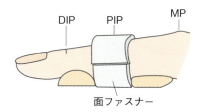

図21 セーフティーピンスプリント
PIP関節の伸展位保持に用いられる．

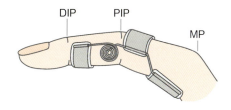

図22 カペナースプリント
PIP関節の他動伸展位の保持と自動屈曲の抵抗運動を行う．

- **伸筋腱のZone Ⅲ・Ⅳ**では，PIP関節に対してコイルスプリントやセーフティーピンスプリント（図21）などを用いて4週間伸展位で固定する．固定期間中にDIP関節の自動・他動屈曲運動を行う．
- 術後4週経過してからカペナースプリント（図22）を着用して，PIP関節の自動屈曲運動と自動伸展運動を開始する．
- 術後8週経過してからPIP・DIP関節同時の他動屈曲運動を開始する．
- **伸筋腱のZone Ⅴ・Ⅵ・Ⅶ**の場合は，DIP関節の屈曲運動が伸筋腱にほとんど緊張を与えないため，DIP関節部を固定しないことがある．その場合，術後翌日から損傷指のDIP関節の自動屈曲・伸展運動を行う．
- 術後3週経過してから固定が除去され，PIP・DIP関節はそれぞれ単関節運動になるように実施する．PIP関節は自動運動にて屈曲を中心に行い，伸展は愛護的な他動運動を行う．
- MP関節は縫合腱の伸張が最大となるため，手関節背屈位でのMP関節のみ愛護的な自動屈曲運動を開始する．また，MP関節の伸展は他動運動で行い，手内筋の伸張性低下やMP関節拘縮を予防する．

> **Point** なお，夜間スプリントをいつ頃まで着用するかを医師に確認しておく．

- 術後4週経過してから手関節の掌屈，背屈を自動運動にて行う．手指は太い棒などを把持するなどしてMP・PIP・DIP関節の軽度屈曲位の状態で実施する．
- MP関節伸展位でのPIP・DIP関節の同時屈曲を他動運動，PIP・DIP関節伸展位でのMP関節の自動屈曲運動，PIP・DIP関節軽度屈曲位でのMP関節の自動伸展運動をそれぞれ行う．
- その後，手関節中間位でのMP・PIP・DIP関節の同時伸展を自動運動にて行う．
- 自動伸展不足が生じた場合には，MP関節の自動屈曲を妨げないようにした背側アウトリガースプリントでMP関節伸展位での牽引をはかる（図23）．
- 術後6週経過してからは，手関節背屈位でのMP・PIP・DIP関節の自動屈曲運動を行う．
- また，手指の個別運動を促すため，指数え動作のように母指から小指までの屈曲・伸展を自動運動で順に行う．
- 術後8週経過してからは，手関節中間位でのMP・PIP・DIP関節の他動屈曲運動を行う．また，手関節掌屈位でのMP・PIP・DIP関節の自動屈曲運動を徐々に行う．
- また，Zone Ⅴ・Ⅵ・Ⅶの場合は，手指伸展補助付きアウトリガースプリントを用いて，術後翌日からの他動伸展運動と自動屈曲運動を行う方法もある[12]．

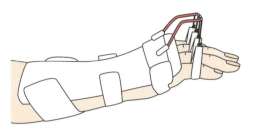

図23 背側アウトリガースプリント
MP関節を伸展位に保ちながら，自動屈曲運動を行うことができる．

文献

1) Mark G et al：Pathophysiology of peripheral nerve injury: a brief review. Neurosurg Focus, 16：1-7
2) 「作業療法士のためのハンドセラピー入門 第2版」（鎌倉矩子，他/編 中田眞由美，大山峰生/著），三輪書店，2007
3) 「臨床ハンドセラピィ」（坪田貞子/編），文光社，2011
4) 「なんでもできる片まひの生活」（臼田喜久江/著 藤原 茂/編著），青海社，2003
5) 「福祉用具の使い方・住環境整備（作業療法学全書 改訂第3版 第10巻 作業療法技術学2）」（木之瀬 隆/編 日本作業療法士協会/監），協同医書出版社，2009
6) 「身体障害作業療法学 改訂第2版（作業療法学 ゴールド・マスター・テキスト）」（長崎重信/監・編），メジカルビュー社，2015
7) 「義肢・装具学（PT・OTビジュアルテキスト）」（高田治実/監 豊田 輝，石垣栄司/編），羊土社，2016
8) 「ハンドセラピィ（リハ実践テクニック）」（齋藤慶一郎/編），メジカルビュー社，2014
9) 「関節機能解剖学に基づく 整形外科運動療法ナビゲーション 上肢・体幹」（整形外科リハビリテーション学会/編），メジカルビュー社，2014
10) Evans RB：Managing the Injured Tendon: Current Concepts. J Hand Ther, 25：173-189, 2012
11) Griffin M, et al：Management of Extensor Tendon Injuries. Open Orthop J, 6：36-42, 2012
12) 佐々木賀一，他：Zone 5〜7伸筋腱修復後の早期運動療法の経験．整形外科と災害外科，33：1077-1079，1985

アクティブラーニング ── 症例から学ぶ

職場への早期復帰を希望する尺骨神経損傷の54歳男性

背景

　祥平さんは54歳の男性で，自宅で美容院を営む美容師です．休日に大型バイクで出かけていた先でにわか雨に遭い，急いで帰宅しようとしている最中にカーブで転倒してしまいました．その際に右手を強打し，肘関節の脱臼によって靱帯と尺骨神経を損傷しました．すぐに救急車で病院に搬送されて検査を行った結果，靱帯と尺骨神経ともに一部断裂があったため，翌日に外科的手術によって靱帯と尺骨神経が縫合されました．

　祥平さんは妻と2人暮らしで，妻には美容院で受付や会計，掃除などを主に手伝ってもらっていました．家事もおおむね妻が行ってくれていましたが，祥平さんは皿洗いや洗濯物干し，ゴミ捨てなどの家事を分担していました．趣味として，仕事の休みの日にはバイクで出かけたり，バイクのメンテナンスを行ったりしていました．また，年に数回は県内の専門学校で学生に講義を行ったり，美容院の同業者と勉強会やイベントを開催したりもしていました．妻は週2回ほど仕事後にスポーツジムへ行き，仕事が休みの際には週に1回程度お花の教室に通っており，お花の展覧会には祥平さんも見に行くことを楽しみにしていました．自宅の環境としては，1階の半分程度が美容院となっており，玄関とダイニングキッチン，リビングがあります．2階には寝室やトイレ，お風呂，書斎などがあります．

　右手の手術が行われた後は10日間の入院となり，抜糸を終えてから退院予定となりました．作業療法は術後翌日から開始となり，固定されている肘関節や手関節以外の関節可動域運動とともにADL動作の指導を行いました．祥平さんは仕事への早期復帰をめざして焦っている様子がみられ，お見舞いに来た知人や妻にも退院後すぐにでも美容院を再開したいと話していました．トレーニング時にも利き手である右手の回復具合を心配し，どれくらいで美容はさみを使用できるようになるかなどの質問が多く聞かれました．退院前のトレーニングでは妻も同伴していたため，自宅に帰ってからの留意点や自宅でのADL動作の指導，環境調整や妻の手助けが必要なことなどについて説明を行いました．

作業療法評価

　祥平さんは術後3週間経過してからギプス固定を除去され，手関節と肘関節の自動運動が許可された．また，手指の運動も許可されたが，尺骨神経損傷特有の鷲手変形をきたしていたため，8の字スプリントを着用して変形予防を行った．この時期に，手関節の背屈や肘関節の屈曲は最終可動域の半分程度の運動が行えていたが，肘関節は伸展時に痛みがみられたため，無理をしない程度に徐々に関節可動域運動を進めた．また，手関節掌屈や母指内転がわずかに動かすことができる程度で，環指・小指の屈曲や示指から小指までの内転，外転は全く動かすことができない状態であった．さらに，感覚検査では尺骨神経支

配領域全域において著明な鈍麻を認めた．ギプス固定中でも，1日30分程度の手指への感覚入力やミラーセラピーの一環として左手でマネキンの髪をといたりシャンプーを行ったりする動作を自主トレーニングとして実施した．

術後5週間経過してから関節可動域運動に加え軽負荷での他動運動が許可され，自動運動とあわせて作業療法士による関節のストレッチングを行った．また，3指つまみでのペグを移動させる練習を実施し，縫合された神経や靱帯への過剰な伸張刺激がかからないような肢位に留意しながらADL動作の指導を行った．

術後8週間を越えてからは肘関節の運動に制限はなく，10週間経過してからは肘関節の可動域に制限はなく，伸展時の痛みもおおむね消失していた．この時期から祥平さんは美容院の再開をめざし，具体的な仕事での留意点の指導や可能な動作のトレーニングを要望された．しかし，手指の運動に大きな改善はみられず，感覚検査でも支配領域は著明な鈍麻が認められていた．散髪用はさみの使用において，はさみの開閉が可能となったことで紙を細く切ったり，丸や四角の形状に切り抜く動作を確認したが，紙の長さを整えるのに時間がかかり，また目視で確認しながらはさみを操作する状態であった．さらに家事動作の拡大を目標として，IADL動作の指導を行い，祥平さんには自宅のダイニングキッチンや洗濯物を干す場所の写真撮影や大まかな寸法の採寸などを行ってもらい，祥平さんの状態に適した環境調整の提案を行った．その後，1カ月ごとに手関節，手指の筋力や支配領域の感覚の評価を行い，適宜ADL動作の指導と知覚再学習に関する支援を行った．

Q1 退院時にはどのようなADL動作の指導を行っておく必要があるでしょうか？ また，環境調整や妻の手助けを得るためにはどのような説明が必要でしょうか？

Q2 術後3週間，5週間，8週間経過のそれぞれの時期において，祥平さんにどのようなADL動作の指導を行いますか？

Q3 祥平さんが早期に美容院を再開するため，仕事の時間や負荷量などを考慮した段階設定を検討してください．

Q4 祥平さんの趣味の再開に対してはどのような支援を行っていけばよいでしょうか？ 特に，活動と参加，物的・人的環境の調整という観点から検討するとよいでしょう．

Q5 術後12週間以降に，祥平さんの知覚再学習のためにどのような作業療法プログラムを立案しますか？

第2章 疾患編

6 熱傷

学習のポイント

- 皮膚の構造と役割を理解する
- 熱傷の重症度を理解する
- 熱傷が全身に及ぼす影響を理解する
- 熱傷の評価と留意点を理解する
- 熱傷に対する作業療法について，行うべき治療と支援を理解する

1 疾患概要

1）皮膚の構造（図1）

- 皮膚の役割は，①感覚受容器としての作用，②体表の保護，③排泄作用，④体温調節，⑤皮下脂肪として栄養分の貯蔵などであり，熱傷による皮膚の損失は，これら諸機能を低下または損失させる．

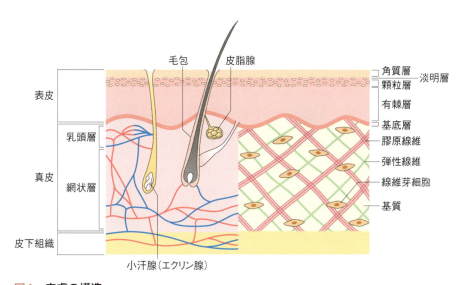

図1　皮膚の構造

- 熱傷は皮膚の外傷である．知識として，まずは正常な皮膚構造を理解することが重要である．
- 皮膚は重層扁平上皮であり，1枚ですべての体表面を覆っている．深部から①**皮下組織**，②**真皮**，③**表皮**の3層に分けられる．

1 皮下組織

- 脂肪細胞が豊富な結合組織で，真皮を筋膜や骨膜に結びつけている．脂肪組織は，①栄養の貯蓄，②保温作用，③外力に対する保護作用の役割を有する．脂肪細胞量は，性別や年齢，個体によって異なる．
- 皮下組織の上層には大きな動脈や静脈がある．

2 真皮

- 表層にある乳頭層と下層の網状層からなる結合組織である．乳頭層には，表皮を栄養する血管や感覚神経が走行している．網状層は，膠原線維束が網目状に血管や神経，毛包，汗腺，脂腺を取り囲んでいる．
- 真皮が表皮に接し円錐状の隆起をつくる部分を真皮乳頭といい，しばしばマイスナー小体がある．
- **膠原線維**と**弾性線維**を多く含み，膠原線維と弾性線維の間には線維芽細胞，組織球，肥満細胞などが散在している．
- 皮膚は膠原線維によって張力に抗し，弾性線維によって伸縮性を有する．
- 手掌や足底の真皮の厚さは3 mm以上に達する．

3 表皮

- 深層から①基底層，②有棘層，③顆粒層，④淡明層，⑤角質層の5層からなる．
- 毛や爪，汗腺，脂腺は表皮が特殊化したものである．
- 手掌や足底の表皮の厚さは1〜1.5 mm，その他は100μm前後である．
- ①基底層：基底膜を介してすぐ下の真皮と接している．メラノサイト（メラニン細胞：メラニン色素をつくり出し皮膚の色を決める），メルケル細胞（感覚受容器）がある．
- ②有棘層：しばしばメラノサイトやランゲルハンス細胞（食作用をもつ）がみられる．
- ③顆粒層：1〜3層の扁平な細胞の層である．細胞は細胞膜が肥厚し，細胞小器官が崩壊している．
- ④淡明層：手掌や足底以外の薄い皮膚にはみられない．細胞は変性し，核は消失している．
- ⑤角質層：細胞は死んでいる．死んだ細胞はケラチン（角質）というタンパク質に満たされている．ケラチンが沈着することを角化という．

2）皮膚の感覚受容器とその分布（図2）

- 皮膚には触覚（圧覚），温度覚，痛覚などを感じる感覚受容器が分布している．
- 熱傷後の感覚障害は，後述する熱傷の深達度と関係があるため，感覚受容器の皮膚分布を理解しておく．

1 触覚（圧覚）

- 表皮基底膜にあるメルケル小体．
- 真皮乳頭にあるマイスナー小体．
- 真皮中層にあるクラウゼ小体．

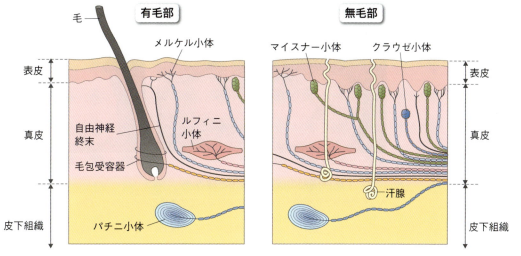

図2　皮膚の感覚受容器とその分布

- 真皮深層や皮下組織にあるパチニ小体．
- 真皮深層にある毛根の毛包受容器．

❷ 温度覚

- 皮下組織から表皮基底膜まである自由神経終末．

❸ 痛覚

- 皮下組織から表皮基底膜まである自由神経終末．

3）健常皮膚の特性

- 健常皮膚には生理的に緊張と緩みがあり，熱傷によってこの機能が損失すると容易に関節の変形や関節可動域（ROM：range of motion）制限をきたす．以下の知識は，熱傷後の変形の予測，およびROM制限の原因と治療を理解するうえで役立つ．

❶ 皮膚の生理的緊張と緩み

- 皮膚は筋肉のように起始と停止がなく，自らは収縮しない．部位によって厚さや毛の有無は異なるが，基本的構造はすべての部位で同じである．
- 体表面を1枚で覆っている皮膚には，関節運動などを可能にする緊張と緩みがある．特に可動性の大きい関節周囲の皮膚の緊張と緩みはその差が大きい．
- 手関節周囲では，背屈によって背側の皮膚は緩み，掌側の皮膚は緊張する（図3A）．逆に掌屈によって背側の皮膚は緊張し，掌側の皮膚は緩む（図3B）．また，近位指節間（PIP：proximal interphalangeal joint）関節周囲では，伸展によって指の長軸に垂直なしわが深く形成され（図4A），屈曲によってそのしわは浅くなる（図4B）．

❷ 皮膚割線（図5）

- 皮膚の膠原線維や弾性線維は，関節運動によって皮膚にかかる張力に抗する配列をしている．この線維配列を**皮膚割線**という．
- 外科的には皮膚割線と平行に切開すると，比較的きれいに創が閉鎖し治癒も早い．逆に皮膚

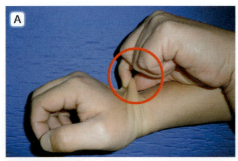

背屈→背側の皮膚：つまめる　　掌屈→背側の皮膚：つまめない

図3　手関節周囲の皮膚の緊張と緩み
A）手関節背屈に伴い，手背側の皮膚は緩んでつまめるようになり（〇），手掌側の皮膚は緊張する．
B）手関節掌屈に伴い，手背側の皮膚は緊張しつまめない．手掌側の皮膚は緩む．

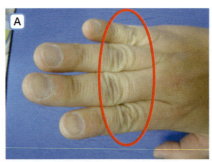
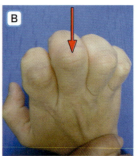

伸展→指の長軸に垂直のしわが深く形成　　屈曲→皮膚が緊張し，しわが浅くなる

図4　PIP関節周囲の皮膚の緊張と緩み

割線に垂直に切開すると，切断された弾性線維がコイル状となり切開線が引っ張られ，傷跡（瘢痕）が生じやすくなる．

4）熱傷とは

- 熱傷は，皮膚損傷により生じる全身諸器官の障害で，損傷の重症度に比例して障害の程度も大きくなる．
- 熱傷の原因には，①**火炎熱傷**：炎やガス爆発などによるもの，②**化学熱傷**：化学薬品によるもの，③**電撃傷**：電気によるもの，などがある．
- 熱と皮膚は，一般的に70℃では1秒間，45℃では1時間の接触で熱傷となり，熱と皮膚の接触時間が長いほど深層の組織が破壊される．

■1 熱傷の深達度

- 熱傷の深達度はⅠ度熱傷（EB：epidermal burn），**浅達性Ⅱ度熱傷**（SDB：superficial dermal burn），**深達性Ⅱ度熱傷**（DDB：deep dermal burn），Ⅲ度熱傷（DB：deep burn），Ⅳ度熱傷に分類される（図6）．

①Ⅰ度熱傷
- 表皮のみに生じる熱傷である．受傷部皮膚に発赤が生じる．創面底部には表皮源〔基底細胞

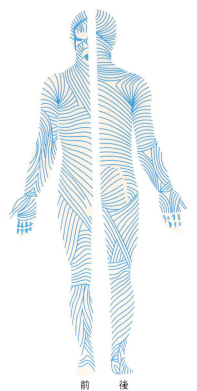

図5 皮膚割線

皮膚の張力のかかる線に沿っている．真皮の膠原線維束の方向を反映している．
（文献1より引用）

前　　後

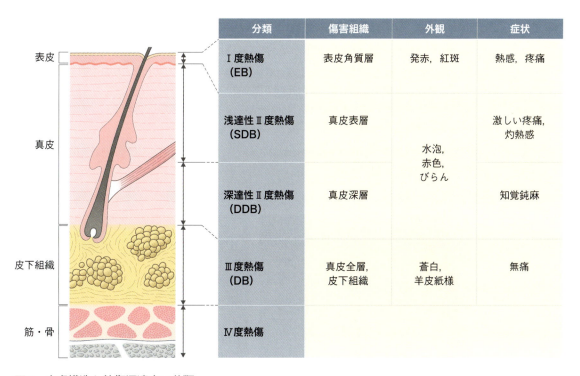

分類	傷害組織	外観	症状
Ⅰ度熱傷 (EB)	表皮角質層	発赤，紅斑	熱感，疼痛
浅達性Ⅱ度熱傷 (SDB)	真皮表層	水泡， 赤色， びらん	激しい疼痛， 灼熱感
深達性Ⅱ度熱傷 (DDB)	真皮深層		知覚鈍麻
Ⅲ度熱傷 (DB)	真皮全層， 皮下組織	蒼白， 羊皮紙様	無痛
Ⅳ度熱傷			

図6 皮膚構造と熱傷深達度の分類
（文献2，3を参考に作成）

（胚細胞）〕が残存しているため瘢痕を残さず治癒する．

②浅達性Ⅱ度熱傷
- 水泡が形成され，水泡底の真皮が赤色を呈している．表皮源が残存し，通常1〜2週間で上皮化し治癒する．一般的に肥厚性瘢痕（ word ※3）を残さない．Ⅰ度熱傷よりも激しい疼痛と灼熱感を認める．

③深達性Ⅱ度熱傷
- 水泡が形成され，水泡底の真皮が白色で貧血状を呈している．約3〜4週間で上皮化し治癒するが，表皮源が損傷されていることが多く，創収縮による治癒によって肥厚性瘢痕ならびにケロイド（ word ※3）を残す可能性が大きい．
- 自由神経終末が損傷されるため，疼痛よりも感覚鈍麻が起こりやすい．

④Ⅲ度熱傷
- 皮膚全層の壊死を呈する．白色羊皮紙様または褐色羊皮紙様となるほか（図7），完全に皮膚が炭化した熱傷も含む．受傷部位の辺縁からのみ上皮化するので治癒に1〜3カ月以上を要し，植皮術を施行しないと肥厚性瘢痕，瘢痕拘縮（後述5）合併症-❹）をきたす．

⑤Ⅳ度熱傷
- 皮膚全層に加えて筋肉や骨まで達する熱傷をいう．
- ほとんどの場合，切断を余儀なくされる．

2 熱傷の面積
- 受傷面積は，体表面積（TBSA：total body surface area）に対するⅡ度以上の**熱傷面積（BSA：burn surface area）**の割合を算出し，何％熱傷あるいは何％BSAと表記する．
  - ▶ Ⅰ度熱傷（EB）は1〜数日で治癒し，治療対象とならないため含まれない．
- 熱傷面積が大きいと皮膚機能は損失し，体内の均衡が崩れる．また，感染の危険性も増加する．
- 緊急時における簡便な算出方法として，成人は全身の皮膚を9の倍数（9の法則：図8A），幼小児は全身の皮膚を5の倍数（5の法則：図8B）として算出する方法がある．局所的な熱傷や受傷部位が散在している場合は，熱傷患者の手部を体表面積の約1％として算出する方法がある（**手掌法**：図8C）．
- ルンド・ブラウダー（Lund-Browder）の法則は，年齢を考慮したうえでより正確な受傷面積を算出できる（図9）．

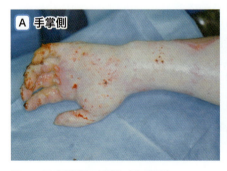 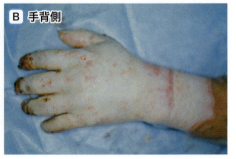

図7　Ⅲ度熱傷の手部（全周性）
本症例では，手掌部の示指から環指にかけては軽度赤色，それ以外は蒼白である．

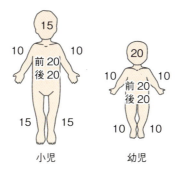
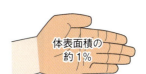

図8 受傷面積の算出
A）会陰部は1％とする．B）小児では合計が105％となるので背部から5％を引く．（A，B：文献4より引用）

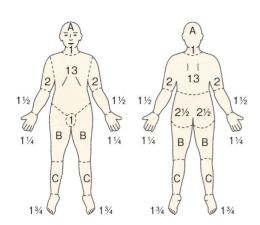

年齢による広さの換算

	年齢					
	0歳	1歳	5歳	10歳	15歳	成人
A-頭部の$1/2$	$9 1/2$	$8 1/2$	$6 1/2$	$5 1/2$	$4 1/2$	$3 1/2$
B-大腿部の$1/2$	$2 3/4$	$3 1/4$	4	$4 1/4$	$4 1/2$	$4 3/4$
C-下腿部の$1/2$	$2 1/2$	$2 1/2$	$2 3/4$	3	$3 1/4$	$3 1/2$

図9 ルンド・ブラウダーの法則
頭部（A），大腿部（B）と下腿部（C）の部位は，年齢によって面積が変わってくるため，換算値を用いて算出する．（文献2より引用）

3 熱傷の重症度（表1）

- 熱傷の重症度は，熱傷の深達度と面積，受傷部位，年齢，気道熱傷の有無，合併損傷の有無やその程度から総合的に判断される．
- **熱傷指数**（BI：burn index）は，熱傷の深達度と熱傷面積を考慮して重症度を判定する．BIはII度熱傷面積（％）の2分の1とIII度熱傷面積の和で求め，10〜15以上を重症熱傷と判定する．
- **熱傷予後指数**（PBI：prognostic burn index）は，BIと年齢の和で求め，70以下は生存の可能性が高く，100以上で重症熱傷と判定される．
- **アルツ（Artz）の基準**は，熱傷の深達度と面積，熱傷部位，合併症から総合的に重症度を判定する．

表1 熱傷の重症度の指標

熱傷指数 (BI)	1/2 × Ⅱ度熱傷面積 + Ⅲ度熱傷面積 → 10〜15以上を重症とする
熱傷予後指数 (PBI)	BI + 年齢 → 70以下は生存の可能性が高い．100以上は重症熱傷である
アルツの基準	**重症熱傷（総合病院あるいは熱傷専門病院に転院し，入院加療を必要とするもの）** ・Ⅱ度熱傷で30％BSA以上のもの ・Ⅲ度熱傷で10％BSA以上のもの ・顔面，手，足の熱傷 ・気道熱傷が疑われるもの ・軟部組織の損傷や骨折を疑うもの **中等度熱傷（一般病院に転院し，入院加療を必要とするもの）** ・Ⅱ度熱傷で15％BSA以上，30％BSA未満のもの ・Ⅲ度熱傷で，顔面，手，足を除く部位で10％BSA未満のもの **軽度熱傷（外来的に治療可能なもの）** ・Ⅱ度熱傷で15％BSA未満のもの ・Ⅲ度熱傷で2％BSA未満のもの

気道熱傷や合併疾患，重複傷害がある場合は，上記の基準に当てはまらなくても重症となる可能性が高くなる．

5）合併症

❶ 気道熱傷

- 火災や爆発によって生じる煙や有毒ガス，高温の水蒸気を吸入することで起こる呼吸器障害を**気道熱傷**という．口腔や咽頭内への煤の付着，嗄声，ラ音聴取などの臨床所見による診断が最も基本となる．
- 上気道型（中枢型），気管・気管支型（混合型），肺胞型（末梢型）に分類されるが，気管・気管支型（混合型），肺胞型（末梢型）の鑑別は困難であるため，これらを肺実質型と分類している．
- 気道熱傷によって気道に浮腫が生じ，気道の狭窄や閉塞が起こる．これにより肺水腫や呼吸器感染症のリスクも高まる．
- 気道熱傷を伴っている場合は，それだけで重症熱傷となり，呼吸管理がきわめて大切になる．

❷ 重症熱傷後の体液変動

- 重症熱傷後は体液変動が生じ，ショック期，ショック離脱期（refilling期）の経過をたどる．
- 重症熱傷における体液変動の治療として，輸液療法が行われる．輸液療法は，原則的にショック離脱期まで行われる．

①ショック期
- 受傷後48時間までを指し，毛細血管内の血漿成分が血管透過性亢進により血管外の組織間腔や細胞内に移動し全身性の浮腫をきたす．これにより循環血液量が減少し，さまざまな臓器で十分な血液量が得られず全身性ショックをきたす．
- 全身性ショックにより全身性浮腫，血圧低下，尿量減少を生じる．

②ショック離脱期
- 受傷後2～3日前後に，組織間腔や細胞内に移動した血漿成分の再吸収がはじまる．血管内に血漿成分が戻ることで循環血液量が急激に増え，利尿がみられるようになる（利尿期）．また，心臓や肺には負担がかかり，心不全や肺水腫の原因となる．

3 感染症

- ショック期を過ぎると代謝亢進が著明となる．熱傷面積が30％以上ある場合のエネルギー消費量は，通常の150～200％にもなる．代謝亢進によって低栄養状態となり，免疫機能も低下する．

- 皮膚の損傷によって体表の保護機能が損失し，細菌の侵入や増殖を抑えることができなくなり，重篤なものは敗血症[※1]に発展し，死亡率が高くなる．

- 細菌の感染経路は，全身管理のためのカテーテルやチューブ，医療従事者の介入とさまざまである．医療従事者は十分な手洗いやガウンテクニック[※2]によって感染を予防する．

> **word**
>
> ※1 敗血症（sepsis）
> 血液に細菌が侵入し増殖することによって多臓器の機能が低下する，全身性炎症反応症候群（SIRS：systemic inflammatory response syndrome）である．SIRSの定義は以下の4項目のうち2項目以上を満たす場合とする．
> ①体温＞38℃または＜36℃
> ②心拍数＞90／分
> ③呼吸数＞20／分または$PaCO_2$＜32 mmHg
> ④末梢血白血球数＞12,000／mm^3 あるいは＜4,000／mm^3，あるいは幼若球＞10％
>
> ※2 ガウンテクニック
> 易感染状態にあるクライエントへの感染予防と，感染源であるクライエントから他クライエントや医療者への感染予防を目的とする．正しい手順で行い，感染予防に努める．

4 瘢痕拘縮

- 熱傷が真皮乳頭層以下に及ぶと，線維芽細胞や膠原線維が増殖し，結合組織に置換される．この結合組織を**瘢痕**という．創はこの結合組織の増殖で治癒するが，**瘢痕拘縮**となって関節の突っ張りを少なからず引き起こす．皮膚性拘縮では関節運動に伴う皮膚の突っ張りで緊張した皮膚が蒼白になる．

- 瘢痕は3カ月くらいまでは不安定瘢痕であり，過剰な物理的刺激などによって隆起し肥厚性瘢痕やケロイド[※3]になることもある．一般的に6カ月～1年で安定し，数年もすると成熟瘢痕[※4]となる．

> **word**
>
> ※3 肥厚性瘢痕，ケロイド
> 肥厚性瘢痕は，発生後数年以内に平坦化し，成熟瘢痕となるが，ケロイドは周辺に滲みだすような潮紅を認め，増殖や再発の傾向が強い．
>
> ※4 未成熟瘢痕，成熟瘢痕
> 未成熟瘢痕は赤色を呈し，押さえると蒼白になり，厚く硬く盛り上がっている．成熟瘢痕はピンク色で，押さえても蒼白にはならず，扁平化し柔軟性がある．

- 植皮術を施行した場合，生着した植皮片は徐々に二次収縮をはじめる（後述 6) 治療法-2）．二次収縮は植皮後1カ月で強くなり，その後も6カ月程度持続する．

- 関節上に植皮部があるときは，植皮片生着期間（3～7日程度）は関節を動かさず安静となる．関節の可動性は，それ以降も植皮片の二次収縮によって皮膚が短縮することで狭まっていく．
- 以上により，**熱傷性瘢痕は必ず生じる**ものと認識し，より早期のアプローチが重要となる．

6）治療法

1 減張切開

- 頸部や体幹，四肢で熱傷が全周に波及したものを全周性熱傷という．
- 体幹や四肢の全周性熱傷では，浮腫と皮膚の伸展性低下から組織内圧が上昇し，虚血状態や末梢神経障害，胸郭コンプライアンスの低下による呼吸障害をきたす．
- 体幹や四肢の切開は，組織内圧を下げる目的で行われ，これを**減張切開**という．切開は減圧効果が得られるまでの長さと深さで実施される．

2 デブリードマンと植皮術

①デブリードマン（debridement）

- 損傷組織や汚染菌，異物などを除く目的で行う，創面の切除術（壊死組織除去）をいう．深達性Ⅱ度熱傷やⅢ度熱傷では，早期創閉鎖のためにデブリードマンと植皮術が適応となる．
- デブリードマンのうち，連続分層切除は健常な組織が現れるまで壊死組織のスライスをくり返し（図10A），全層切除は壊死組織を含めて一度に切除する．筋膜上切除は，健常脂肪組織を含めて筋膜上まで切除する．

②植皮術

- 深達性Ⅱ度熱傷やⅢ度熱傷で皮膚が損傷した場合は，適切な上皮化が望めないため，早期に植皮術が検討される．皮膚欠損部を植皮床，移植する皮膚（採られる皮膚）を植皮片，皮膚を提供する部位を採皮部（恵皮部）という．
- 移植提供側（donor）と受け取り側（recipient）との関係による分類では，自家移植，同種移植（同系・異系），異種移植がある（図10B）．
- 植皮片の厚さによる分類では，薄目分層植皮，中間分層植皮，厚目分層植皮，全層植皮，含皮下血管網全層植皮がある（図11）．植皮片の厚さによって，一次収縮（採皮部から遊離さ

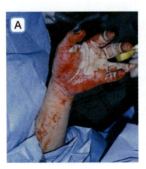
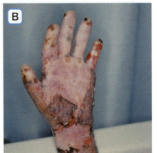

図10 図7の手部のデブリードマン後（A）と植皮術後（B）
A）連続分層切除で出血が認められるまで壊死組織が切除された．
B）自家移植．足底より植皮片をシート状（分層植皮）に取り，母指球と小指球に植皮した．

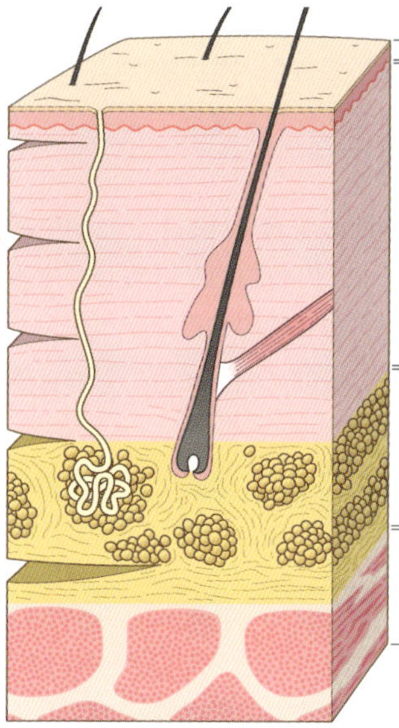

図11 植皮片の厚さによる分類
（文献2を参考に作成）

表2 分層植皮と全層植皮の比較

	分層植皮（薄い）	全層植皮（厚い）
一次収縮	薄目分層植皮は約9％収縮する	全層植皮は約41％収縮する
二次収縮	植皮片が薄いほど収縮する	分層より収縮しにくい
生着	植皮片が薄いほど生着する	移植床の血行が良好でなければ生着しない
感染	感染に強い	感染に弱い
採皮部	そのまま治癒しやすい	縫縮または植皮を要する
色素沈着	起こりやすい	起こりにくい

れた直後に植皮片が収縮すること）や二次収縮（植皮片が移植床に生着した後も収縮すること），感染や色素沈着などが異なる（表2）．

- 植皮片の形状によって，シート植皮[※5]，網状植皮[※6]，パッチ植皮[※7]に分類される．

> **word**
>
> **※5 シート植皮（sheet skin graft）**
> 植皮片をそのままシート状で植皮する方法．
>
> **※6 網状植皮（mesh skin graft）**
> 植皮片を網目状に加工して拡張できるようにして植皮する方法．広範囲の熱傷で採皮部が少ないときに用いられる．植皮片生着後はシート植皮よりも瘢痕拘縮が起きやすい．
>
> **※7 パッチ植皮（path skin graft）**
> 薄目分層で採皮した植皮片を小さく切って貼付する方法．

- 植皮後に生着した皮膚は，正常な皮膚とはいえない状態となる．つまり，植皮片は植皮床と

癒着をもって癒合し，末梢血管と神経は植皮床やその周辺から再生し，その部分に潜り込むように再開していく．網状植皮は，網の間が結合組織で埋まるだけで，植皮後の瘢痕拘縮はシート植皮よりも強くなる．

③代用皮膚
- 一時的な創面の保護を目的とした創傷被覆材と，生体内分解性機能を有する組織構築誘導型テンプレート，皮膚細胞を培養して生着させる培養皮膚のほか，人工真皮がある．人工真皮はウシやブタから抽出したコラーゲンを成分としたスポンジ構造とシリコン膜からなる．
- これを皮膚欠損部に貼付することで真皮様組織の形成を促進し，分層皮膚移植に適切な植皮床環境をつくる．

2 作業療法評価

名称	評価目的	実施方法	実施時間	参照元
情報の収集				
情報収集	全身の病変や感染症の有無から，身体的リスク管理を把握する．また，受傷機転などから精神的リスク管理を把握する	熱傷チャート（図12）を用いて，受傷部位・気道熱傷の有無・人工呼吸管理の有無・受傷原因・合併症・臨床検査データ・精神機能・ADL状況（活動範囲の把握）・処置内容とスケジュール・禁忌事項・社会背景を収集する．カルテや医師など他職種からも必要な情報を収集する	数十分〜数時間	大森みかよ：「身体障害」（日本作業療法士協会／監），pp168-184，協同医書出版社，2008
観察				
熱傷局所の観察	どの関節にどのような拘縮が起こりうるかの予測と，拘縮予防肢位（図13）を計画する	視診によって受傷部位と範囲，創の状態，浮腫を観察する．可能であれば包帯交換時や温浴時に行う．特殊部位（図14）は特によく観察する	15〜30分程度	同上
熱傷性瘢痕の評価	瘢痕が創傷治癒過程のどの時期にあるか，どの程度かを知り，治療方針を計画する	視診と可能であれば触診で評価する．バンクーバー瘢痕スケール（Vancouver scar scale）（表3）を用いてもよい	20分程度	同上
意識レベル・コミュニケーション	指示に対する理解と反応，気道熱傷の有無による意思疎通状態を把握する	問いかけや観察により行う．医師や看護師から病棟状況を聴取する	10分程度	同上
精神機能	障害受容過程*から，評価や治療に対する協力の程度を把握する．精神的アプローチを検討する	コミュニケーションが可能となる時期に実施する．医師や看護師から病棟状況を聴取する	適宜	同上

＊障害受容過程：ショック期→否認期→混乱期→解決への努力期→受容期に分ける．クライエントには疼痛や不安，恐怖が根底にあることを踏まえ，常に受容的に接する．

（次ページへ続く）

（続き）

名称	評価目的	実施方法	実施時間	参照元
検査測定				
筋緊張	疼痛による筋緊張亢進の程度を確認し，拘縮予防肢位を計画する	視診や可能であれば他動運動で行う	10分程度	大森みかよ：「身体障害」（日本作業療法士協会／監），pp168-184，協同医書出版社，2008

（次ページへ続く）

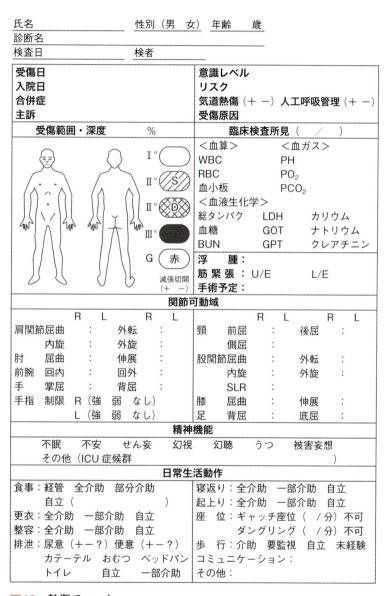

図12　熱傷チャート
（文献5より引用）

（続き）

名称	評価目的	実施方法	実施時間	参照元
検査測定（続き）				
ROM測定	ROM制限因子から治療方針と内容を計画する	自動運動，可能であれば他動運動（愛護的）で行う．急性期の測定は目測でもよい	20分程度	大森みかよ：「身体障害」（日本作業療法士協会/監），pp168-184，協同医書出版社，2008

（次ページへ続く）

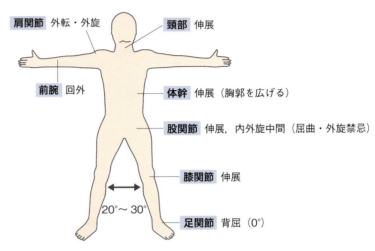

図13　拘縮予防肢位
（文献6を参考に作成）

表3　バンクーバー瘢痕スケール

スコア 点数	0点	1点	2点	3点	4点	5点
色素沈着	正常	色素欠損	混合	色素沈着		
柔軟性	正常	柔軟	やや柔軟	やや硬い	硬い	拘縮
瘢痕の高さ	正常	2 mm未満	2〜5 mm	5 mm以上		
血行	正常	ピンク色	赤色	紫色		

（文献8より引用）

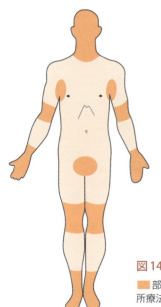

図14　熱傷の特殊部位
　　　■部分は，機能解剖学的に特殊な構造と機能を備えているため，局所療法とリハビリテーションが重要となる部位．（文献7より引用）

(続き)

名称	評価目的	実施方法	実施時間	参照元
検査測定（続き）				
筋力測定	リーチ範囲を確認し，可能となるADLを予測する	運動可能な範囲でかけられる程度の抵抗をかけて行う．抵抗をかける前に必ず創状態を確認する．疼痛による影響が強い場合は自制範囲内の自動運動にとどめる	15分程度	大森みかよ：「身体障害」（日本作業療法士協会／監），pp168-184，協同医書出版社，2008
感覚検査	熱傷部位や深度から触・痛・温度覚の状態を把握する	受傷部は創閉鎖後に実施する．ピンなどの器具による外傷に気をつける．外傷の危険を伴う場合は無理に実施しない	30分程度	
ペインスケール (VAS，NRS)	疼痛によるADLや精神への影響を把握する	疼痛の強さをペインスケール（VAS：Visual Analogue Scale やNRS：Numerical Rating Scale）で評価する．異常感覚は種類や程度，部位，変動を聴取する	10分程度	
ADL	現在の機能で可能・可能となりそうな動作・困難な動作を段階的・要素的に評価する．自助具の適応を評価する	基本動作からセルフケア（食事・整容・トイレ・入浴）を評価する．受傷部位や植皮術などの治療によって運動制限があるため，許可後に行う．評価した動作を機能的自立度評価（FIM：Functional Independence Measure）やバーセルインデックス（BI：Barthel Index）で点数化する	適宜	

3 作業療法プログラム

- 作業療法はショック離脱期後から開始されることが多い．治療プログラムは「ショック離脱期後から創閉鎖まで」，「創閉鎖から社会復帰まで」で整理した．また，「手部のスプリント療法」に関してはこれとは別にまとめている．

1）ショック離脱期後から創閉鎖まで

- 予防的介入が中心になる時期である．受傷部は治癒過程であり，必要に応じてデブリードマンや植皮術が実施されるため，医師や看護師，理学療法士と情報を共有しながら進めていく．
- より早期の座位や離床は，廃用症候群を予防するうえで重要である．座位や離床が可能となったら，状況に応じて食事動作やトイレ動作などの獲得をめざす．
- この時期の症例の多くは心的外傷後ストレス障害[※8]を呈しており，対応には細心の注意を払い，受容的な対応を心掛ける．

> word　※8　心的外傷後ストレス障害（PTSD：post-traumatic stress disorder）
> 強いショック体験が精神的ストレスとなって，その出来事が何度も思い出されたり（侵入症状・フラッシュバック），無気力となったり（回避と麻痺），常に危険が続いているかのような張りつめた状態（過覚醒）になるもの．

《目標》
- 廃用症候群（ROM制限・筋力低下・全身耐久性低下・関節拘縮や変形など）の予防.
- 早期座位保持による食事などのセルフケア獲得.
- 離床によるトイレ動作などの活動範囲の拡大.
- コミュニケーション手段の確立.

1 活動と参加

- 意識障害の改善に伴い，意思疎通手段の一つとして，ナースコールの使用を可能にする．ナースコールの形態や操作方法，クライエントの上肢・手指機能を分析し，操作可能となる工夫を行う．例えば，手指でナースコールのボタンが押せない場合は，ボタンの接触面積を大きくしてベッド柵に固定し，肩関節の外転で手背部とボタンを接触させたり，足部を使用したりするなど工夫を用いる（図15）.
- 廃用症候群を予防するために，より早期の座位と離床をめざす．まずはベッド上で座位が可能かどうかを確認する．開始前には，必ず医師に座位をとってもよいか確認し，許可を得る．座位は，ベッドアップから端座位へと進め，その後，立ち上がりから移乗動作（車椅子や便器）へと進める．これらは，背部や殿部，下肢後面（特に大腿部）の創部に留意し，血圧や脈拍，疼痛や耐久性を考慮して段階的に進める．
- 座位が可能となったら，食事動作や整容動作を開始する．疼痛や筋力低下，ROM制限に伴うリーチ制限があっても，太柄スプーンや曲り柄スプーンなどの自助具の使用を積極的に検討する．

2 環境

- この時期は，病棟内でできることを獲得し，拡大するための工夫を実施する．例えば，座位保持が可能で起立が困難なときは座面を高くする．

3 心身機能

- 廃用症候群や低栄養状態による易疲労性，ショック離脱期後の心肺機能低下，意識レベルや精神機能状態による協力の可否に留意し，拘縮予防肢位（図13）やスプリントによって瘢痕拘縮や変形を予防する．
- 心肺機能が安定しクライエントの協力が得られれば，瘢痕拘縮予防目的のスプリントを外し，愛護的な自動・自動介助運動または他動運動を実施する．ROM運動は，温浴やデブリード

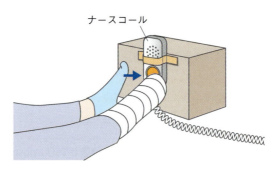

図15 ナースコールの工夫
足関節の底屈（矢印）を利用してナースコールのボタンを押す（下腿部の受傷がない場合）.

マン実施時に創部や全身を確認しながら医師や看護師とともに行うことが望ましい．
- 自動運動は，作業療法以外の時間でも実施できるように内容を図示し，クライエントの動機づけを高める．運動範囲は，疼痛をクライエント自身がコントロールできる範囲とし，意欲の低下や筋の過緊張を防止する．
- 植皮術後は生着後より愛護的な自動運動を行う．生着までは植皮部以外のROM運動を実施する．
- 創部への加重を伴う反復運動は，創部の血流を増加させ膠原線維の増殖を促進し瘢痕拘縮を助長する．この時期はゆっくりとした愛護的な運動と，創部を含めた皮膚の伸長と筋力の維持が重要である．

2）創閉鎖から社会復帰まで

- 積極的な介入により，ADLを阻害している因子の改善（ROMの拡大や筋力の向上および全身耐久性の向上）をはかる．
- ソーシャルワーカーと連携し，社会資源の活用などの情報提供を行う．
- 引き続き受容的な対応を心掛ける．

《目標》
- ROM拡大，筋力増強，全身耐久性向上．
- ADLの拡大．
- 社会復帰のための環境調整．

❶ 活動と参加

- より積極的な介入により，セルフケアの獲得から退院後の生活指導まで活動範囲を拡大していく．活動制限の解除によって徐々に生活範囲を拡大していくが，易感染性であるため，病室外などへ出るタイミングは医師の許可を必ず得る．
- 生活指導は，創部乾燥への保湿剤などによる管理方法，感覚鈍麻や脱失部位の理解と入浴時などの注意事項，外傷や紫外線による色素沈着予防のための服装や遮光，創治癒に必要な栄養摂取と睡眠の確保などである．
- 現状の機能（関節可動域や筋力など）でADLをどう行うかを段階的・要素的に分析し，アプローチしていくことが重要である．

❷ 環境

- 社会復帰に向けた環境調整を行う．

❸ 心身機能

- 他動的にROM運動を行う場合は，過剰なストレッチングによって膠原線維を断裂してはならない．膠原線維の断裂により，瘢痕組織は増悪しさらにROM制限が大きくなる．他動運動はゆっくりと愛護的に行う．
- 筋力の増強や全身耐久性の向上は，創部に過剰な負荷を加えない負荷で実施する．

3）スプリント療法

- 瘢痕拘縮はスプリントによってその程度を最小限にすることが可能であり，コントロールされた瘢痕拘縮は手指機能の獲得に有利にはたらく．よって，スプリント療法は瘢痕拘縮が完

成する前に実施することでより効果的となる．

1 変形予防肢位

- 手部熱傷の変形予防肢位は，関節が受傷部皮膚の上皮化に伴う収縮や植皮片の二次収縮によって動かされる運動方向とは逆方向に軽い伸長を加えることを原則とする（図16）．

2 急性期

- 急性期（術前）には受傷部の深達度や受傷範囲から，どの関節にどのような変形が起こりうるかを予測し，スプリントによる変形予防肢位を計画する．また，この時期のスプリントは術後，包帯上から装着するので，無理なく装着できる大きさやシンプルな構造とする（図17）．
- スプリントの装着は，術後であれば圧迫止血後より原則的に終日となるため，看護師にも装着方法を説明し，着脱の協力を得ておく必要がある．また，熱可塑性材料を用いて作製した場合は，熱による変形などの取り扱いに対する注意点も説明しておく．
- 植皮術後の生着が優先される期間は安静であるが，それ以外は可能であればスプリントを外し，愛護的な自動・自動介助・他動運動を行い，関節拘縮を予防する．

3 創閉鎖後

- 創閉鎖後の熱傷性瘢痕に対しては，圧迫と伸長による瘢痕形成の抑制とROM改善を目的とした動的スプリントなどを作製する．
- スプリントによる膠原線維の再配列を促すためには，少なくとも1日8時間程度のスプリント装着（断続的でも可）を必要とする．よって，伸長力は弱い力で，また圧迫力は圧迫によって循環障害を引き起こさない程度とし，損傷部位よりも広範囲に圧をかけるようにする．

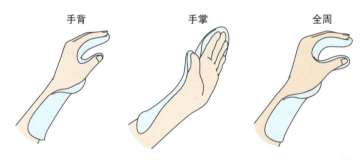

関節		手背	手掌	全周
手関節		10°〜30°背屈	20°〜40°背屈	軽度背屈
手指	MP関節	70°〜80°屈曲	0°	軽度屈曲（≒30°）
	PIP関節	0°	0°	軽度屈曲（≒20°）
	DIP関節	0°	0°	軽度屈曲
母指		対立・軽度外転	伸展・外転	対立

図16　手部熱傷の変形予防肢位
手掌の皮膚は，手背よりも厚みがあり，同じ熱量で受傷しても深達度は浅い場合がある．全周性の場合は手の機能的肢位で保持する．スプリントは圧迫止血後より装着し，終日良肢位が保たれるようにする．

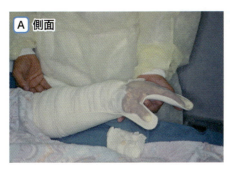
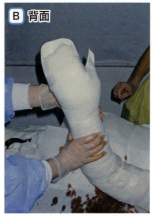

図17 図7の手部に作製したスプリント
A) 全周性熱傷であり,手関節は軽度背屈,母指対立,MP・PIP・DIP関節軽度屈曲(屈曲角度はMP関節＞PIP・DIP関節).
B) 弾性包帯を緩めに全体にわたって巻き,スプリントを固定している.

文献

1) 「カラー人体解剖学」(FHマティーニ,他/著 井上貴央/監訳),西村書店,2003
2) 「熱傷用語集2015改訂版」(日本熱傷学会用語委員会,熱傷用語集改定検討特別員会/編),春恒社,2015
3) 永冨史子:熱傷に拘縮はつきもの?「理学療法のとらえ方PART2」(奈良 勲/編),文光堂,2003
4) 大森みかよ:熱傷.「身体障害(作業療法学全書 改訂第3版第4巻作業治療学1)」(日本作業療法士協会/監 菅原洋子/編),協同医書出版社,2008
5) 「身体障害の評価(Ⅱ)(作業療法評価法マニュアル)」(日本作業療法士協会学術部/編 志水宏行,他/著),日本作業療法士協会,2002
6) Helm PA, et al:Burn injury: rehabilitation management in 1982. Arch Phys Med Rehabil, 63:6-16, 1982
7) 「熱傷」(杉本 侃,大浦武彦/編),南江堂,1982
8) 酒井弘美:熱傷.「身体障害作業治療学 改訂第2版(作業療法学 ゴールド・マスター・テキスト)」(長﨑重信/監・編),メジカルビュー社,2015

アクティブラーニング ― 症例から学ぶ

シンナーへの引火により重症熱傷となった男性

背景

茂さんは塗装業の仕事をしていました．仕事中に床にこぼれたシンナーが引火し，顔面Ⅰ度熱傷（EB），腹部と右側の前腕から手部の全周，左側の手背部と両側の下肢に浅達性Ⅱ度熱傷（SDB）～深達性Ⅱ度熱傷（DDB）およびⅢ度熱傷（DB）の50％熱傷を受傷しました．気道熱傷は認めませんでした．熱傷指数（BI）は41，熱傷予後指数（PBI）は81でした．ショック期とショック離脱期を経て，両側の下肢に対する筋膜上切除術と網状植皮が実施されました．

作業療法評価

ここからは左側の手部に対する作業療法経過について説明する．作業療法は，第21病日目より，2日後に実施される左側手背部への筋膜上切除術とシート植皮術後の変形予防目的のスプリント作製の処方にて開始となった．まず，主治医から救急搬送時の状況と今後の治療方針の説明を受けた後，左側手部を観察し，今後予測される変形と作製するスプリントについて作業療法士の見解を述べた．主治医はこの見解を聞き，「MP関節の屈曲を意識してシート植皮術を行う」ことを決定した．術後，スプリントの装着は，2日間の圧迫止血後より開始した．これ以降，包帯交換時や温浴療法時に出向き，スタッフ間で情報交換を行った．スプリントはMP関節の屈曲角度を植皮部の生着度合いにあわせて修正した．

第45病日にはベッド端座位が可能となり，理学療法で起立練習が開始となった．第57病日にはリハビリテーションセンターでの作業療法が可能となった．作業療法室までの移動は車椅子だったが，起立から立位保持は可能な状態であった．左側手指の自動屈曲はMP関節80°まで改善していた．自動伸展では，母指から小指のMP関節とPIP・DIP関節に制限を認めたが，机の上に手をつくことは可能であった．母指と他指は，示指との指腹つまみまで可能であった．その後は，中指までの指腹つまみにより直径5 cmの物体の保持が可能となった．今後は十分補助手として使用可能になると思われた．

Q1 本症例の年齢はいくつですか．
Q2 シート植皮と網状植皮の違いを述べてください．
Q3 左側手背部の熱傷深達度の分類と，どのような変形が生じるかを述べてください．
Q4 左側手部に作製するスプリントはどのようなものかを述べてください．
Q5 リハビリテーションセンターで作業療法開始時に留意すべき点を述べてください．

第2章 疾患編

7 神経変性疾患

学習のポイント

- 代表的な神経変性疾患であるパーキンソン病，脊髄小脳変性症，筋萎縮性側索硬化症（ALS）のそれぞれの病態，症状について理解する
- パーキンソン病，脊髄小脳変性症，ALSの作業療法評価を理解する
- パーキンソン病，脊髄小脳変性症，ALSの作業療法実践について理解する

1 疾患概要

1）パーキンソン病とは

- **パーキンソン病**は，中脳黒質から線条体に投射するドパミン神経細胞の変性・脱落を主体とする，進行性の神経変性疾患である．
- パーキンソン病の有病率は，わが国では10万人あたり約170人と推定されている[1]．50～65歳ぐらいで発症し，高齢になるほど発症率は増加する[2]．65歳以上人口の1％がパーキンソン病に罹患していると推定されている[3]．
- パーキンソン病の大半は孤発性であるが，5～10％程度に遺伝との関連を認め，**家族性パーキンソン病**とよばれる．家族性パーキンソン病の一部で，40歳未満での若年発症がみられる．40歳以下で発症するものは，**若年性パーキンソン病**とよばれる[2,4]．
- 一般的に振戦を主症状とする場合は進行が遅く，動作緩慢を主症状とする場合は進行が速い．適切な治療を行うことで，通常，発症後10年程度は普通の生活を送ることが可能である．平均余命は一般より数年短いとされているが，高齢者の場合，脱水，栄養障害，肺炎などが直接死因となることが多い[2]．

❶ 症状

- 運動症状としては，①**静止時振戦**（tremor），②**筋強剛**あるいは**筋固縮**（rigidity），③**無動・寡動**（akinesia），④**姿勢反射障害**（loss of postural reflex）のパーキンソニズムとよばれる4大徴候がみられる[2,5]（表1）．
  ▶ パーキンソニズムの経過としては，一側上肢または下肢から発症する．病気の進行とともに症状は同側または対側上下肢に及び，症状の左右差は進行してからも維持される．また，初発症状は，振戦，動作の拙劣さがみられ，姿勢反射障害やすくみ足から発症することはない[7]．

表1　パーキンソン病の具体的な運動症状（パーキンソニズム＝4大徴候）

静止時振戦[6]	パーキンソン病の初発症状として最も目立ち，最も多い．4〜6 Hzの静止時振戦がある．動作時には減少・消失する．一定の姿勢をとり続けると再び出現する
筋強剛（筋固縮）[7][8]	頸部，四肢筋にみられる．他動的に関節を動かすと，断続的な抵抗を感じる歯車様強剛（cog-wheel rigidity），あるいは持続的な抵抗を感じる鉛管様強剛（lead pipe rigidity）がみられる．上肢は歯車様，頸部や下肢は鉛管様が多い
無動・寡動[2]	動作は全般的に遅く拙劣で，体位変換時に目立つ．表情変化が乏しく（仮面様顔貌），言葉は単調で低い．何気ない自然な動作が減少する．歩行は前傾前屈姿勢をとり，前後左右に歩幅が狭く，歩行速度が遅い．歩行時はすり足で，狭い場所を通過するときや方向転換時にはすくみ足が目立つ
姿勢反射障害[4]	Hoehn-Yahr重症度分類3度以上で出現する．前傾前屈姿勢をとり，肘と膝は屈曲位をとる．後方に引くと姿勢を立て直せず転倒する（後方突進現象：retropulsion）

表2　パーキンソン病の非運動症状

自律神経障害	便秘，起立性低血圧，排尿障害，発汗異常，流涎，性機能障害など
精神症状	抑うつ，不安，アパシー*1，認知症，幻覚・妄想，衝動制御障害など
感覚障害	嗅覚障害，疼痛，筋骨格性疼痛，アカシジア*2　など
睡眠障害	REM睡眠行動異常，夜間不眠，日中の眠気，むずむず脚症候群など

下線のついたものは高いエビデンスをもつ症状．
*1 アパシー：興味や意欲の欠如．無関心，無感情．
*2 アカシジア：じっとしていられず，絶えず動かずにはいられない状態．発症すると灼熱感やピリピリ感を感じる．
（文献9, 10を参考に作成）

- 非運動症状としては，自律神経障害，精神症状，感覚障害，睡眠障害などがあげられる[2][9][10]（表2）．
- パーキンソニズムはパーキンソン病以外の疾患でも認められる．パーキンソニズムのうち，静止時振戦，筋強剛，無動，姿勢反射障害の2項目以上が認められると**パーキンソン症候群**であると定義されている[5]．症状は左右対称的で，安静時および動作時に振戦がみられる．また，L-ドパの有効性が乏しいのが特徴である[11]．
  - ▶神経変性疾患では，進行性核上性麻痺（progressive supranuclear palsy：PSP），大脳皮質基底核変性症（corticobasal degeneration：CBD），多系統萎縮症（multiple system atrophy：MSA），レビー小体型認知症（dementia with Lewy bodies：DLB）で認められる．他に，血管性パーキンソン症候群，特発性正常圧水頭症（idiopathic normal pressure hydrocephalus：iNPH），薬剤性パーキンソン症候群などがあげられる[11]．

2 重症度分類，診断

- パーキンソン病の臨床症状の重症度を示すものとして**Hoehn-Yahr（ホーン・ヤール）重症度分類**と**生活機能障害度**がよく用いられる（表3）．Hoehn-Yahr重症度分類3度以上かつ生活機能障害度2度以上は厚生労働省の指定難病に認定となる．
- 包括的な評価尺度に，パーキンソン病統一スケール改訂版（Unified Parkinson's Disease Rating Scale：MDS-UPDRS）[12]がある．
- パーキンソン病の診断は，日本では旧厚生省特定疾患研究班（柳沢班，1996年）[13]による診断基準があり，英国パーキンソン病ブレインバンクの診断基準（1992年）[14]とともに使われ

表3 パーキンソン病の重症度分類

Hoehn-Yahr重症度分類	生活機能障害度
0度 パーキンソニズムなし	
1度 **一側性**のパーキンソニズム	1度 日常生活，通院にほとんど介助を要しない
2度 **両側性**のパーキンソニズム	
3度 軽～中等度のパーキンソニズムであり，**姿勢反射障害**がみられる	2度 日常生活，通院に部分介助を要する
4度 重度障害を示す．歩行は介助なしでどうにか可能．日常生活に**介助**が必要	
5度 介助なしではベッド上，車椅子生活が強いられる	3度 日常生活に全面介助を要し，独立では歩行・起立不能

(文献2を参考に作成)

てきたが，近年は2015年に国際パーキンソン病運動障害学会（International Parkinson and Movement Disorder Society：MDS)[15]が提唱した診断基準が使われるようになった．

- 鑑別診断として行われる検査には，ドパミントランスポーター（DAT）SPECT検査，MIBG心筋シンチグラフィーがある．典型的なパーキンソン病では，頭部MRIや脳波検査で異常を認めない．

2）脊髄小脳変性症とは

- **脊髄小脳変性症**（spinocerebellar degeneration：SCD）は，運動失調あるいは痙性対麻痺を主症状とした，小脳，脳幹，脊髄などの神経が脱落・変性する神経変性疾患の総称である．
- 日本におけるSCD有病率は10万人に18.5人であり[16]，いくつかの病型に分けられる．日本では，約70％が孤発性（非遺伝性）で，30％が遺伝性である．遺伝性では，SCA3，SCA6，SCA31，DRPLA（歯状核赤核淡蒼球ルイ体萎縮症）が多く，孤発性では**多系統萎縮症**（MSA）が多い[2]．遺伝の有無と症候から**表4**のように分類することができる．
  - ▶SCDは，国際的に多系統萎縮症を含むことが多いが，わが国の指定難病制度では別疾患として扱われている[17]．国際的consensus criteriaによる分類（Gilman分類）では，多系統萎縮症のうち診察時に小脳性運動失調が主体であるものをMSA-C，診察時にパーキンソニズムが主体であるものをMSA-Pに分けている[18]．

■ 症状

- SCDの症状としては小脳性運動失調が主症状としてあり，失調性歩行，上肢協調運動障害，動作時振戦，測定障害，失調性構音障害がみられる．
- 小脳症状以外には，眼球運動障害（眼振，緩徐眼球運動，びっくり眼），感覚障害，パーキンソニズムを示す錐体外路症状，腱反射亢進や病的反射を示す錐体路症状，自律神経障害（起立性低血圧，排尿障害など），高次脳機能障害[2]がある．

表4 脊髄小脳変性症の遺伝の有無と症候による分類

	純粋小脳型（小脳症状以外に症候がないもの）	多系統障害型（小脳以外の障害も現れる病型）
孤発性（非遺伝性）	・皮質性小脳萎縮症（CCA）	・多系統萎縮症（MSA）
遺伝性	・SCA6，SCA31 など	・マシャド・ジョセフ病（MJD/SCA3） ・歯状核赤核淡蒼球ルイ体萎縮症（DRPLA） ・SCA1，SCA2 など

（文献16を参考に作成）

表5 脊髄小脳変性症 食事・栄養，呼吸の評価スケール

食事・栄養（N）	
0	症候なし
1	時にむせる，食事動作がぎこちないなどの症候があるが，社会生活・日常生活に支障ない
2	食物形態の工夫や，食事時の道具の工夫を必要とする
3	食事・栄養摂取に何らかの介助を要する
4	補助的な非経口的栄養摂取（経管栄養，中心静脈栄養など）を必要とする
5	全面的に非経口的栄養摂取に依存している

呼吸（R）	
0	症候なし
1	肺活量の低下などの所見はあるが，社会生活・日常生活に支障ない
2	呼吸障害のために軽度の息切れなどの症状がある
3	呼吸症状が睡眠の妨げになる，あるいは着替えなどの日常生活動作で息切れが生じる
4	喀痰の吸引あるいは間欠的な換気補助装置使用が必要
5	気管切開あるいは継続的な換気補助装置使用が必要

（文献2より引用）

- SCD，多系統萎縮症の重症度分類においては，**mRS**（modified Rankin Scale；機能障害度を評価）[19]，食事・栄養，呼吸のそれぞれの評価スケール（表5）を用いる．2015年の難病法において，原則いずれかが3以上で指定難病に認定となる[2]．

2 診断

- SCDの多くは成人以降に徐々に発症し，経過は緩徐進行性である．頭部MRIやCT画像では小脳や脳幹の萎縮がみられることが多い[20]．
- 鑑別には主症状である小脳性運動失調より，症候性（二次性）の小脳失調症[※1]を除外し，最終的な病型決定には遺伝子診断が必要となる．

> **word** ※1 症候性（二次性）小脳失調症
> 症候性の小脳失調症は，脳血管障害，腫瘍，アルコール中毒，ビタミンB_1・B_{12}・葉酸欠乏，薬剤性（フェニトインなど），炎症〔神経梅毒，多発性硬化症，傍腫瘍性小脳炎，免疫介在性小脳炎（橋本脳症，シェーグレン症候群，グルテン失調症，抗GAD抗体小脳炎）〕，甲状腺機能低下症，無セルロプラスミン血症，脳腱黄色腫症，ミトコンドリア病，二次性痙性対麻痺（脊柱疾患に伴うミエロパチー，脊髄占拠病変に伴うミエロパチー，多発性硬化症，視神経脊髄炎，脊髄炎，HLV-I関連ミエロパチー，アルコール性ミエロパチー，副腎ミエロニューロパチーなど）で認められる．

3）筋萎縮性側索硬化症とは

- 筋萎縮性側索硬化症（amyotrophic lateral sclerosis：ALS）とは，大脳皮質運動野から脊髄前角細胞（錐体路）までの上位運動ニューロンと，脊髄前角から筋までの下位運動ニューロン（末梢神経）が選択的にかつ進行性に変性・脱落していく，原因不明の進行性神経変性疾患である．
- 神経が障害されることにより筋力低下や筋萎縮がみられ，ADLやコミュニケーション，呼吸，摂食嚥下が困難となる．病勢の進展は比較的速く，人工呼吸器を用いなければ通常は2～5年で死亡することが多い[2]．
- 日本におけるALS有病率は10万人に7～11人と推計される．多くは60～70歳代に発症のピークがみられ，男女比は1.4対1である[21]．
- 95％は孤発性ALSであり，家族性のALSは5％程度である[21]．

1 症状

- 上位運動ニューロン障害としては，腱反射亢進，痙縮，病的反射〔バビンスキー（Babinski）徴候，ホフマン（Hoffmann）反射，チャドック（Chaddock）反射〕，強制泣き・笑いなどを認める．下位運動ニューロン障害としては，四肢・体幹の筋萎縮・筋力低下，腱反射低下，構音障害・嚥下障害などの球麻痺症状，舌萎縮，全身の骨格筋の線維束性収縮などを認める[2)21)]（表6）．
- ALSは運動ニューロン障害であるため，中枢神経（脳や脊髄），感覚神経，自律神経（排尿障害）は障害されにくい．しかし，脳神経のうち運動神経であり延髄に核をもつ舌咽神経，迷走神経，舌下神経は障害されやすく，球麻痺症状が出現する．
- 病型としては，上肢型40％，下肢型30％，球型（進行性球麻痺）30％，呼吸筋麻痺型などばらつきがあり[22]，球型が最も進行が速い．
- 近年，孤発性ALS患者の20～50％で認知機能障害を呈することがわかってきており，前頭側頭型認知症に類似した症状を特徴とする[21)23)]．症状としては，遂行機能障害，自己中心的なふるまい，興味の喪失，無力感，脱抑制，怒りっぽさ，攻撃性などが出現する[21)23)24)]．

2 重症度分類，診断

- ALSの重症度を示すものとして，厚生労働省による**ALS重症度分類**[2]（表7）がある．
- ALSの特異的診断はなく，神経症候と経過により診断される．他疾患と鑑別するために，脳・脊髄のMRI検査，血液・髄液検査，末梢神経伝導検査などが行われる．針筋電図は下位運

表6 上位・下位運動ニューロン障害の徴候

	脳神経領域	頸部・上肢領域	体幹領域（胸髄領域）	腰部・下肢領域
上位運動ニューロン徴候（反射の病的拡大，クローヌス）	・下顎反射亢進 ・口尖らし反射亢進 ・偽性球麻痺 ・強制泣き・笑い	・上肢腱反射亢進 ・ホフマン反射亢進 ・上肢痙縮 ・萎縮筋の腱反射残存	・腹壁皮膚反射消失 ・体幹部腱反射亢進	・下肢腱反射亢進 ・下肢痙縮 ・バビンスキー徴候 ・萎縮筋の腱反射残存
下位運動ニューロン徴候（右段に示した部位の筋力低下，筋萎縮，線維束性収縮）	・顎，顔面 ・舌，咽・喉頭	・頸部，上肢帯，上腕	・胸腹部，背部	・腰帯，大腿，下腿，足

表7 筋萎縮性側索硬化症 重症度分類

1	家事・就労はおおむね可能
2	家事・就労は困難だが，日常生活（身の回りのこと）はおおむね自立
3	自力で食事，排泄，移動のいずれか一つ以上ができず，日常生活に介助を要する
4	呼吸困難・痰の喀出困難，あるいは嚥下障害がある
5	気管切開，非経口的栄養摂取（経管栄養，中心静脈栄養など），人工呼吸器使用

（文献2より引用）

動ニューロン障害をとらえるための検査として行われる．

- ALS患者の日常生活における機能評価には，日本語版ALS機能評価スケール改訂版（ALSFRS-R：revised ALS Functional Rating Scale）[25]がある．

2 作業療法評価

評価目的の［　］は特に評価したほうがよい疾患を記している（パーキンソン病：PD，脊髄小脳変性症：SCD，筋萎縮性側索硬化症：ALS）．

名称	評価目的	実施方法	実施時間	参照元
身体機能の評価				
ROM測定	変形・拘縮の有無，痛みなどを確認，起居動作・ADLへの影響を把握する	クライエントがリラックスした状態で，検者が関節を他動的に動かして計測する	20分程度	米本恭三，他：リハビリテーション医学，32：207-217，1995
MMT	筋力および筋の柔軟性を把握し，病気の重症度や進行状況を把握する	臥位または座位で測定する．標準的肢位がとれない場合は別法も検討する	20分程度	「新・徒手筋力検査法 原著第9版」（Hislop HJ, et al／著 津山直一，他／訳），協同医書出版社，2014
握力・ピンチ力	筋力低下の程度を確認し，代償動作，補装具，コミュニケーション機器で用いるスイッチの検討を行う	握力計，ピンチ計を用いて左右計測する．各3回とることが望ましいが，疲労が生じるため注意が必要	5分程度	「作業療法評価学 第3版」（能登真一，他／編）pp102-106, pp342-344, 医学書院，2017
パーキンソニズムの検査	振戦，筋強剛（筋固縮），無動の有無と程度を把握する［PD，SCD］	静止時振戦は，膝の上に力を抜いて置かせたクライエントの手を観察する．運動時振戦は，クライエントの示指を自分の鼻の頭に当てさせ，次に検者の指先に当てさせ，もとの位置に戻らせ観察する．筋強剛は，各関節を他動的に動かす．PDの場合，鉛管様または歯車様の抵抗を感じる	10分程度	「ベッドサイドの神経の診かた 第18版」（田崎義昭，他／著　坂井文彦／改訂），pp171-188, 南山堂，2016

（次ページへ続く）

（続き）

名称	評価目的	実施方法	実施時間	参照元
身体機能の評価（続き）				
四肢運動失調の検査	測定障害，企図振戦，運動分解をみる［SCD］	鼻指鼻試験，踵膝試験，膝打ち試験などを行う．運動分解は，上肢を伸展させ示指で同側耳介をまっすぐ指す．運動失調がある場合はまっすぐたどらない	各数分程度	「ベッドサイドの神経の診かた 第18版」（田崎義昭，他／著 坂井文彦／改訂），pp143-150，南山堂，2016
体幹運動失調の検査	座位，立位，歩行の安定性をみる［SCD］	座位：ベッドに深く腰掛け，足を床から離す．膝を開き，ベッドに手をついて支えているようであれば陽性である 立位：閉脚，蹲踞姿勢や片足立ちが不安定であれば小脳障害を疑う．ロンベルク徴候の有無で小脳性か脊髄性か判断する 歩行：wide base歩行，酩酊歩行の有無，継足歩行の安定性を確認する	各数分程度	「ベッドサイドの神経の診かた 第18版」（田崎義昭，他／著 坂井文彦／改訂），pp141-142，南山堂，2016
STEF（簡易上肢機能検査）	上肢の動きの速さをみる	10種類の物品を移動させ，おのおのの所要時間を計測し，10段階で評価する	20分程度	金子 翼：簡易上肢機能検査 検査者の手引．酒井医療，1986
リーチ範囲の測定	ADLに必要な範囲や代償動作を把握するために，体幹機能に対する上肢到達域を確認する	座位をとり，前後・左右・上下の体幹機能に伴った上肢最大到達域を測定する	数分程度	「図解作業療法技術ガイド 第3版」（石川 齊，他／編集主幹 小平憲子，他／編），pp103-104，文光堂，2011
BBS（Berg Balance Scale）	日常生活のバランス能力を把握する	14項目の検査を0～4点の5段階で評価する	15～20分程度	宮井一郎：J Clinical Rehabilitation，23：523-530，2014
BESTest	バランス機能にかかわる6要素から，バランス機能の問題点を要素別に把握する	36項目の検査を0～3の4段階で評価する．簡易版のMini-BESTest，Brief-BESTestも開発されている	30～40分（Mini-BESTestは20分程度）	BESTest（http://www.bestest.us/files/8013/9440/9154/BESTest_Jpn.pdf）
SARA（Scale for the Assessment and Rating of Ataxia）（表8）	小脳性の運動失調を評価する［SCD］	全8項目を0～5で評価する．点数が高いほど重症である	4分程度	Scale for the assessment and rating of ataxia (SARA)（www.nanbyou.or.jp/upload_files/sca_sara.pdf）
ADLの評価				
起居動作・歩行の確認	姿勢，自立度，方法，動作の安定性などをみる．必要に応じて移動補助具を検討する	姿勢，動作観察をする．運動失調やパーキンソニズム，起立性低血圧などの自律神経障害の影響も確認していく．PDであれば前傾姿勢や側屈の有無，すくみ足や小刻み，突進歩行，SCDであれば，開脚・閉脚，歩行での動揺性を確認する	20分程度	「ADL」（柴 喜崇，他／編），pp188-194，pp206-209，羊土社，2015 「姿勢・動作・歩行分析」（臨床歩行分析研究会／監 畠中泰彦／編），pp197-225，羊土社，2015

（次ページへ続く）

（続き）

名称	評価目的	実施方法	実施時間	参照元
ADLの評価（続き）				
ADL調査	自立度，方法，動作の安定性，代償動作を確認する．また，介助量を把握する．PDの場合，日内変動や薬物による影響も確認する	BI，FIMなどのテストバッテリーを用いるとともに，動作の安定性，運動失調やパーキンソニズムによる動作への影響も確認する．また，それぞれにかかる所要時間も計測する	適宜	「リハビリテーション基礎評価学」（潮見泰藏，他/編），pp283-305，羊土社，2014 「ADL」（柴 喜崇，他/編），pp194-199，pp210-215，羊土社，2015
ALSFRS-R（表9）	重症度と日常生活の総合的な機能を把握する[ALS]	12項目を5段階で評価する．点数が低いほど重症度が高い	15分程度	大橋靖雄，他：脳と神経，53：346-355，2011
Norris Scale 四肢評価尺度	四肢の状態を把握する[ALS]	21項目を4段階で評価する．点数が低いほど重症度が高い	20分程度	小田英世，他：脳と神経，48：999-1007，1996
Norris Scale 球症状尺度	球症状を把握する[ALS]	13項目を4段階で評価する．点数が低いほど重症度が高い	10分程度	小田英世，他：脳と神経，48：999-1007，1996
精神機能の評価				
MMSE	認知機能を把握する	11項目の口頭・動作課題を実施する．30点満点でカットオフ値は23/24点	15分程度	加藤伸司：老年精神医学，7：1235-1246，1996
FAB	前頭葉機能や遂行機能を把握する	面接にて，6項目の口頭・動作課題を0〜3点で評価する．カットオフ値は15/18点	15分程度	小野 剛：脳の科学，23：487-493，2001
SDS（Self-rating Depression Scale：うつ性自己評価尺度）	うつの程度について把握する	自記式で，20項目を1〜4点の4段階で評価する．点数が高いほどうつの程度が高い	10分程度	「SDSうつ性自己評価尺度」（Zung WWK/著），三京房
痛みの評価				
VAS（Visual Analogue Scale）	痛みは不安や苦痛をもたらしQOLを低下させるため，把握しコントロールを試みる	100 mmの水平な直線上に，痛みの程度に応じて印を付ける	数分	「リハビリテーション基礎評価学」（潮見泰藏，他/編），pp158-162，羊土社，2014
QOLの評価				
SEIQoL-DW 日本語版	個人の生活の質を評価する	クライエントと面接をし，クライエントの生活の質を決定づける項目を5つ作成，それぞれについて，満足度と重要性をあわせて評価する	20分〜	中島 孝，他：SEIQoL-DW日本語版，暫定版，2007

表8 日本語版SARA（Scale for the Assessment and Rating of Ataxia）

1）歩行

以下の2種類で判断する．①壁から安全な距離をとって壁と平行に歩き，方向転換し，②帰りは介助なしで継足歩行（つま先に踵を継いで歩く）を行う．

- 0：正常．歩行，方向転換，継足歩行が困難なく10歩より多くできる（1回までの足の踏み外しは可）
- 1：やや困難．継足歩行は10歩より多くできるが，正常歩行ではない
- 2：明らかに異常．継足歩行はできるが，10歩を超えることができない
- 3：普通の歩行で無視できないふらつきがある．方向転換がしにくいが，支えはいらない
- 4：著しいふらつきがある．ときどき壁を伝う
- 5：激しいふらつきがある．常に1本杖か，片方の腕に軽い介助が必要
- 6：しっかりとした介助があれば10 mより長く歩ける．2本杖か歩行器か介助者が必要
- 7：しっかりとした介助があっても10 mには届かない．2本杖か歩行器か介助者が必要
- 8：介助があっても歩けない　　Score

2）立位

被検者に靴を脱いでいただき，開眼で，順に①自然な姿勢，②足をそろえて（親趾どうしをつける），③継足（両足を一直線に，踵とつま先に間を空けないようにする）で立っていただく．各肢位で3回まで再施行可能，最高点を記載する．

- 0：正常．継足で10秒より長く立てる
- 1：足をそろえて，動揺せずに立てるが，継足で10秒より長く立てない
- 2：足をそろえて，10秒より長く立てるが動揺する
- 3：足をそろえて立つことはできないが，介助なしに，自然な肢位で10秒より長く立てる
- 4：軽い介助（間欠的）があれば，自然な肢位で10秒より長く立てる
- 5：常に片方の腕を支えれば，自然な肢位で10秒より長く立てる
- 6：常に片方の腕を支えても，10秒より長く立つことができない

　　Score

3）座位

開眼し，両上肢を前方に伸ばした姿勢で，足を浮かせてベッドに座る．

- 0：正常．困難なく10秒より長く座っていることができる
- 1：軽度困難．間欠的に動揺する
- 2：常に動揺しているが，介助なしに10秒より長く座っていられる
- 3：ときどき介助するだけで10秒より長く座っていられる
- 4：ずっと支えなければ10秒より長く座っていることができない

　　Score

4）言語障害

通常の会話で評価する．

- 0：正常
- 1：わずかな言語障害が疑われる
- 2：言語障害があるが，容易に理解できる
- 3：ときどき，理解困難な言葉がある
- 4：多くの言葉が理解困難である
- 5：かろうじて単語が理解できる
- 6：単語を理解できない．言葉がでない　　Score

5）指追い試験

被検者は楽な姿勢で座ってもらい，必要があれば足や体幹を支えてよい．検者は被検者の前に座る．検者は，被検者の指が届く距離の中間の位置に，自分の人差し指を示す．被検者に，被検者の人差し指で，検者の人差し指の動きに，できるだけ速く正確についていくように命ずる．検者は被検者の予測できない方向に，2秒かけて，約30 cm，人差し指を動かす．これを5回くり返す．被検者の人差し指が，正確に検者の人差し指を示すかを判定する．

5回のうち最後の3回の平均を評価する．

- 0：測定障害なし
- 1：測定障害がある．5 cm未満
- 2：測定障害がある．15 cm未満
- 3：測定障害がある．15 cmより大きい
- 4：5回行えない

（注）原疾患以外の理由により検査自体ができない場合は5とし，平均値，総得点に反映させない．

　　Score

6）鼻-指試験

被検者は楽な姿勢で座ってもらい，必要があれば足や体幹を支えてよい．検者はその前に座る．検者は，被検者の指が届く距離の90％の位置に，自分の人差し指を示す．被検者に，人差し指で被検者の鼻と検者の指を普通のスピードでくり返し往復するように命じる．運動時の指先の振戦の振幅平均を評価する．

- 0：振戦なし
- 1：振戦がある．振幅は2 cm未満
- 2：振戦がある．振幅は5 cm未満
- 3：振戦がある．振幅は5 cmより大きい
- 4：5回行えない

（注）原疾患以外の理由により検査自体ができない場合は5とし，平均値，総得点に反映させない．

Score　　Right [　　　] Left [　　　]
平均(R＋L)/2　[　　　]

7）手の回内・回外運動

被検者は楽な姿勢で座ってもらい，必要があれば足や体幹を支えてよい．被検者に，被検者の大腿部の上で，手の回内・回外運動をできるだけ速く正確に10回くり返すよう命ずる．検者は同じことを7秒で行い手本とする．運動に要した正確な時間を測定する．

- 0：正常．規則正しく行える．10秒未満でできる
- 1：わずかに不規則．10秒未満でできる
- 2：明らかに不規則．1回の回内・回外運動が区別できない，もしくは中断する．しかし，10秒未満でできる
- 3：きわめて不規則．10秒より長くかかるが10回行える
- 4：10回行えない

（注）原疾患以外の理由により検査自体ができない場合は5とし，平均値，総得点に反映させない．

Score　　Right [　　　] Left [　　　]
平均(R＋L)/2　[　　　]

8）踵-すね試験

被検者をベッド上で横にして下肢が見えないようにする．被検者に，片方の足を上げ，踵を反対の膝に移動させ，1秒以内で，すねに沿って踵まで滑らせるように命じる．その後，足をもとの位置に戻す．片方ずつ，3回連続で行う．

- 0：正常
- 1：わずかに異常．踵はすねから離れない
- 2：明らかに異常．すねから離れる（3回まで）
- 3：極めて異常．すねから離れる（4回以上）
- 4：行えない（3回ともすねに沿って踵を滑らすことができない）

（注）原疾患以外の理由により検査自体ができない場合は5とし，平均値，総得点に反映させない．

Score　　Right [　　　] Left [　　　]
平均(R＋L)/2　[　　　]

総合計　Score　　　　／40

（文献26より引用）

表9 日本語版ALS機能評価スケール改訂版（ALSFRS-R）

〈言語〉
4 会話は正常
3 会話障害が認められる
2 くり返し聞くと意味がわかる
1 声以外の伝達手段と会話を併用
0 実用的会話の喪失

〈着衣，身のまわりの動作〉
4 正常に機能できる
3 努力して（あるいは効率が悪いが）独りで完全にできる
2 時折手助けまたは代わりの方法が必要
1 身の回りの動作に手助けが必要
0 全面的に他人に依存

〈唾液分泌〉
4 正常
3 口内の唾液はわずかだが，明らかに過剰（夜間はよだれが垂れることがある）
2 中等度に過剰な唾液（わずかによだれが垂れることがある）
1 顕著に過剰な唾液（よだれが垂れる）
0 著しいよだれ（絶えずティッシュやハンカチを必要とする）

〈寝床での動作〉
4 正常
3 幾分遅く，ぎこちないが助けを必要としない
2 独りで寝返りをうったり，寝具を整えられるが非常に苦労する
1 寝返りをはじめることはできるが，独りで寝返りをうったり，寝具を整えることができない
0 自分ではどうすることもできない

〈嚥下〉
4 正常な食事習慣
3 初期の摂食障害（時に食物を喉につまらせる）
2 食物の内容が変化（継続して食べられない）
1 補助的なチューブ栄養を必要とする
0 全面的に非経口性または腸管性栄養

〈歩行〉
4 正常
3 やや歩行が困難
2 補助歩行
1 歩行は不可能
0 脚を動かすことができない

〈書字〉
4 正常
3 遅い，または書きなぐる（すべての単語が判読可能）
2 一部の単語が判読不可能
1 ペンは握れるが，字を書けない
0 ペンが握れない

〈階段登り〉
4 正常
3 遅い
2 軽度の不安定または疲労
1 介助が必要
0 登れない

〈摂食動作〉（胃瘻設置の有無により(1), (2)のいずれか一方で評価する）

① 食事用具の使い方（胃瘻設置なし）
4 正常
3 幾分遅く，ぎこちないが，他人の助けを必要としない
2 フォークは使えるが，はしは使えない
1 食物は誰かに切ってもらわなくてはならないが，何とかフォークまたはスプーンで食べることができる
0 誰かに食べさせてもらわなくてはいけない

〈呼吸〉（呼吸困難，起座呼吸，呼吸不全の3項目を評価）

① 呼吸困難
4 なし
3 歩行中に起こる
2 日常動作（食事，入浴，着替え）のいずれかで起こる
1 座位または臥位いずれかで起こる
0 きわめて困難で呼吸補助装置を考慮する

② 指先の動作（胃瘻設置患者）
4 正常
3 ぎこちないがすべての手先の作業ができる
2 ボタンやファスナーを留めるのにある程度手助けが必要
1 看護者にわずかに面倒をかける
0 全く何もできない

② 起座呼吸
4 なし
3 息切れのため夜間の睡眠がやや困難
2 眠るのに支えとする枕が必要
1 座位でないと眠れない
0 全く眠ることができない

③ 呼吸不全
4 なし
3 間欠的に呼吸補助装置（bipap）が必要
2 夜間に継続的に呼吸補助装置（bipap）が必要
1 一日中呼吸補助装置（bipap）が必要
0 挿管または気管切開による人工呼吸が必要

（文献27より引用）

3 作業療法プログラム

1）パーキンソン病

　パーキンソン病は適切な薬物治療とともに，早期からの運動療法と，Hoehn-Yahr重症度分類に対応したリハビリテーションの目標設定と介入が推奨されている[28]．パーキンソン病患者に対する作業療法を以下に概説する（図1）．

❶ 0～2.5度①活動と参加

- 生活指導：症状は軽く，ADLは保たれ，日常生活に大きな支障をきたすことは少ない．規則正しい生活を送ることと，これまでの活動が維持できるよう運動，休息，外出時間を調整するなどの指導を行う．
- ADL・IADL指導：例えば，クライエントが調理のやりにくさを感じている場合，調理法やふたの開閉，台所での動き方など動作の見直しをする．姿勢異常を予防するために，食事や作業姿勢にも留意する（図2A）．必要に応じて自助具の導入や道具の工夫（図3）を提案する．

❷ 0～2.5度②環境

- 住環境調整：狭いスペースや曲がり角では足がすくみやすい．転倒防止として，段差の解消やベッド・家具の配置を変えるなど生活環境を工夫する（図4）．
- 就労に関する環境整備：通勤方法，勤務時間帯，業務内容やデスクの位置などのアドバイスを行い，必要であればクライエントの承諾を得たうえで勤務先との連携をはかる．

❸ 0～2.5度③心身機能

- ホームエクササイズの指導：進行とともに，異常姿勢や筋強剛による活動量の減少のために筋の柔軟性が低下してくる．特に廃用による筋力低下は下肢近位筋に生じやすい[29]．体力維持のためのウォーキング，筋や関節の柔軟性を保つためのストレッチング，筋力を維持する

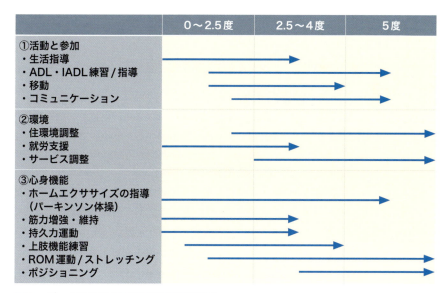

図1　パーキンソン病の作業療法の流れ
（文献28をもとに重症度を分類して作成）

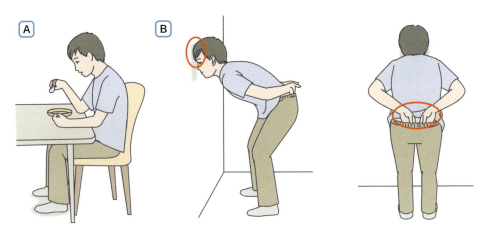

図2 姿勢・動作の工夫
A）食事：机の高さは肘で身体を支えられる高さに調整する．椅子に深く腰掛けて足は床につける．食器はすくいやすいものを選ぶ．食器は遠いと前かがみになりやすいため，手前に置く．身体の傾きを軽減させるために非利き手の前腕で体を支える．
B）トイレ・更衣：頭や肩などで壁によりかかるなど身体を安定させて行う．ズボンを脱ぐときは前腕回内位でズボンを持ったり，ズボンを上げる際には指ではなく掌全体で上げるとよい．

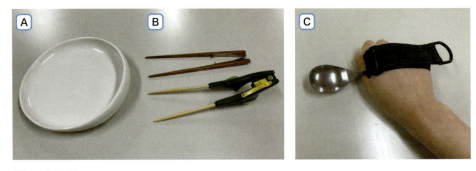

図3 自助具
A）すくいやすい皿，B）ピンセットばし，C）万能カフ（スプーンやフォークを差し込んで使う）

ための筋力トレーニングなどを指導する（図5）．

4 2.5～4度①活動と参加

- ADL練習／指導：姿勢反射障害が出現してくると，立位での更衣動作はバランスを崩し転倒する恐れがあるため，座って行うよう指導する．トイレで下衣を上げ下ろしする際には，身体を安定させて行う（図2B）．上肢の協調性や巧緻動作に障害がある場合には，はしや食器など必要に応じて自助具を検討する（図3）．
  また，歯磨きや洗髪・洗体などで交互運動が小さくなるようなときには，「いち，に」と声を掛けながら行ったり，動作の一方向に力を入れて行うと改善することがある．
- 書字：ゆっくり大きく書くよう練習する．2本線やマス目を使うなど，視覚的な手掛かりを用いると小字が改善する．太いマジックや筆を利用すると字が大きくなりやすい．
- 移動：すくみ足，小刻み，突進など歩行障害が目立ってくる．視覚や音の外部刺激（Cue）を用いたり（図4），左右への重心移動の練習，目標までのアプローチ方法の練習などを行う．同時に複数のことを行わないよう指導する．歩行や動作練習は薬効時間を考慮しon[※2]

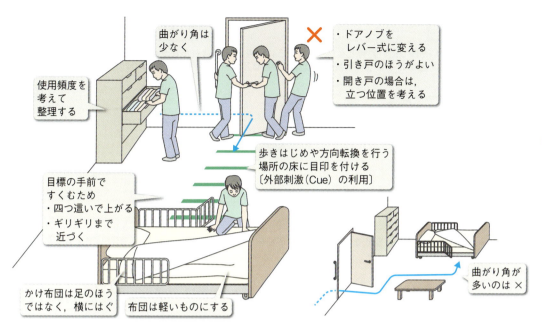

図4 パーキンソン病患者の住環境調整の例

の時間帯に行うのが望ましい．

> **word** ※2 on-off現象
> L-ドパの服薬時間に関係なく，症状が良くなったり（on），突然悪くなったり（off）する現象をいう．1日に何回もくり返すこともある．

5 2.5〜4度②環境

- 住環境調整：転倒なく安全に過ごせるように工夫する．食器棚やスイッチの高さ，手すりの位置などに配慮する．蛇口やドアノブはレバー式に変更するとよい（図4）．
- サービス調整：介護保険，身体障害者手帳の申請と利用，福祉サービスを検討する．

6 2.5〜4度③心身機能

- ROM運動/ストレッチング：筋緊張の異常により前傾姿勢が認められるようになる．ROM運動やストレッチングにより廃用による筋萎縮や関節拘縮を防ぐ．過用や筋緊張の高まりがみられるときはリラクセーションを行う．
- 上肢機能練習：屈曲姿勢が強くなり，上肢のリーチ範囲が制限されるようになる．リーチ，リリース，巧緻動作などの運動を行う．ROM運動のみを行うより，握力，ピンチ力，巧緻性が有効に改善するとの報告がある[31]．
- 認知運動：前頭葉の認知機能を用いる運動．課題に注意を向けたり，動作を細かい要素に分解したりして練習する[32]．

7 5度①活動と参加

- ADL練習/指導：介助方法の検討と介助者への指導を行う．必要に応じて福祉用具の導入を助言する．移乗の際にはスライディングボードやリフトを活用する．また，車椅子は，チルトやリクライニング機能の付いたものを選択し，安楽な姿勢を保てるようにする（自律神

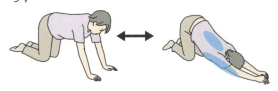
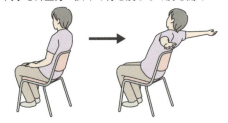
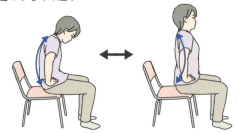
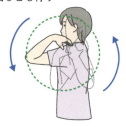
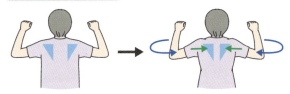

図5　パーキンソン病ストレッチングの例
（文献30をもとに作成）

　　　経障害や摂食嚥下障害への対応にもなる）．
- **離床**：起立性低血圧，肺炎予防としての生命機能維持の意味も兼ねて離床をはかる．自律神経障害が強い場合には，段階的に離床をはかるよう指導をする．

8　5度②環境

- **住環境・福祉用具の調整**：屋内で車椅子を利用する場合，通るためのスペースの確保と段差解消など住宅改修が必要となることもある．褥瘡予防や安楽な姿勢を保持するために，リクライニング車椅子やモーターベッド，マットレスの導入を検討する．
- **サービス調整**：介護保険，身体障害者手帳の見直し，福祉サービスの再調整を行う．

9　5度③心身機能

- **ROM運動/ストレッチング**：廃用による筋萎縮，関節拘縮を予防する．疼痛緩和としてリラクセーションも行う．

- ポジショニング：車椅子やベッド上の姿勢調整，褥瘡や関節拘縮を予防として行う．

2）脊髄小脳変性症

　SCDの作業療法は，歩行バランスなどの基本動作練習とADL練習を組み合わせた集中的な介入が推奨されているが[33]，また，それにあわせてクライエントの病状や経過に応じた動作練習と環境の工夫も必要である．病状経過にあわせた作業療法の流れを以下に概説する（図6）．

1 自立歩行期①活動と参加

- ADL・IADL練習/指導：移動も含めたADL・IADL動作方法の確認と指導を行う．特に炊事，仕事，趣味活動などについて移動も含めた応用動作を確認し，安全に行うためのアドバイスをする．歩行時ふらつきが強い場合は，靴底が重い靴を履いたり，足首に重錘（500 g程度）を巻いたりすることで，足からの感覚入力を増加させ動揺を抑えることができる．
- 巧緻動作の工夫：パソコンや携帯電話の操作，書字がしづらい場合は，手首に重錘（200～500 g程度）を巻いたり，自助具を検討したりする．また，机の高さの調整や，肘をついて作業を行うなど動作の工夫をはかる．

2 自立歩行期②環境

- 住環境調整：手すりの設置，生活の場を1階に移すといった居室変更，滑って転倒しないように浴室の滑り止めを取り付けるなど，安全に生活できるように住環境の調整を行う．また，立位や歩行時につかまったり支えたりできるよう家具の配置を検討する．

3 自立歩行期③心身機能

- バランス運動：バランスボール，バランスクッション，ストレッチポールなど用具を利用した重心移動練習を行う．
- 筋力増強・維持：筋力維持，廃用性筋力低下の防止として行う．体幹を中心に行う．
- 上肢機能練習：リーチ，リリース，把握，つまみ，協調運動など反復練習を行う．重錘負荷や緊縛帯を用いることで感覚入力を強化させ，運動を制御させることができる（コーン，お

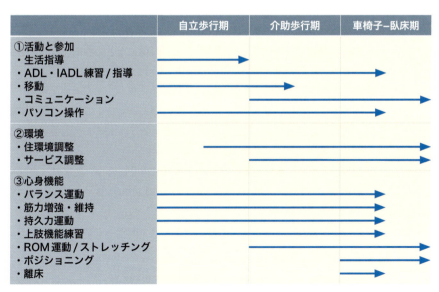

図6　脊髄小脳変性症の作業療法の流れ

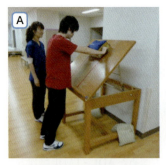
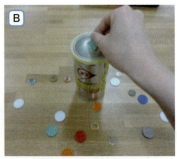
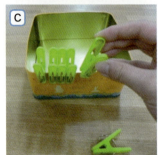
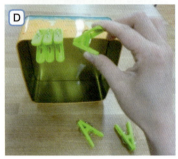

図7 上肢・巧緻動作練習
A）サンディング．B）おはじきやコインを貯金箱に入れる．C，D）洗濯バサミ付け外し．洗濯バサミを縦や横に付けるなどして，指先だけでなく手首の動きも入れていく．

　　手玉，サンディング，ボール転がし，おはじき，セラプラスト，積み上げなど反復練習を行う）（図7）．
- 運動失調に対するリハビリテーションとして，フレンケル体操や固有受容覚神経筋促通法（PNF），重錘負荷法など，視覚や固有感覚情報を用いた運動がある．

4 介助歩行期①活動と参加

- **ADL練習/指導**：動作方法の確認と代償動作や自助具を検討し，必要に応じて家族に介助方法を指導する．食事では，ピンセットばしや食物をすくいやすいように角度のついた皿（図3A）の使用や，歯磨きでは電動歯ブラシの導入などの検討をする．更衣時は，体幹失調があるとバランスを崩し転倒しやすいため，椅子座位やもたれて行うなど姿勢のとり方を工夫する．排泄では，移動が困難な場合はポータブルトイレの設置を検討する．
- **移動**：転倒が多いようならば，歩行器の導入を検討する．歩行器の下部に重りを取り付けると安定する．四つ這い，座位いざり移動は歩行に比べて安定な移動手段である．反復練習を行い，動作パターンを学習してもらう．
- **コミュニケーション**：構音障害や書字が困難な場合は，文字盤や会話補助装置などの補助代替コミュニケーション（augmentative and alternative communication：AAC）を導入する（図8，図9）．
- **パソコン操作**：キーボードの押し間違いはキーガードで防げる．

5 介助歩行期②環境

- **住環境調整**：ベッド回り，トイレ，玄関，浴室の手すりの設置，段差の解消など，安全に居宅生活できるように調整を行う．生活動線および，歩行器や車椅子が通れるスペースなども

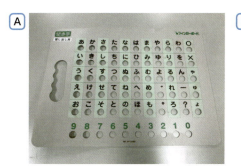 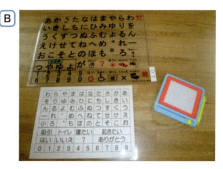

図8 文字盤

A）フィンガーボード（FTFプランニング社製），B）文字盤・筆談ボード

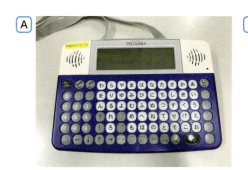 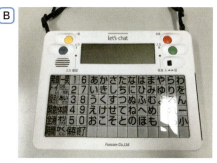

図9 携帯用会話補助装置

A）ボイスキャリーペチャラ（パシフィックサプライ社製），B）意思伝達装置 レッツ・チャット（パナソニック社製）

確認する必要がある．
- サービス調整：介護保険，身体障害者手帳の申請と利用，福祉サービスの検討をする．

6 介助歩行期③心身機能

- バランス運動：座位や立位，四つ這い位での重心移動の練習をする．
- 筋力増強・維持：廃用性筋力低下の予防をはかる．背臥位でのブリッジ，起き上がり，立ち上がりなど体幹中心のトレーニングを行う．
- ROM運動/ストレッチング：廃用による筋萎縮や関節拘縮を防ぎ，過用や筋緊張の高まりがみられるときはリラクセーションも行う．
- 上肢機能練習：自立歩行期と同様．

7 車椅子-臥床期①活動と参加

- ADL練習/指導：介助者に介助方法の検討と指導を行う．必要に応じて福祉用具の導入を検討する．移乗の際にはスライディングボードやリフトを活用する．
- コミュニケーション：クライエントの身体機能や嗜好にあう会話補助装置や意思伝達装置（図10），環境制御装置の検討と導入を行い，家族への指導も行う．スイッチを使用する際には不随意運動による誤作動が多いため，反応時間の個別設定が必要である．

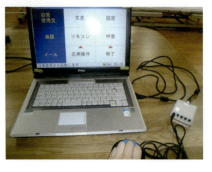
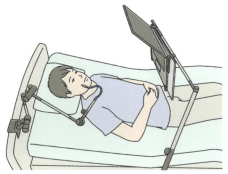

図10　重度障害者用意思伝達装置：伝の心
（日立ケーイーシステムズ社製）

8 車椅子-臥床期②環境
- 住環境調整：車椅子を利用する場合，通るためのスペースの確保，段差解消など住宅改修が必要となる．
- サービス調整：介護保険，身体障害者手帳の見直し，福祉サービスの再調整を行う．

9 車椅子-臥床期③心身機能
- ポジショニング：車椅子やベッド上の姿勢調整を，褥瘡や関節拘縮の予防として行う．
- ROM運動/ストレッチング：廃用による筋萎縮や関節拘縮を防ぎ，緊張の高まりや疼痛緩和に対しリラクセーションも行う．
- 離床：起立性低血圧，肺炎予防として離床をはかる．弾性包帯・弾性ストッキングなどで深部静脈血栓症や血圧変動の管理も行う．

3）筋萎縮性側索硬化症

進行性の疾患で全身症状も急速に変化していくため，病期や重症度にあわせながら機能予後を考慮した介入が必要である．以下に概説する（図11）．

1 歩行期①活動と参加
- ADL・IADL指導：主にIADLや仕事での動作方法，生活動線の見直しと過用防止の指導を行う．症状の進行に伴い，姿勢や介助方法の検討も行う．
- アクティビティ：症状の進行を見越してパソコンの練習を行う．

2 歩行期②環境
- 就労に関する環境整備：勤務時間の見直し（時差通勤や勤務時間の短縮など），内勤や軽作業に変更するなどの業務内容に対する検討，デスクの位置などアドバイスを行い，必要であれば勤務先と連携をはかる．
- 住環境調整：機能予後に配慮した環境調整が必要になってくる．移動面では，生活の場を1階に移したり，車椅子の導入を見込んで戸枠を撤去し，バリアフリーにするなど段差解消をはかる．浴室は，症状の進行とともにシャワーキャリーやリフトの導入に加え，本人だけでなく介助者のスペースも必要となる．開口幅を拡大するために引き戸・折れ戸への変更や，段差の解消が必要となる．その際には，排水溝の位置，浴槽と洗い場の高さの関係に注意する．

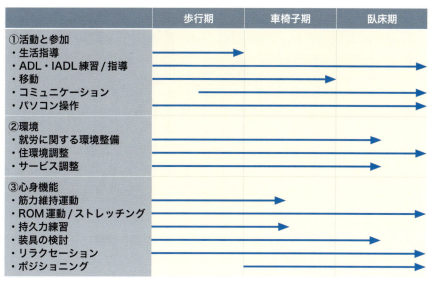

図11　筋萎縮性側索硬化症の作業療法の流れ

3 歩行期③心身機能

- **筋力維持運動**：筋力維持，廃用性筋力低下の予防として行う．病初期であれば筋力運動も有用である[34]とされているが，過用，過負荷には気をつける．
- **ROM運動/ストレッチング**：関節可動域の維持・拡大のため，自動介助運動，他動運動を行う．筋の柔軟性を保つ目的でストレッチングも兼ねて行う．
- **持久力練習**：活動量の維持と廃用予防の目的で，アクティビティなどを用いて行う．アクティビティは，気晴らしも兼ねた機能練習，生活リズムやQOLの確立の意味も含まれる．

4 車椅子期①活動と参加

- **ADL練習/指導**：姿勢，動作方法の見直しと過用防止の指導を行う．症状の進行に伴い，座位姿勢や介助方法の検討も行う．自助具・装具の適用についても検討する．
  - 例えば，食事動作の場合は，台を使用し口までのリーチを短くする工夫をしたり，PSB（portable spring balancer），BFO（balanced forearm orthosis），上肢装具（例MOMO；テクノツール社製）などを用いたリーチの補助（図12）のほか，筋力低下により下垂手となった手関節を，サポーター，カックアップスプリントで背屈位に保つなどの工夫をはかる．
- **移動**：症状の進行にあわせて杖，歩行器，特殊椅子，車椅子の導入を検討する．移乗ではスライディングボードやリフトの活用を考える．
- **コミュニケーション**：症状に応じて，筆談，トーキングエイド，パソコン，文字盤などAACの導入を検討する．その際に手指や足部でのスイッチ操作，視線操作など出力のデバイスもあわせて検討する．球麻痺型は，構音障害を伴い進行が速い．検討するタイミングは，歩行期からの場合もあることに注意する．

5 車椅子期②環境

- **住環境調整**：電動ベッドやリクライニング車椅子，電動車椅子の導入を検討する．トイレ動作が困難な場合は洋式に変更し，ふき取りが困難な場合には温水洗浄便座を導入する．立ち

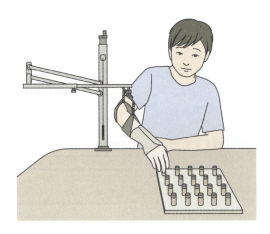

図12　PSBによるペグ操作練習

上がりにくい場合には便座の高さを高めに設定するとよいが，家族との共用を考慮すると便座は45 cm程度が望ましい．補高便座や電動昇降便座の利用も考える[35]．立ち上がり，歩行が困難な場合には，トイレ・シャワー用椅子，リフトでの移乗を検討する．

- サービス調整：公的援助や行政サービスについての情報提供を行う．介護保険，難病医療費助成制度，障害者医療費助成制度などを利用し，福祉サービスの利用や補装具，日常生活用具を導入する．

6 車椅子期③心身機能

- 筋力維持運動：筋力維持，廃用性筋力低下の予防として行う．自動または自動介助運動で行い，過用・過負荷には気をつける．
- ROM運動/ストレッチング：関節可動域の維持・拡大のため他動運動で行う．筋の柔軟性をはかる目的でストレッチングも兼ねて行う．肩の支持性の低下がみられるときは，関節の亜脱臼に注意する．
- 装具の検討：筋力低下に伴う頭頸部・四肢の不安定さを保護するために，頸椎装具，アームスリングなどの導入を検討する．

7 臥床期①活動と参加

- ADL練習/指導：クライエントの作業姿勢，動作方法，介護者への介助方法の検討と指導を行う．
- コミュニケーション：車椅子期と同様，症状に応じて，筆談，トーキングエイド，パソコン，文字盤などAACの導入（図8〜図10），タッチセンサやピエゾスイッチなど入力デバイス（図13）の検討を行い，本人および介護者（家族）にも指導する．
  ▶緊急時や用件を他者に伝えるための呼び出し方法も検討する．呼び鈴や呼び出しブザー，携帯電話の活用などがある．

8 臥床期②環境

- 住環境調整：移乗は全介助となり，胃瘻や人工呼吸器を使用するクライエントもいる．医療機器の設置場所，リフトやコミュニケーション機器の導入，さらに介助スペースの確保を考えて家屋環境の調整を行う．

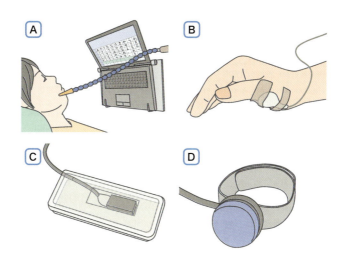

図13 入力デバイス
A) ポイントタッチスイッチ，B) ピエゾスイッチ，C) ピルケーススイッチ，D) スペックスイッチ

- **サービス調整**：日常生活用具，スイッチやコミュニケーション機器の導入と見直しを行う．身体障害者手帳・難病特定疾患による補助を受ける場合は，書類の作成や福祉用具や日常生活用具の購入に時間がかかるため，疾患の進行を考慮した対応が必要となる．在宅療養する場合，在宅医療やケア体制を検討し，地域でクライエントと介護者をサポートできる体制を模索する．その際には，多職種連携が必須である．

9 臥床期③心身機能

- **ポジショニング**：クライエントの作業姿勢，疼痛の有無を確認しながら行い，皮膚の長時間圧迫（特に仙骨や大転子など骨突出部の圧迫）は褥瘡の原因にもなるため避ける．
- **ROM運動／ストレッチング**：他動的ROM運動やリラクセーションを兼ねて愛護的に行う．
- **装具の検討**：安静な姿勢をとるために，クライエントの座位や臥位姿勢を評価し，頸椎装具，アームスリングの装着を検討する．

■ 文献

1) Yamawaki K, et al：Changes in prevalence and incidence of Parkinson's disease in Japan during a quarter of a century. Neuroepidemiology, 32：263-269, 2009
2) 「平成27年1月1日施行の指定難病（告示番号1〜110）」概要，診断基準等．（厚生労働省）(http://www.mhlw.go.jp/stf/seisakunitsuite/bunya/0000062437.html)
3) 赫 寛雄：パーキンソニズムの歩行障害の鑑別．MB Med Reha, 196：20-24, 2016
4) 塩月寛美：パーキンソン病について（原因／治療／病態）．MB Med Reha, 135：1-9, 2011
5) 葛原茂樹：Parkinson's disease（Lewy）：PDLewyの位置づけ．Clinical Neuroscience, 33：986-999, 2015
6) 髙橋一司：振戦と筋固縮．Clinical Neuroscience, 33：999-103, 2015
7) 頼高朝子：見逃したくないParkinson病の初期症候．日内学誌, 103：1854-1860, 2014
8) 奥村文美：パーキンソニズムの分類―パーキンソン病とパーキンソン症候群．MB Med Reha, 196：5-11, 2016
9) 村田美穂：非運動症状に対する治療．Clinical Neuroscience, 33：1059-1062, 2015
10) 髙橋一司：パーキンソニズムの早期診断．MB Med Reha, 196：13-19, 2016
11) 高梨雅史：パーキンソニズムはあるけれど…：これをみたら他の疾患を疑う．Modern Physician, 32：167-171, 2012

12) MDS-UPDRS（http://www.movementdisorders.org/MDS-Files1/PDFs/MDS-UPDRS_Japanese_Official_Translation_FINAL.pdf)

13) 厚生省特定疾患・神経変性疾患調査研究班：1995年度研究報告書，22-27, 1996

14) Hughes AJ, et al：Accuracy of clinical diagnosis of idiopathic Parkinson's disease: a clinicopathological study of 100 cases. J Neurol Neurosurg Psychiatry, 55：181-184, 1992

15) Postuma RB, et al：MDS Clinical Diagnosic Criteria for Parkinson's Disease. Movment Disorder, 30：1591-1599, 2015

16) Tsuji S, et al：Study Group on Ataxic Diseases: Sporadic ataxias in Japan –a population-based epidemiological study. Cerebellum, 7：189-197, 2008

17) 水澤英洋：脊髄小脳変性症とその分類．Clinical Neuroscience, 35：1050-1052, 2017

18) Gilman S, et al：Second consensus statement on the diagnosis of multiple system atrophy. J Neurology, 71：670-676, 2008

19)「脳卒中治療ガイドライン2015」（日本脳卒中学会 脳卒中ガイドライン委員会/編），協和企画，2017

20) 尾花正義：脊髄小脳変性症．総合リハ，42：515-524, 2014

21)「筋萎縮性側索硬化症診療ガイドライン2013」（日本神経学会/監 「筋萎縮性側索硬化症診療ガイドライン」作成委員会/編），南江堂，2013

22) 荻野美恵子，他：運動ニューロン病．総合リハ，42：507-513, 2014

23) Ringholz GM, et al：Prevalence and patterns of cognitive imprriment in sporadic ALS. Neurology, 65：586-590, 2005

24) 熱田直樹，他：症候性dementia筋萎縮性側索硬化症に伴うdementia．神経内科，80：34-42, 2014

25) 大橋靖雄，他：筋萎縮性側索硬化症（ALS）患者の日常生活における機能評価尺度日本語版改訂ALS functional rating scaleの検討．脳と神経，53：346-355, 2001

26) 佐藤和則，他：新しい小脳性運動失調の重症度評価スケールScale for the Assessment and Rating of Ataxia（SARA）日本語版の信頼性に関する検討．Brain and Nerve, 61：591-595, 2009

27) 熱田直樹，他：筋萎縮性側索硬化症（ALS）機能評価スケール改訂版（ALSFRS-R）．神経内科，73：606-611, 2010

28) Keus SH, et al：Evidence-based analysis of physical therapy in Parkinson's disease with recommendation for practice and research. Mov Disord, 22：451-460, 2007

29) 中馬孝容：パーキンソン病のリハビリテーション．MB Med Reha, 196：31-38, 2016

30)「PDリハビリ手帳」（国立精神神経医療研究センター病院 身体リハビリテーション科）

31) Mateos-Toset S, et al：Effects of a single hand-exercise session on manual dexterity and strength in persons with Parkinson disease: a randomized controlled trial. PMR, 8：115-122, 2016

32) 林　明人：非薬物治療　リハビリテーション．Clinical Neuroscience, 33：1068-1070, 2015

33) 宮井一郎：運動失調のリハビリテーション．Clinical Neuroscience, 35：1092-1096, 2017

34) Bello-Haas VD, et al：A randomized controlled trial of resistance exercise in individuals with ALS. Neurology, 68：2003-2007, 2007

35) 藤井　智：ALS患者の在宅での環境整備．MB Med Reha, 113：47-54, 2009

アクティブラーニング ― 症例から学ぶ

7年前にパーキンソン病を発症した73歳男性

背景

　清さんは，経過7年パーキンソン病の73歳，男性です．Hoehn-Yahr重症度分類3度，生活機能障害度2度です．1年前よりすくみ足や小刻み歩行が強くなり，最近では自宅で転倒することが多くなりました．現在，L-ドパ，ドパミンアゴニストを内服していますが，wearing-off（ウェアリング・オフ）現象※が出現し，病状評価，薬剤調整およびリハビリテーション目的で入院することとなりました．入院後，内服薬増量によりwearing-off現象は改善してきました．突進歩行は少しずつ改善し，歩行も安定してきましたが，動きはじめや方向転換時のすくみ足，小刻み歩行はまだみられます．

　清さんは，5年前に妻を亡くし息子夫婦と同居しています．一戸建て2階家に住んでおり，寝室は2階にありましたが，半年前に1階に移しました．布団で寝起きしています．もともと寝室が2階にあったため，ふだん着るものは1階に移してありますが，衣替えの際には2階に行く必要があります．息子夫婦は両方とも仕事をしているため，日中は自宅で独居生活です．掃除や洗濯は主に息子の嫁が行っていますが，昼食は自分で準備しています．ときどき，近所のスーパーまで買い物に行くことがあります．スーパーは駅前にあり，清さんの歩行で10分程度です．

　清さんは，長年，市役所に勤めていましたが，定年してからは小さな農地を借りて畑仕事をはじめました．もともと体を動かすことが好きで，ハイキングに行っていましたが，歩行障害がみられるようになってからは疲れを感じるようになり，ときどき買い物に行きがてら，散歩するくらいとなりました．自動車も運転していましたが，70歳を過ぎて免許を返納しました．通院をはじめ外出する際には，主に公共交通を利用していました．休日出かけるときは，息子に運転してもらっていました．今回の入院は息子が付き添いました．

> **word** ※ wearing-off（ウェアリング・オフ）現象
> L-ドパを服用することで症状が改善するが，パーキンソン病が進行し長期間服用していると薬の効果がしだいに弱くなる現象．onのときは，薬が効きすぎたときに出現するジスキネジア（意思に反して手足が勝手に動く不随意運動）を伴うことがある．

作業療法評価

　清さんの運動症状は無動・寡動による歩行障害が主で，ADLはやりにくさを感じ，時間はかかるものの自立している．礼節は保たれ，病棟では病室にいることが多いが，作業療法には意欲をもって取り組まれていた．

　姿勢は前傾前屈姿勢をとり，後方へバランスを崩しやすかった．歩行は独歩可能だが，腕の振りは小さく，すり足，小刻みで，動作開始や方向転換時にすくみ足が強かった．起

居動作はベッド柵につかまりながら自立で行えた．立ち上がり時や歩きはじめなどの運動開始の遅さが顕著であった．

上肢は，利き手は右手，結髪結帯動作は可能であるが肩甲帯の柔軟性が乏しかった．薬をPTPシートから取り出しにくい，ペットボトルやヨーグルトのふたが開けづらい，ボタンはめが難しいといった細かい動作のやりにくさがあった．書字は小字症がみられた．筋力はMMT上肢4，下肢4であるが，左優位の筋力低下がみられた．振戦は静止時に左手指に認められた．

自宅階段は片方に手すりがあり，何とか昇降できるが下りは恐怖感があった．自宅では独歩または伝い歩きをしており，台所や居間で転ぶことが多かった．夜間トイレに行くときもときどき転倒しているようであった．屋外は杖を使っているが，うまく使えていなかった．

食事では以前と比べて，はしの使いづらさを感じるようになった．更衣は自分で行えるが，時間がかかるようになった．入浴は，浴槽をまたいだり，自分で洗髪洗体できたが，洗い場の移動で足がすくんでいた．

家事は主に息子夫婦が行っていた．日中独居になるため，昼食は家にあるもの，残りものを食べたりしていた．ときどきお湯を沸かしたり，うどんやそばをゆでたり簡単な調理をしていた．昼食の洗い物は自分で行っていた．散歩に行きがてら昼食を買いに行くこともあった．

認知機能は，MMSE 26/30点，歩いている途中に気が散っているなど，複数課題を同時に行うことの困難さがうかがえた．

住環境は，階段と玄関に手すりがあり，敷居や戸枠部分には数cmの段差があった．浴室には肘掛け付きのシャワーチェアがあった．台所は流し台やガスレンジと並んで冷蔵庫があり，その後ろにダイニングテーブルが設置してあった．

介護保険は未申請でサービスの導入はしていない．息子夫婦は共働きで日中不在であるが，比較的協力してくれている．

Q1 現在の清さんにとっての生活上の重要課題は何ですか？　その理由は何ですか？

Q2 Q1であげた課題に対して阻害している心身機能の要因をあげてください．

Q3 Q1であげた課題に対して阻害している環境の要因をあげてください．一方で，良好と思われる環境要因があればあげてください．

Q4 Q3であげた環境に対して，どのような調整を考えますか？

Q5 作業療法プログラムを①活動と参加，②環境，③心身機能に分けて考えてください．

第2章 疾患編

8 神経免疫疾患

学習のポイント
- 神経免疫疾患の医学的概要と，代表的な疾患の病態・症状を理解する
- 神経免疫疾患の作業療法評価を理解する
- 神経免疫疾患の作業療法プログラムについて理解する

1 疾患概要

1）神経免疫疾患とは

- **神経免疫疾患**とは，何らかの原因で，免疫システムが自分自身を標的として攻撃することによって引き起こされる病態である．
- 神経免疫疾患には，多発性硬化症や視神経脊髄炎などの中枢神経疾患，ギラン・バレー症候群や慢性炎症性脱髄性多発神経炎などの末梢神経疾患，重症筋無力症などの神経筋接合部疾患，多発性筋炎や皮膚筋炎などの筋疾患などがある．
- 症状としては筋力低下，感覚障害，それに伴う運動障害やADLの低下がみられるが，場合によっては呼吸筋障害による呼吸不全などにより生命予後にかかわる場合もある．

2）多発性硬化症

- **多発性硬化症**（multiple sclerosis：**MS**）は，中枢神経系に炎症性の脱髄が多発する慢性疾患である．
- 脱髄症状は，視神経，脳幹，脊髄，小脳，大脳白質といった中枢神経の各所で多発し（空間的多発性），症状は日ごと，週ごとで進行することもある．症状は寛解と再発をくり返す（時間的多発性）．
- 高緯度地域，また白色人種における有病率が高い傾向にある．日本における2004年の全国調査では，有病率は7.7人/10万人と推計され，男女比は1：2.9となっている[1]．発症年齢のピークは20歳代であり，有病者数や女性比率の増加が報告されている[2]．
- 視神経炎と脊髄炎を中心とする**視神経脊髄炎**（nueromyelitis optica：**NMO**）はMSの病型の1つと考えられてきたが，現在は異なる疾患としてとらえられている[3]．
- 病型としては，**再発寛解型**，**二次進行型**（当初は再発・寛解があったが，途中から寛解がなく症状が持続的に増悪する），**一次進行型**（明らかな寛解を示さず，持続的に症状が悪化す

る）がある．

1 症状

- 症状は炎症性脱髄がどの部位で起こるかによりさまざまである．発症は急性または亜急性が多く，視力障害，感覚障害，運動障害で初発することが多い．
- 脊髄病変による異常感覚や痛み，運動麻痺や筋力低下，小脳・脳幹病変による体幹失調，大脳病変による記憶力低下の症状などがみられる．疲労感もMSに関連した症状としてみられる．また，うつ症状を認めたり，軽度の高次脳機能障害を認めることもある．
- 頸部の前屈により発作的に背中から足に向け痛みが生じるレルミッテ徴候や，持続性の短い痛みを伴い手足が強直する有痛性強直性痙攣がみられることもある．ウートフ徴候は，体温の上昇に伴いMSの症状が一過性に悪化するものである．

2 生理学的所見・治療

- 髄液検査ではIgG indexが高値を示すことが多い．MRIのT2強調像で，脳・脊髄病変が高信号病変として認められる．また，視覚誘発電位，聴性脳幹反応で異常を認めることも多い．
- 治療として，急性増悪期にはステロイドパルス療法，再発予防的治療や慢性期の対症療法としてインターフェロン療法，ステロイドや免疫抑制薬による薬物治療が選択される[4]．

3）ギラン・バレー症候群

- ギラン・バレー症候群（Guillain-Barré syndrome：**GBS**）は，主に根神経炎の多発が急性にみられる，急性末梢神経炎である．
- 日本での有病率は0.6〜1.9人/10万人とされ，男女比は3：2である[5]．発症年齢は小児から高齢者まで幅広い．
- 病型としては，髄鞘が障害される**脱髄型**と，軸索そのものが障害される**軸索型**，両方が障害される**混合型**がある．脱髄型は予後は良好で，症状は数週間で停止し，その後は徐々に回復する．軸索型は長期的に機能障害が残り，予後不良である．

1 症状

- 症状は急性にはじまる下肢の麻痺から，次第に上行し両上下肢の麻痺を起こす．呼吸筋麻痺や顔面筋麻痺を起こし，呼吸器管理となる場合もある．約6割で発症の1〜2週前に何らかの先行感染が認められる[5]．
- 症状は四肢の筋力低下を主徴とし，感覚障害や呼吸筋麻痺，末梢性の脳神経障害，自律神経障害が加わることもある．知覚障害よりも運動障害のほうが強いが，知覚障害では温痛覚障害，深部感覚障害がみられ，運動機能にも影響を及ぼす．

2 生理学的所見・治療

- 髄液ではタンパク細胞解離がみられ，タンパクは上昇するが細胞数は正常である．神経伝導速度検査での異常所見もみられる．
- 治療は血液浄化療法と免疫グロブリン療法が行われる．

4）重症筋無力症

- 重症筋無力症（myasthenia gravis：**MG**）は，神経筋接合部でのアセチルコリン受容体が障害され，末梢神経と骨格筋の間にある神経筋接合部の伝導がうまくいかなくなる疾患である．

- 日本での有病率は11.8人/10万人とされ，男女比は1：1.7である．有病率は上昇傾向にあり，高齢発症が増加している[6]．
- 病型としては，眼球運動障害や眼瞼下垂などの症状がみられる**眼筋型**と，四肢・口腔・咽頭・呼吸筋などに症状がみられる**全身型**に分けられる．

1 症状

- 症状は，外眼筋，眼輪筋，咽頭・喉頭筋，頸部筋，四肢の近位筋などに出現しやすい．特に，外眼筋の症状が出やすく，眼瞼下垂や複視を訴えることが多い．また，症状には日内変動があり，午後から夕方にかけて症状が強くなる．反復動作での症状の増悪がみられるが，安静により回復する．
- クリーゼといわれる急性増悪により，呼吸器管理が必要となる場合もある．
- 他の自己免疫疾患を合併している場合が多い．

2 生理学的所見・治療

- 患者の約90％は抗アセチルコリン受容体抗体の測定で陽性となる．
- 治療としては，胸腺腫の合併があれば拡大胸腺摘出術が適応され，薬物療法としてはステロイド療法や免疫抑制薬治療が行われる．また対症療法として抗コリンエステラーゼ薬などが用いられる．

5）その他の神経免疫疾患

- **慢性炎症性脱髄性多発神経炎**（chronic inflammatory demyelinating polyneuropathy：**CIDP**）：急性経過をとるGBSに対して，2カ月以上症状が進行し，慢性の経過をとる疾患である．経過は緩徐・階段状進行性もしくは再発性で，四肢びまん性・対称性の筋力低下としびれ感・感覚異常がみられる．
- **多発性筋炎**（polymyositis：**PM**）・**皮膚筋炎**（dermatomyositis：**DM**）：PMは骨格筋（特に四肢近位筋や体幹筋）に原因不明の炎症が起き，筋力低下が生じる疾患で，皮膚症状を伴うとDMとよばれる．血液検査にてクレアチンキナーゼ（CK）の高値，筋生検にて骨格筋の炎症細胞浸潤が認められる．数週〜数カ月にわたって亜急性に筋力低下が進行し，特に体幹筋が侵されやすく，起居動作や歩行，階段昇降，上肢挙上動作で障害がみられる．

2 作業療法評価

評価項目	実施方法・検査器具	評価対象・評価時の注意点など
関節可動域	・他動・自動関節可動検査	一般的に神経免疫疾患は関節障害を生じさせる疾患ではないが，筋緊張の異常や疼痛による運動制限の有無などを確認する
筋力	・徒手筋力検査	MSは髄節レベルで筋力低下がみられる場合がある．また，GBSやMGなど他の疾患でも，筋力低下が主な運動障害としてみられる．詳細な評価により経時的な変化を追ったり，慢性経過する疾患の場合は，福祉用具の導入や自助具の作成時に詳細な評価が必要になる

（次ページへ続く）

（続き）

評価項目	実施方法・検査器具	評価対象・評価時の注意点など
筋緊張検査	・他動関節運動による徒手検査	MSは痙縮，GBSには弛緩性の筋緊張の異常がみられることが多い
脳神経検査	・脳神経の各種検査	MSやMGでは視力や眼球運動障害の症状が出やすい
姿勢・バランス検査	・観察 ・パフォーマンステスト	疾患の感覚運動障害の特徴にあわせた評価を行う
協調性検査	・運動失調検査 ・協調性検査	MSでは病巣が小脳にみられる場合，また他疾患においても重度の深部感覚障害がある場合，協調性の障害がみられる
感覚検査		
・触圧覚	・筆を用いた触覚検査 ・SWM（Semmes-Weistein Monofilament）テスト	神経免疫疾患の場合，手指部において通常の筆による触覚検査では正常範囲内と判断されても，クライエント本人は感覚低下やしびれ感を訴える場合が多い．SWMテストによる触圧覚検査は，症状をより正確に把握することができ，クライエントの訴えを視覚的に評価結果として得ることができる．また，評価結果の経時的な変化は，自覚的症状の変化ともほぼ対応する
・温痛覚	・痛覚：安全ピンや定量型知覚ピンを用いた検査 ・温度覚：水やお湯を試験管に入れて接触させる検査	GBSでは温痛覚障害がみられる場合がある
・関節覚	・徒手にて他動的に関節運動させる検査	神経免疫疾患では，深部感覚障害が運動機能に影響する場合も少なくない
・振動覚	・音叉を用いた検査	
・その他	・必要に応じて2点識別覚や立体覚，重量覚などの複合感覚検査	これらの検査は表在感覚や深部感覚の評価結果から，また，クライエントのADLや職業上の必要にあわせて評価する
痛み・疼痛	・VAS（Visual Analogue Scale）などを用いた主観的な痛み・疼痛の経時的な変化を評価	クライエントが痛みとして訴える症状の原因はさまざまである．MSは有痛性強直性痙攣による痛みや痙縮による痛みの訴えがみられる場合がある．また，GBSやCIDPは強いしびれ感を痛みとして訴える場合がある
自律神経症状	・観察 ・本人聴取 ・多職種との情報共有	MSでは病巣により自律神経症状がみられる場合もある．GBSでも症状が出現する場合がある
持久力・耐久性	・観察 ・主観的評価	MSは疲労感が症状の一つである．また，MGは運動負荷による症状の変動がある．他の神経免疫疾患においても，病状に応じた持久力・耐久性の評価は運動負荷の目安に重要である

（次ページへ続く）

(続き)

評価項目	実施方法・検査器具	評価対象・評価時の注意点など
上肢機能検査	・観察 ・STEF（簡易上肢機能検査）など	いずれの疾患においても、感覚運動障害などによる上肢運動障害や巧緻性の低下，ADLや家事動作，仕事などへ影響を及ぼす機能について詳細に経時的に評価することは重要である．また，代償動作の獲得や自助具・装具，福祉用具の作成・導入の際にも重要である
摂食・嚥下検査	・水飲みテスト ・必要に応じて関連専門職種と協力して嚥下造影検査（VF）	GBSやMGなどで摂食嚥下機能にかかわる機能障害が生じる場合もある
高次脳機能スクリーニング検査	・MMSEなどの高次脳機能のスクリーニング検査	MSは病変部位によっては高次脳機能障害の症状が現れることもある．また疾患特性として軽度の注意障害がみられる場合もある
気分の評価	・行動観察 ・必要に応じてうつ性自己評価尺度（SDS）など	MSは抑うつ傾向，場合によっては多幸感などの気分障害が症状としてみられる場合がある
心理面の評価	・行動観察 ・面接	急性発症による不安，また，慢性に経過する，再発をくり返すなどの疾患特性のための心理的なサポートを必要とする場合が多い
日常生活活動評価	・観察 ・FIM・BIなど	代償動作を含めて日常生活活動を可能なかぎり自立して行っている場合も多く，評価表で現れる点数のみの評価ではクライエントの日常生活活動の実態を十分に把握できない場合も多い．本人から動作時の問題点の聞き取りや観察による評価は重要となる
作業遂行	・COPMカナダ作業遂行測定[7]など	COPMはMSのクライエントに対して，作業遂行の主観的評価として用いている報告がある[8) 9)]．
QOL評価	・面接 ・SF-36・EQ-5Dなど	慢性に経過する疾患の場合に，必要に応じて定量的評価をする場合もある
職業・家事動作評価	・面接・本人聴取 ・模擬場面での機能評価	復職・復学，在宅生活に必要な機能，本人の状況にあわせた必要な機能評価を行うが，疾患の特性上，疲労や運動負荷も考慮に入れた項目での評価が大切となる
家屋・職場環境評価	・面接・本人聴取 ・職場・自宅訪問	身体機能にあわせた環境だけでなく，疲労や症状の変動にあわせた環境という視点から評価することが大切となる

3 作業療法プログラム

- 神経免疫疾患ではステロイドや免疫抑制薬による薬物治療が選択される場合が多い．そのため，薬物療法に伴う副作用と作業療法実施時の配慮点を確認する必要がある．特に，易感染性への配慮が必要となり，場合によっては使用する用具の個別管理や個室での治療といった対応が必要となることもある．

表1　机上での活動例

活動	巧緻性難易度	運動負荷度
ペグの操作	中度 →ペグの大きさなどで段階づけが可能	低度
弾性素材（セラバンドなど）を用いた活動	低度	低度～高度 →弾性力や運動頻度で負荷を段階的に調整可能
セラプラストを用いた活動	低度～中度 →成形動作によっては巧緻性活動の段階づけ可能	低度～高度 →弾性力や運動頻度で負荷を段階的に調整可能
斜面台でマグネットや面ファスナー付きペグ操作	低度～中度	中度～高度 →斜面台の角度やリーチ範囲の調整により負荷量の調整可能

1）治療活動・作業種目

- 個別の状況や必要に応じた治療を設定する必要がある．関節可動域維持・改善，筋力維持・増強，巧緻性動作の改善，耐久性の向上などを目的とした治療活動・作業種目の例を表1，表2に示す．

2）環境・福祉用具

■1 活動環境の調整

- 症状や病期にあわせた環境調整が必要となる．筋力低下や耐久性低下などに対応した環境調整の例を次に示す．

①段差・立ち上がりの軽減

- 踏み台・バスボードなどを設置することで玄関・浴室での段差の軽減，立ち上がりの負荷軽減を行う（図1）．

②移動負荷の軽減

- キャスター付きカウンターや椅子を利用し移動負荷を軽減，座って作業を行うことで疲労を軽減する（図2）．

■2 自助具，補装具の導入

- 症状や病期にあわせた自助具・補装具の導入を検討できる．例を次に示す．

①食事動作

- 握力やピンチ力にあわせグリップばしやピンセットばし（図3），グリップを太くしたスプー

表2 作業種目例

作業種目	巧緻性	運動負荷度
塗り絵	低度	軽度
ちぎり絵	中度 →デザインにより段階づけ可能	軽度～中度 →使用する紙の種類により，必要とするピンチ力など負荷量の調整可能
ビーズ手芸	中度～高度 →デザインや使用するビーズのサイズにより段階づけ可能	軽度～中度
マクラメ編み	中度～高度 →結び方やマクラメ糸の太さ，デザインにより段階づけ可能	中度 →作品として仕上げるまでには一定の耐久性を要する．くり返しの工程が多いため達成度の判別を行いやすい
組み折り紙	高度	中度 →作品として仕上げるまでには一定の耐久性を要する．くり返しの工程が多いため達成度の判別を行いやすい
ネット手芸/キャンバス手芸	中度～高度 →デザインにより段階づけ可能	中度 →作品として仕上げるまでには一定の耐久性を要する．くり返しの工程が多いため達成度の判別を行いやすい
革細工	中度～高度 →デザイン，用いる技法により段階づけ可能	中度～高度
クラフトバンド	中度 →材料の質やデザインによって段階づけ可能	中度～高度 →作品として仕上げるまでには一定の耐久性を要する
木工作業	中度～高度	高度

ンなどを導入，プラスチック製やチタン製などの軽量スプーン等の使用も検討できる．また，食器の固定が難しい場合は滑り止めマットなどの活用も検討できる．

②整容・入浴動作
- ボタンエイド，長い柄のボディブラシ，ループ付きの長いボディタオル（図4），長い柄のくしを利用することができる．

③家事動作など
- 物干しざおの位置やハンガーラックの位置を下げることでリーチ制限に対応することができる．また，よく使う物品の位置を，リーチ範囲を考慮して配置したり，安全に配慮しつつS字フックなどを活用しながら，利用しやすいよう調整をすることができる．

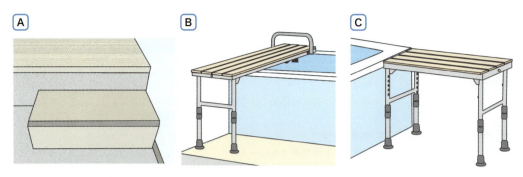

図1 活動環境の調整:段差・立ち上がりの軽減
A)玄関上がりかまちの段差軽減のため踏み台を設置する例.B)浴槽の出入りが困難な場合にバスボードなどを設置する例.C)浴室内での立ち上がりが困難な場合,浴槽と同じ高さまで調節可能なシャワーチェアーを利用する例.

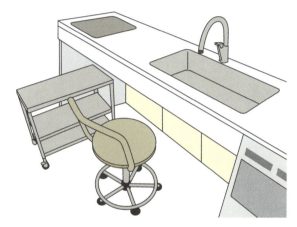

図2 活動環境の調整:移動負荷の軽減

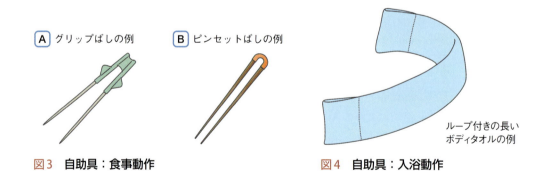

図3 自助具:食事動作　　　　図4 自助具:入浴動作

- ペットボトルや瓶,プラスチック容器のふたなどはオープナーを使用したり,鍵などのつまみの回転動作を必要とする場合には万能ハンドル(図5A)などの自助具を活用するよう検討ができる.
- 電子レンジや給湯パネルなどのボタンは出っ張りのないものが多く,筋力が低下しているとボタンを押しにくい場合が多い.家電などのボタン押しとしてグリップ付きスティック状の自助具を用いることもできる(図5B,C).

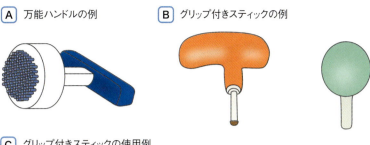

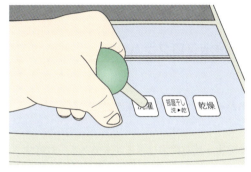

図5 自助具：家事動作

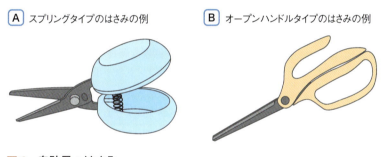

図6 自助具：はさみ

④その他
- スマーフォンやタブレット端末の使用が日常生活でも不可欠となってきているため，これらの機器の固定器具，パネルタッチ操作のための自助具を検討することができる．
- はさみはスプリングタイプや，ハンドルの形状を工夫することで握力やピンチ力低下に対応することができる（図6）．
- リーチ制限に対しては，ドレッシングリーチャーやグリップを握りやすくしたリーチャー，紙状のものを拾い上げやすくしたリーチャーなどが活用できる（図7）．

⑤補装具
- 手指の対立動作を補装具により補助することで，手指の操作性が向上するケースは多い．筋力評価を正確に行い，なおかつ筋力や操作性の改善を促すように対立動作補助のための補装具の導入ができる．

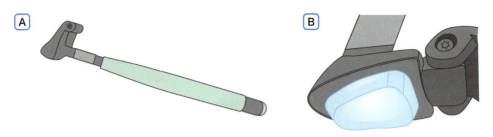

図7 自助具：リーチャー
A）リーチャーの例．B）先端に粘着性のゲルを装着して，紙状のものも拾い上げることができる．

3）疾患ごとの作業療法プログラム

1 多発性硬化症

- 病期や病型にあわせたプログラム立案が必要となる．

①活動と参加

- 病型により運動障害・感覚障害はさまざまである．対麻痺，片麻痺，巧緻動作の低下など，症状にあわせたADL支援が必要となる．また，自助具や補装具の導入が必要となる場合もある．脊髄症状によっては膀胱直腸障害がみられ，自己導尿のための援助が必要となる場合もある．
- 運動障害・感覚障害の程度にあわせた，家事動作訓練，復職訓練を実施する．
- 易疲労性が症状の一つであることから，疲労コントロールを行うためのアプローチが有効であるという報告は多くある[10)11)]．適度な運動が疲労コントロールに効果がある[11)12)]ため，生活パターンの評価にあわせて疲労コントロールプログラムを導入することは効果的である．
- 疾患にかかわる知識や理解，ストレスや疲労への対処法，運動の重要性についての教育プログラムを含むヘルスプロモーションプログラムも有効であるという報告がある[10)]ことから，教育的支援も効果的である．

②環境

- 症状にあわせた家屋環境や職場環境の調整が必要となる．運動機能の制限や疲労しやすい疾患特性に配慮した環境調整が必要である．
- 疾患の性質上，長期にわたる経過をたどるため，多職種との連携による援助がクライエント支援に重要であるという報告が多くあることから[10)11)]，病状や病期にあわせた医療福祉サービスの活用ができるよう援助を行える．また，それらのサービスの情報や，症状にあわせた自己対応法について，適切な情報提供を行うことも重要となる[11)]．

③心身機能1　身体機能面

- 関節可動域訓練：活動性の低下や痙縮による関節可動域の制限に対して，維持・拡大を目的とした関節可動域訓練や作業活動，痙縮に対応したストレッチングを行う．
- 筋力訓練：疲労に配慮した筋力維持・増強訓練，脊髄症状に対応した筋力訓練を行う．痙縮や失調症状には注意が必要である．また，ウートフ徴候を引き起こさない配慮も必要となる．
- 感覚・感覚代償訓練：感覚機能の回復を促す訓練，代償を活用した訓練を行う．また，外傷・褥瘡予防，異常感覚や有痛性痙縮による疼痛への対応についての教育的援助を行う．
  ▶視覚障害への対応として，視覚以外の感覚を用いた代償動作の獲得，目印を付けて視覚的

情報をわかりやすくするなどを行えるが，感覚障害が重度の場合は音声を用いた機器の使用を導入する必要もある．
- 過負荷とならないトレッドミル歩行，水治療法などの運動，バランス訓練は身体機能面の改善に有効である[13]．

④心身機能2　認知機能面
- 軽度の注意障害などの高次脳機能障害に対して，認知機能訓練による短期的な効果が報告されている[13]．また，病巣によっては認知機能面のさまざまな症状がみられる場合もあり，症状に応じた訓練を行う必要がある．

⑤心身機能3　精神・心理面
- 長期にわたる経過をみることから，心理的なサポートを必要とすることが多い．また，疼痛やしびれは日々の生活のストレスとなり，本人のQOLにも大きく影響する．疼痛やしびれの出やすい状況，症状にあわせた活動の調整などをはかることが必要となる．
- 症状として，うつ症状や場合によっては躁状態を呈することもあるため，気分障害にあわせた作業活動の選択や，生活上の負荷コントロールが必要となる．気分障害のコントロール，特にうつ症状に対しては認知行動療法（CBT）の有効性が報告されている[11) 13)]．

2 ギラン・バレー症候群，慢性炎症性脱髄性多発神経炎

- CIDPはGBSと同様の症状を呈するが，慢性化する経過にあわせた対応が必要となる．残存する障害に対する継続的な機能維持訓練や代償動作の獲得，自助具・補装具，福祉用具などの導入を考慮する必要がある．

①活動と参加
- 症状にあわせて，食事動作や更衣動作などのADLに必要な自助具や福祉用具の導入を検討する．また，遠位筋に症状が強く出やすいことから，上肢に関しては巧緻性が低下し，特に手指の対立動作の行いにくさから，操作性の低下がみられる．場合によっては短対立装具を作成し，筋力の回復にあわせて装具による補助を徐々に減らしていきながら，随意的な運動回復を促していくなどの対応をする．
- 回復にあわせ作業活動の負荷を徐々に増やしながら，段階的に復学や復職に必要な活動性，耐久性の向上をめざす．
- 回復期には家事動作，外出時の移動訓練，復学・復職に向けた動作訓練を行う．

②環境
- GBSは回復する疾患ではあるが，一部，運動障害が残存する場合もある．またCIDPは症状が慢性に経過することから，身体機能にあわせた，家屋環境の調整や職場環境の調整が必要となる場合もある．

③心身機能1　身体機能面
- 関節可動域訓練：活動性の低下などによる拘縮の予防として他動関節可動域訓練を行う．弛緩性の麻痺を呈するため，関節に負荷のかからない運動とする．麻痺が重度などの場合は，良肢位保持のための指導が必要な場合もある．
- 筋力訓練：発症初期は炎症が強いため積極的な筋力訓練は控えるが，回復に応じて筋力訓練を徐々に行うことが可能である．筋力低下の状況にあわせて，過負荷や疲労に注意が必要となる．
- ウォーキングやエルゴメーターなどの全身運動の有効性が報告されており[14)]，負荷を考慮した全身活動を伴う作業活動を導入することも検討できる．

- 感覚訓練：感覚障害の回復状況に応じた感覚訓練や巧緻動作訓練を行う．訓練用具の素材を変えることで，段階的な感覚再教育訓練を行うことができる．末梢優位での感覚障害が生じやすいため，巧緻動作訓練は，視覚的代償を用いながら行うことができる．また，これらの訓練動作を含む作業活動を導入することも可能である．麻痺が重度な段階では，外傷などに注意するよう指導も必要である．
- 筋力が回復するのにあわせて，負荷・頻度などを調整し，耐久性を向上するための作業活動を導入する．

④心身機能2　心理面
- 急性に発症し進行する症状に対する不安を訴えることもあり，回復過程にあわせたリハビリテーション計画の説明など心理面でのサポートが必要となる．

3 重症筋無力症

①活動と参加
- 眼筋型の場合，眼瞼下垂による視野障害・複視は，クライエントにとって日常生活や就業上，大きな障害となる．また，身辺処理レベルでの生活は自立していても，四肢筋の易疲労性が強く，就業に制限が出ることもある．そのような状況に対応するための教育的援助が必要となる．
- 筋力低下の程度や疲労度にあわせ，福祉用具，自助具や補助具の導入を検討する．また疲労コントロールのための教育的援助を行う．

②環境
- 運動機能に応じた家屋環境の調整，疲労度に応じた家事や仕事環境の調整が必要となる．

③心身機能1　身体機能面
- 関節可動域訓練：筋力低下に伴う運動制限のため，関節可動域の維持・拡大を目的とした関節可動域訓練や作業活動を行う．
- 筋力訓練：低下した筋力の維持・増強訓練を行えるが，疲労により症状の悪化が生じるため，疲労に注意する必要がある．また，日内変動があるため，運動実施時間にも配慮し，休憩のとり方をコントロールすることが大切である．リウマチ様の関節の疼痛がある場合は，負荷のかからないよう注意が必要となる．
- 運動量の自己コントロールのためにも，活動量・運動量が把握できるような，作業進行度を可視化しやすい作業活動を取り入れる．机上での作業ではうつむき姿勢からくる頸部の疲労に注意が必要である．

④心身機能2　心理面
- 心理的サポート：長期的なサポートが必要な慢性疾患であり，就労や日常生活への影響の考慮と活動量のコントロールの際に心理的サポートが必要である．

4 多発性筋炎，皮膚筋炎

①活動と参加
- 上肢近位筋が障害されると，高いところのものが取れない，物干しざおに洗濯物をかけられない，髪をとかすのが疲れるなどの症状が認められるため，必要に応じて自助具や福祉用具などを導入することが必要となる．
- 歩行，階段昇降などを含む粗大動作に困難さを感じることが多く，負荷を考慮しつつ粗大運動を取り入れつつ，活動性の向上をはかることが必要となる．

- 炎症のある急性期には活動に制限があるが，回復にあわせ段階的に復学や復職に必要な活動を行うことができる．

②環境
- 回復期には負荷量と耐久性を考慮しながら活動範囲を広げられるよう，家屋環境や職場環境の調整を行う．

③心身機能1　身体機能面
- 関節可動域訓練：活動性の低下などによる拘縮の予防として他動関節可動域訓練を行う．急性期で筋の炎症が高度の場合，安静と保温，栄養に留意して筋に負担をかけず体力消耗の予防に努め，積極的な運動は控える．
- 筋力訓練：回復期には四肢のストレッチング程度から徐々に運動をはじめ，状態にあわせた筋力訓練を行うが，過負荷にならない配慮が必要である．
- 体幹の筋が侵されやすく，寝返りや起き上がり動作，しゃがみ立ち動作，段差昇降動作などに影響が出やすいため，生活上でそれらの粗大動作を必要とする場面にあわせた動作訓練を行うことができる．
- 回復に応じて，耐久性の向上も含めた作業活動の導入により，負荷をコントロールしながら運動量を増やすことができる．

④心身機能2　心理面
- 急性期には症状の出現による不安を強く感じ，回復のための焦燥感から過度に運動を行おうとする傾向のみられるケースもある．症状に応じた運動量の調整が必要であることを説明し，社会復帰までの経過を示し，回復段階に応じた心理的サポートを行う．

文献

1) Osoegawa M, et al：Temporal changes and geographical differences in multiple sclerosis phenotypes in Japanese: nationwide survey results over 30 years. Mult Scler, 15：159-173, 2009
2) Bostrom I, Landtblom A-M：Does the changing sex ratio of multiple sclerosis give opportunities for intervention? Acta Neurol Scand, 132：42-45, 2015
3) 田中恵子：多発性硬化症と視神経脊髄炎．神経治療，34：211-214, 2017
4) 「誰にでもわかる神経筋疾患119番」(金澤一郎/監　河原仁志，月刊『難病とケア』編集部/編), pp205-212, 日本プランニングセンター, 2007
5) 寒川　真，楠　進：Guillain-Barré症候群の疫学・症状と神経症候．日本臨牀，1085：400-407, 2015
6) Murai H, et al：Characteristic of myasthenia gravis according to onset-age: Japanese nationwide survey. J Nuerol Sci, 305：92-102, 2011
7) 「COPM カナダ作業遂行測定 第4版」(カナダ作業療法士協会/著　吉川ひろみ/訳), 大学教育出版, 2006
8) Kos D, et al：The effectiveness of a self-management occupational therapy intervention on activity performance in individuals with multiple sclerosis-related fatigue. Int J Rehabil Res, 39：255-262, 2016
9) Preissner K, et al：Occupational Therapy Interventions for Adults with Multiple Sclerosis. Am J Occup Ther, 70：1-4, 2016
10) Yu C, Mathiowetz V：Systematic Review of Occupational Therapy-Related Interventions for People With Multiple Sclerosis: Part 1. Activity and Participation. Am J Occup Ther, 68：27-32, 2014
11) Khan F, Amatya B：Rehabilitation in Multiple Sclerosis: A Systematic Review of Systematic Reviews. Arch Phys Med Rehabil, 98：353-367, 2017
12) Motl RW, et al：Exercise in patients with multiple sclerosis. Lancet Neurol, 16：848-856, 2017
13) Yu C, Mathiowetz V：Systematic Review of Occupational Therapy-Related Interventions for People With Multiple Sclerosis: Part 2. Impairment. Am J Occup Ther, 68：33-38, 2014
14) Simatos Arsenault N, et al：Influence of Exercise on Patients with Guillain-Barré Syndrome: A Systematic Review. Physiother Can, 68：367-376, 2016

アクティブラーニング ― 症例から学ぶ

独り暮らしと復職を望む多発性硬化症の34歳女性

背 景

由美子さんは34歳の女性で，多発性硬化症（MS）と診断され3年経っていますが，ここ1カ月ほど，以前より歩きにくくなっていることを感じていました．最近，手のしびれが強くなり，受診の際に再発を指摘されました．入院後すぐにステロイドパルス療法が開始され，症状の増悪は改善しましたが，今回の再発前と比べ運動機能の低下がみられるようになりました．入院1週間後には作業療法が開始され，現在は退院に向けて準備を行っています．

由美子さんは，バリアフリーのマンションに住んでいます．独身で一人暮らしをしており，事務職の会社員（内勤）として勤務しています．これまでの生活は自立しており，家族は兄家族が自動車で15分のところに住んでおり，頻繁な行き来はありませんが関係は良好です．また，交友関係も広く，友人との外出も多く活動的な生活を送っていました．これまでは，外出時の移動，通勤なども援助なしに行うことができていました．また，食材配達サービスなどを利用していましたが，公的支援サービスなどの援助は受けずに家事は行うことが可能でした．自動車の免許はもっているものの，運転はしておらず，移動には公共の交通機関やタクシーを利用していました．

由美子さんは，退院後もこれまでどおり自立した生活と，職場への復帰を希望しています．しかし，今回の再発により，安定した移動手段を確保すること，手指の巧緻性の低下により身辺処理に時間がかかること，またそれに伴い疲労しやすくなったことを自覚しており，退院準備期に不安の訴えもきかれています．

職場は由美子さんの疾患に対しては理解があり，復職のためには協力的であり，時短勤務からの復職も可能ですが，配属転換や，由美子さんの身体状況にあわせた改修工事を必要とするような職場環境の調整などは難しい状況です．そのため，オフィス内の移動は車椅子などではなく，杖などの補助具を利用した自立歩行レベルが求められます．また，職務内容もこれまでと変わりません．

作業療法評価

由美子さんは，四肢の筋力低下と感覚障害の悪化のためADL/IADL能力の低下がみられ，疲労しやすい状態である．入院生活では入浴と外出以外の身辺処理は特に援助を必要とすることなく自立して行うことが可能となっていた．自立歩行は可能であるが，歩行の不安定さや疲れやすさから，院内の移動は歩行器を利用していた．しかし，いずれの動作においても，筋力低下や手指の巧緻性の低下，疲れやすい状況から，以前より動作時間を要していた．感覚障害により，食事時のはし操作，更衣時のボタン・ホックのかけはずしに困

難さがみられ，動作に時間を要した．入浴時はバスチェアーの利用が必要であり，洗体動作にも時間がかかり，病院内では見守りのもと実施していた．病室床頭台の物の片付けなどは行えていたが，物の運搬などの応用歩行は周囲の援助を求めていた．

由美子さんは退院準備に向け，疲れやすさを心配しており，在宅での生活に，特に自宅で家事を行うことに不安をもっていた．公的支援サービスなどで利用できるものはしてもよいと考えているが，可能なかぎり自分で行いたいと思っており，兄家族などからの援助は望んでいなかった．さらに，復職を望んではいるものの，これまでどおり一人暮らしをしながら仕事をする自分をイメージできないでいた．

家屋環境はバリアフリー住宅であるため，自宅では身辺処理を自立して行えるレベルである．また，復職にあたり，職務内容はほぼ座位で行え，ときどきオフィス内を移動する程度であることから身体機能的には可能なレベルである．しかし，今回の入院中には外泊などで自宅には戻っておらず，実際の動作の確認などは行っていない．また，これまでどおりのスケジュールで，活動に要する時間や体力面についても自己の状況は十分に把握できていない．

Q1 由美子さんの退院に向けて，作業療法で優先的に取り組む項目を一つあげてください．それはなぜですか．

Q2 Q1であげた作業の遂行を阻害している心身機能の要因，環境の要因をあげてください．

Q3 作業療法目標を設定してください．目標には，期間，治療モデル，現状とどこまでそれを改善するかを記載するといいでしょう．

Q4 作業療法プログラムをつくってください．プログラムは，基礎運動プログラム，退院に向けた在宅復帰や復職に向けたプログラムを検討してください．本人が自己の状況を把握しながら社会復帰をするため，また退院後も自己管理が行えるよう教育的プログラムも検討してください．

索 引

数 字

Ⅰ度熱傷（EB） 202
3週間固定法 190
Ⅲ度熱傷（DB） 202
Ⅳ度熱傷 202
5の法則 204
9の法則 204

欧 文

A

ACR/EULAR新分類基準 137
ADOC（Aid for Decision-making in Occupation Choice） 27
ALS（amyotrophic lateral sclerosis） 223
 ――重症度分類 223
ALSFRS-R（revised ALS Functional Rating Scale） 226, 228
AMPS（Assessment of Motor and Process Skills）概念モデル 27
APCD（Assessment by the Picture Cards for the Elderly with Dementia） 27
Artzの基準 205
ASIA 116

B

BADS（Behavioural Assessment of Dysexecutive Syndrome） 85
BI（burn index） 205
BIT（Behavioural Inattention Test） 85
BSA（burn surface area） 204

C

CAT（Clinical Assessment for Attention） 84
CDAI（Clinical Disease Activity Index） 144
COPM（Canadian Occupational Performance Measure） 26
CRP（C反応性タンパク） 140

D

DAS28（Disease Activity Score-28） 137
DASH-JSSH 181
DB（deep burn） 202
DDB（deep dermal burn） 202

E

EB（epidermal burn） 202
ED（Extension Deficit）の測定 189
ESR（赤血球沈降速度） 140
extrinsic healing 188

F・G

Figure of Eight法 182
FMA（Fugl-Meyer Assessment） 83
Garden stage 157

H

HAND10 181
HAND20 181
HAQ（Stanford Health Assessment Questionnaire） 137
Hoehn-Yahr重症度分類 220

I・L

intrinsic healing 188
Larsen分類 141, 144
Lund-Browderの法則 204

M

MMP-3（matrix metalloproteinase-3） 141
MSA（多系統萎縮症） 221
MTDLP（management tool for daily life performance） 15
MTX（methotrexate） 139

N

Nailbuffの分類 142
Norris Scale 球症状尺度 226
Norris Scale 四肢評価尺度 226
NSAIDs（non-steroidal anti-inflammatory drugs） 138

O

on-off現象 231
OODAループ 17
OQ（Occupational Questionnaire） 27
OSA Ⅱ（Occupational Self Assessment ver. 2.1） 26

P

PBI（prognostic burn index） 205
PDCAサイクル 15
PTSD（post-traumatic stress disorder） 213

Q・R

Quick DASH-JSSH 181
RBMT（Rivermead Behavioural Memory Test） 85
RM（repetition maximum）法 77

S

SARA（Scale for the Assessment and Rating of Ataxia） 225
SCD（spinocerebellar degeneration） 221
SCIM（脊髄障害自立度評価法） 117
SDAI（Simplified Disease Activity Index） 144
SDAI・CDAI 137
SDB（superficial dermal burn） 202

SLTA（Standard Language Test of Aphasia）	85
SMART	19
SOAP	30
S-PDCAサイクル	15
STEF（簡易上肢機能検査）	225
Steinbrocker stage分類	141, 144

T

T2T（Treat to Target）	136
TAM（Total Active Motion）の測定	189
tensile strength	187
Tinel徴候	179
TPD（Tip Palm Distance）の測定	189
TPM（Total Passive Motion）の測定	189
Trail Making Test	84

W・Z

WAIS-Ⅲ（Wechsler Adult Intelligence Scale-Ⅲ）	84
Waller変性	179
WCST（Wisconsin Card Sorting Test）	85
wearing-off現象	241
WMS-R（Wechsler Memory Scale revised）	85
Zancolli分類における残存機能のレベル分け	118

和　文

あ

アクティブ・タッチ	52
足上げひも	121
アメリカリウマチ学会/ヨーロッパリウマチ学会新分類基準	137
アルツの基準	205
鞍関節	65

い

痛みの五重円モデル	70
一軸性関節	65
一次体性感覚野	50
一般システム理論	41
意味記憶	44

う

ウートフ徴候	244
ウェアリング・オフ現象	241
ウェクスラー記憶検査（WMS-R）	85
ウェクスラー成人知能検査（WAIS-Ⅲ）	84
運動学習	35
――の過程	36
運動再学習	35
運動制御	39
運動麻痺	113

え・お

エピソード記憶	44
エラスチン	63
遠位転移	46
エンゲージメント型作業療法プロセス	17
エンドフィール	68
オペラント条件づけ	37

か

下位運動ニューロン障害	223
外的期待	89
回復モデル	86
改良フランケル分類	116
ガウンテクニック	207
火炎熱傷	202
化学熱傷	202
学習理論	37
過誤神経支配	54
顆状関節	65
課題指向型アプローチ	41
滑膜	62
滑膜性連結	62
寡動	219
カナダ作業遂行測定（COPM）	26
カペナースプリント	195
簡易上肢機能検査（STEF）	225

感覚	50
感覚受容器	49
感覚麻痺	114
観察学習	38
関節	62
――の運動方向	66
――の拘縮	62
――の構造	62
関節運動の軸性と分類	65
関節可動域	62
関節可動域運動	74
――の種類	74
関節可動域制限の発生要因	68
関節可動域測定	66
関節疾患	156
関節包	62
関節包内運動	65
関節保護指導	147
関節モビライゼーション	76
関節リウマチ	135
――の手術療法後の後療法	150

き

記憶	43
機械受容器	50
気道熱傷	206
機能的寛解	137
球関節	65
臼状関節	65
強化子	38
協調アクション	21
興味・関心チェックシート	18
ギラン・バレー症候群	244
筋萎縮性側索硬化症	223
―― 重症度分類	223
近位転移	46
筋強剛	219
筋固縮	219
筋収縮の分類	72
筋力トレーニング	77

く・け

屈筋腱の損傷部位による分類	187
頸髄の障害	113
結果の知識	44
ケロイド	207
減感法	60
減張切開	208
腱縫合	187

こ

コイルスプリント	194
抗CCP抗体	140
膠原線維	63
拘縮予防肢位	212
構造的寛解	137
行動性無視検査（BIT）	85
行動療法	38
行動理論	37
抗リウマチ薬	139
骨折	156
古典的条件づけ	37
転がり	65
コンタクトパーティクル	61

さ

最終域感	68
作業質問紙	27
作業遂行	22, 35
──のSOAP	30
作業に関する自己評価改訂第2版（OSA Ⅱ）	26
作業の意味	86
作業の機能	87
作業の形態	87
作業バランス	90
作業役割実行	89

し

シート植皮	209
シェーピング	38
軸回旋	65
自己教示訓練	39
四肢運動失調の検査	225
自助具	149
姿勢反射障害	219
指尖手掌間距離の測定	189
自動介助関節可動域運動	74
自動関節可動域運動	74
シトルリン化	135
社会的学習理論	38
車軸関節	65
重症筋無力症	244
集中練習	45
習得モデル	86
手指の腱の損傷	186
手掌法	204
上位運動ニューロン障害	223
障害受容過程	210
上肢機能評価	181
上腕骨近位端骨折	159
植皮術	208
触覚神経の評価	56
自律神経麻痺	114
しわテスト	182
伸筋腱の損傷部位による分類	187
神経免疫疾患	243
靱帯	63
身体障害	14
身体障害作業療法のプロセス	14
身体部位再現地図	51
深達性Ⅱ度熱傷（DDB）	202
伸張性収縮	72
心的外傷後ストレス障害（PTSD）	213
伸展不足の測定	189
真皮	200
深部静脈血栓症	163
心理面	152

す

遂行機能障害症候群の行動評価法（BADS）	85
遂行の知識	44
遂行の複雑性モデル	44
スキーマ理論	39
スタインブロッカーステージ分類	141, 144
スタックスプリント	194
ステロイド	138
ストレッチング	75
ストレッチング施行時の注意点	76
スプリント	151
スプリント療法	215
滑り	65

せ

生活機能障害度	220
生活行為向上マネジメント（MTDLP）	15
生活行為向上マネジメントシート	15
静止時振戦	219
成熟瘢痕	207
静的収縮	71
静的触覚	57
生物学的抗リウマチ薬	140
セーフティーピンスプリント	195
脊髄	113
脊髄障害自立度評価表（SCIM）	117
脊髄小脳変性症	221
──食事・栄養，呼吸の評価スケール	222
脊髄神経	113
赤血球沈降速度（ESR）	140
線維性連結	62
線維膜	62
宣言的記憶	43
全周性熱傷	208
全体練習	45
浅達性Ⅱ度熱傷（SDB）	202

そ

創外固定法	158
早期運動療法	190
総自動運動（TAM）の測定	189
総他動運動（TPM）の測定	189
ソックスエイド	162

た

| 体幹運動失調の検査 | 225 |
| 代償モデル | 86 |

体性感覚 49	動的収縮 71	バクロフェン持続髄注療法 131
大腿骨頸部骨折 157	動的触覚 57	発汗テスト 182
台付き爪切り 166	頭部支持台 121	パッチ植皮 209
ダイナミックシステム理論 39	特殊感覚 49	般化 46
ダウエルテクスチャー 61	徒手筋力検査 71	バンクーバー瘢痕スケール 212
楕円関節 65	トランスファーボード 121	瘢痕 207
多系統萎縮症（MSA） 221	**な**	瘢痕拘縮 207
多軸性関節 65	内在筋プラス肢位 193	ハンドヘルドダイナモメーター 72
他動関節可動域運動 74	内的期待 89	**ひ**
他動的触覚のトレーニング 57	軟骨性連結 62	皮下組織 200
多発性筋炎 245	**に**	肥厚性瘢痕 207
多発性硬化症 243	二軸性関節 65	非ステロイド系抗炎症薬（NSAIDs） 138
短縮性収縮 72	日本語版ALS機能評価スケール改訂版 224, 228	人－環境－作業モデル 103
弾性線維 63	認知 50	皮膚 64, 199
ち	認知行動変容 38	皮膚割線 201
知覚 50	認知症高齢者のための絵カード評価法（ADCD） 27	皮膚筋炎 245
知覚－運動学習 59	認知理論 37	皮膚構造 200
知覚再学習 48	**ね**	皮膚性拘縮 64
──のプログラムの流れ 57	ネイルバフの分類 142	標準失語症検査（SLTA） 85
注意 43	熱傷 199	標準注意検査法（CAT） 84
中枢神経における神経線維の回復モデル 55	熱傷指数（BI） 205	表皮 200
超音波画像 72	熱傷深達度 203	ピンチ力の測定 189
蝶番関節 65	熱傷面積（BSA） 204	**ふ**
治療機会の窓 135	熱傷予後指数（PBI） 205	フォーク状変形 157
て	**の**	部分練習 45
ティネル徴候 179	脳梗塞 80	振り子運動 175
手続き的記憶 43	脳出血 80	ブロック練習 45
手の外科 178	脳神経検査 83	ブロッキングエクササイズ 194
テノデーシスアクション 119	脳卒中 80	プロンプト 38
デブリードマン 208	能動的触覚のトレーニング 58	分散練習 45
デロンの物体識別検査 181	**は**	**へ**
転移 46	パーキンソニズム 219	平面関節 65
電撃傷 202	──の検査 224	閉ループ理論 39
と	パーキンソン症候群 220	変形性膝関節症 158
橈骨遠位端骨折 157	パーキンソン病 219	ベントン視覚記銘検査 84
動作学習 59	敗血症 207	**ほ**
等尺性収縮 72	廃用症候群 106	防御知覚障害 57
等速性収縮 72		訪問型サービスC 17
等張性収縮 72		

ホーン・ヤール重症度分類	220
保持	46
母指探し試験	181
ボツリヌス毒素筋注療法	131
ボトックス療法	131

ま

末梢神経損傷	178
──の分類	178
末梢神経の回復モデル	54
マトリックスメタロプロテアーゼ-3	141
マネジメント型作業療法プロセス	15
慢性炎症性脱髄性多発神経炎	245

み

未成熟瘢痕	207
三宅式記銘力検査	84
ミラーセラピー	61, 185

む

無動	219
無毛部皮膚	50

め

メタ認知	39
メトトレキサート	139

も

網状植皮	209
目標設定	18
目標達成に向けた治療	136
モチベーション	42
モデリング	38
モバーグのピックアップ検査	181

ゆ・よ

有痛性強直性痙攣	244
有毛部皮膚	50
腰椎椎体骨折	158

ら

ラーセン分類	141, 144
らせん関節	65
ランダム練習	45

り

リバーミード行動記憶検査(RBMT)	85
リングゲージ法	182
臨床的寛解	137

る・れ

ルンド・ブラウダーの法則	204
レイ複雑図形検査	84
レルミッテ徴候	244
連鎖化	38

わ

ワーラー変性	179

編者プロフィール

小林隆司（こばやし りゅうじ）
首都大学東京健康福祉学部作業療法学科 教授
＜学歴＞
京都大学医療技術短期大学部作業療法学科
青山学院大学文学部第二部教育学科
広島大学大学院医学系研究科博士前後期課程
＜教育歴＞
北里大学医療衛生学部リハビリテーション学科作業療法学専攻
神奈川県立保健福祉大学リハビリテーション学科作業療法学専攻
吉備国際大学保健医療福祉学部作業療法学科
2014年より現職

※ 本書発行後の更新・追加情報，正誤表を，弊社ホームページにてご覧いただけます．
　羊土社ホームページ　www.yodosha.co.jp/

PT・OT ビジュアルテキスト
身体障害作業療法学 1　骨関節・神経疾患編

2019年 1月 15日　第 1刷発行

編　集	小林隆司	
発行人	一戸裕子	
発行所	株式会社 羊 土 社	
	〒101-0052	
	東京都千代田区神田小川町 2-5-1	
	TEL　03（5282）1211	
	FAX　03（5282）1212	
	E-mail　eigyo@yodosha.co.jp	
	URL　www.yodosha.co.jp/	
表紙・大扉デザイン	辻中浩一（ウフ）	
印刷所	広研印刷株式会社	

Ⓒ YODOSHA CO., LTD. 2019
Printed in Japan

ISBN978-4-7581-0235-3

本書に掲載する著作物の複製権，上映権，譲渡権，公衆送信権（送信可能化権を含む）は（株）羊土社が保有します．
本書を無断で複製する行為（コピー，スキャン，デジタルデータ化など）は，著作権法上での限られた例外（「私的使用のための複製」など）を除き禁じられています．研究活動，診療を含み業務上使用する目的で上記の行為を行うことは大学，病院，企業などにおける内部的な利用であっても，私的使用には該当せず，違法です．また私的使用のためであっても，代行業者等の第三者に依頼して上記の行為を行うことは違法となります．

JCOPY ＜（社）出版者著作権管理機構 委託出版物＞
本書の無断複写は著作権法上での例外を除き禁じられています．複写される場合は，そのつど事前に，（社）出版者著作権管理機構（TEL 03-5244-5088, FAX 03-5244-5089, e-mail：info@jcopy.or.jp）の許諾を得てください．

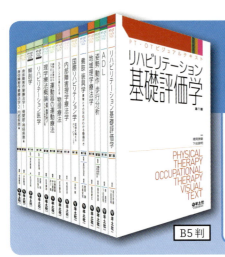

PT・OT ビジュアルテキストシリーズ

理学療法士・作業療法士をめざす学生のための新定番教科書

シリーズの特徴
- 臨床とのつながりを重視した解説で，座学〜実習はもちろん現場に出てからも役立ちます
- カラーイラスト・写真を多用した，目で見てわかる教科書です
- 国試の出題範囲を意識しつつ，PT・OTに必要な知識を厳選．基本から丁寧に解説しました

B5判

リハビリテーション基礎評価学
潮見泰藏，下田信明／編　定価（本体 5,900円＋税）
390頁　ISBN 978-4-7581-0793-8

ADL
柴　喜崇，下田信明／編　定価（本体 5,200円＋税）
351頁　ISBN 978-4-7581-0795-2

義肢・装具学
異常とその対応がわかる動画付き
高田治実／監，豊田　輝，石垣栄司／編　定価（本体 6,800円＋税）
413頁　ISBN 978-4-7581-0799-0

国際リハビリテーション学
国境を越えるPT・OT・ST
河野　眞／編　定価（本体 6,800円＋税）
357頁　ISBN 978-4-7581-0215-5

理学療法概論
課題・動画を使ってエッセンスを学びとる
庄本康治／編　定価（本体 3,200円＋税）
222頁　ISBN 978-4-7581-0224-7

局所と全身からアプローチする 運動器の運動療法
小柳磨毅，中江徳彦，井上　悟／編　定価（本体 5,000円＋税）
342頁　ISBN 978-4-7581-0222-3

エビデンスから身につける 物理療法
庄本康治／編　定価（本体 5,200円＋税）
301頁　ISBN 978-4-7581-0221-6

内部障害理学療法学
松尾善美／編　定価（本体 5,000円＋税）
335頁　ISBN 978-4-7581-0217-9

神経障害理学療法学
潮見泰藏／編　定価（本体 5,000円＋税）
366頁　ISBN 978-4-7581-0225-4

姿勢・動作・歩行分析
臨床歩行分析研究会／監，畠中泰彦／編　定価（本体 5,000円＋税）
230頁　ISBN 978-4-7581-0796-9

地域理学療法学
重森健太／編　定価（本体 4,500円＋税）
310頁　ISBN 978-4-7581-0797-6

身体障害作業療法学1 骨関節・神経疾患編
小林隆司／編　定価（本体 3,200円＋税）
263頁　ISBN978-4-7581-0235-3

身体障害作業療法学2 内部疾患編
小林隆司／編　定価（本体 2,500円＋税）
220頁　ISBN978-4-7581-0236-0

【専門基礎】
リハビリテーション医学
安保雅博／監，渡邉　修，松田雅弘／編　定価（本体 5,500円＋税）
430頁　ISBN 978-4-7581-0231-5

【専門基礎】
解剖学
坂井建雄／監，町田志樹／著　定価（本体 5,600円＋税）
399頁　ISBN 978-4-7581-0234-6